DES FISTULES

VÉSICO - INTESTINALES ACQUISES

CHEZ L'HOMME ET LA FEMME

PAR

Le D' Alexandre PASCAL

Ancien interne des hôpitaux de Paris
Aide d'anatomie à la Faculté de Médecine
Membre de la Société Anatomique
Licencié en droit

PARIS

G. STEINHEIL, ÉDITEUR

2, RUE CASIMIR-DELAVIGNE, 2

1900

DES FISTULES

VÉSICO-INTESTINALES ACQUISES

CHEZ L'HOMME ET LA FEMME

DU MÊME AUTEUR

Fractures multiples par écrasement. *Bulletins de la Société anatomique de Paris,* janvier 1898, p. 66.

Énorme tumeur fibro-myokystique de l'ovaire. *Bulletins de la Société anatomique de Paris,* mars 1898, p. 240. (En collaboration avec M. le Dr Pilliet.)

Apoplexie de l'appendice hernié. *Bulletins de la Société anatomique de Paris,* mai 1898, p. 352. (En collaboration avec M. le Dr Pilliet.)

Premier cas à Paris de succès de la médication thyroïdienne dans un cas de fracture du fémur avec retard de consolidation datant de six mois. *Archives générales de médecine,* 1898, p. 723.

Phlegmon périnéphrétique consécutif à une tuberculose rénale. *Bulletins de la Société anatomique de Paris,* février 1899, p. 151. (En collaboration avec M. Nicaise, interne des hôpitaux.)

Épithéliome du fourreau de la verge ; extirpation du fourreau ; conservation du gland et des corps caverneux ; guérison. *Bulletins de la Société anatomique de Paris,* 6 juin 1899, p. 64. (En collaboration avec M. le Dr Auvray.)

Fibro-sarcome du frontal. *Bulletins de la Société anatomique de Paris,* janvier 1900. (En collaboration avec M. Barbarin, interne des hôpitaux, aide d'anatomie.)

Mal de Pott sous-occipital. (Pièce sèche déposée au musée Dupuytren.) *Bulletins de la Société anatomique de Paris,* 26 janvier 1900.

IMPRIMERIE A.-G. LEMALE, HAVRE.

DES FISTULES

VÉSICO-INTESTINALES ACQUISES

CHEZ L'HOMME ET LA FEMME

PAR

Le Dr Alexandre PASCAL

Ancien interne des hôpitaux de Paris
Aide d'anatomie à la Faculté de Médecine
Membre de la Société Anatomique
Licencié en droit

PARIS

G. STEINHEIL, ÉDITEUR

2, RUE CASIMIR-DELAVIGNE, 2

1900

A M. LE PROFESSEUR TILLAUX

Professeur de clinique chirurgicale à la Faculté de médecine
Chirurgien de l'hôpital de la Charité
Membre de l'Académie de médecine

qui a bien voulu me faire l'honneur d'accepter
la présidence de cette thèse.

DES FISTULES

VÉSICO-INTESTINALES ACQUISES

CHEZ L'HOMME ET LA FEMME

CHAPITRE PREMIER

Historique. — Introduction.

Avant la thèse de Blanquinque (1) en 1870 et depuis, jusqu'en 1898, aucune étude d'ensemble n'avait été faite sur les fistules vésico-intestinales. Boyer (2), dans son « Traité des maladies chirurgicales », en avait tracé un court tableau clinique.

Desault, dans le « Traité des maladies des voies urinaires », n'insiste que sur l'existence des adhérences unissant la vessie et le rectum dans le cas de fistules vésico-rectales, ajoutant qu'il fallait, dans ce cas, sectionner l'intestin jusqu'à l'orifice anormal. Chopart (3) n'étudie comme cause de cette affection que les calculs vésicaux ou les corps étrangers de la vessie. A part ces auteurs, nous ne connaissons, avant la thèse de Blanquinque, que des observations isolées, et parmi celles-ci la mention la plus ancienne que nous ayons pu trou-

---

(1) BLANQUINQUE. *Étude sur les fistules vésico-intestinales.* Thèse Paris, 1870.

(2) BOYER. *Traité des maladies chirurgicales,* et article « Vessie » du *Dictionnaire* en 30 volumes.

(3) CHOPART. *Traité des maladies des voies urinaires.*

ver est dans le livre de Ruphus, d'Éphèse, qui cite une note de Praxagore (1).

« J'ai vu, dit Praxagore, un homme qui rendait l'urine par l'anus, et qui a vécu avec ce symptôme douze ans. J'ai d'ailleurs vu plusieurs autres cas de cette espèce. »

Il faut aller jusqu'en 1600 pour trouver une nouvelle observation de fistule vésico-intestinale. Schenckius (2), médecin allemand de Fribourg, fait l'autopsie d'un médecin célèbre de l'époque, de Pierre de Schardos, et trouve un néoplasme du rectum ayant envahi et perforé la vessie.

Il cite encore l'observation de Benivenius qui dit avoir vu un jeune homme de 12 ans rendre l'urine par l'anus, sans qu'il ait pu trouver la cause, et celle de Cardanus, assez semblable à la précédente et qui fut publiée dans ses commentaires à Hippocrate.

Tous ces cas sont peu observés et brièvement relatés. Au commencement du XIXᵉ siècle, cependant, les détails sont mieux étudiés et plus complètement exposés.

Boyer, Larrey, Richerand et Cloquet, Mercier en France, Salmon, Glen, Hingeston en Angleterre publient une série très nombreuse de cas, plus ou moins complètement analysés, la plupart du moins avec autopsie.

Après de patientes recherches que nous avons voulu faire aussi complètes que possible, nous avons pu retrouver de nombreuses observations antérieures à 1870 que Blanquinque ne cite pas et qui n'ont pas paru dans les études récentes de MM. Chavannaz (3), Tuffier et Dumont (4).

Déjà de l'ensemble des observations antérieures à 1870 se dégage entièrement le tableau clinique de cette affection, tableau d'ailleurs simple que l'on devine au seul énoncé du titre de fistules vésicointestinales. Certaines idées sont d'ailleurs dignes de nous intéresser dans quelques-unes de ces observations, car elles contiennent en

(1) In Morgagni, t. II, p. 178.

(2) J. Schenckius. *Observationum medicarum Tomus unus*. Francfort, 1600.

(3) Chavannaz. Des fistules vésico-intestinales acquises chez l'homme. *Annales génito-urinaires*, nov. 1897.

(4) Tuffier et Dumont. Des fistules intestino-vésicales chez la femme avec 3 observations inédites, in *Revue de gynécologie*, nº 3, juin 1898.

germe une thérapeutique sur laquelle nous avons à nous étendre longuement.

M. Chavannaz cite notamment l'observation de Barbier de Melle, que nous n'avons pu nous procurer in extenso. En 1843, cet auteur écrit au sujet d'une fistule vésico-intestinale : « Au moyen d'un bec de sonde promené avec intelligence et ménagement, une main exercée pourra découvrir, après des recherches attentives, si la communication avec la vessie est unique ou multiple ; avec de l'habitude et de l'exercice on pourra de cette manière compter pour ainsi dire les ouvertures si elles ne sont pas trop nombreuses. » L'originalité de l'auteur ne repose pas dans cette vue de l'esprit, mais plutôt dans les lignes suivantes analysées par M. Chavannaz et que nous empruntons à son article :

« Barbier de Melle, pensant que c'est presque toujours le cæcum qui est en cause, propose de créer tout d'abord un anus artificiel sur cette partie du gros intestin.

« Quand cet anus artificiel fonctionnera bien, on placera à la faveur de cette ouverture une sorte de canule, qui pénétrant dans la lumière intestinale sera destinée à détourner les matières depuis la fin de l'iléon. Quand on aura acquis la certitude que la fistule vésico-intestinale est fermée, il ne restera plus qu'à supprimer la canule et à fermer l'anus artificiel. »

Peu nous importe la valeur réelle du conseil que donne l'auteur. Ce que nous voulons voir dans ces lignes, c'est l'idée de la colotomie, de la dérivation des matières. Cette idée, nous devons arriver à l'année 1852 pour en voir la première application. Curling, cité dans le travail de Cripps (1), pratiqua en effet, d'après nous, le premier la colotomie pour faire cesser le passage des matières fécales dans la vessie, chez un homme atteint vraisemblablement de cancer de l'intestin, et en effet : « douze jours après, les fèces cessèrent de passer par la vessie ; il y avait parfois seulement un peu de vent par l'urètre. Le malade mourut cependant cinq mois après des progrès de sa maladie. »

Après Curling jusqu'à Blanquinque, nous ne trouvons que 6 colotomies pour la maladie qui nous occupe : celle de Tüngel en

---

(1) Cripps (H.). *The passage of air and fæces from the urethra.* London, 1888.

— 8 —

1861, celle de Curling en 1865, celle de Holmes en 1866, et enfin en 1869 les deux de Maunder et celle de Hakes. Dans tous ces cas la survie ne fut que de quelques jours ou de quelques semaines.

L'analyse de toutes les autres observations avant 1870 ne nous montre, comme idée thérapeutique directement dirigée contre la fistule elle-même, que le conseil de Boyer disant de fendre le rectum jusqu'au siège de la fistule, et l'intervention de Root en 1868 qui sutura par l'anus sur la paroi rectale « divers points qu'il pensait être des orifices de fistules vésico-intestinales ». Quand le siège était plus haut, on ne s'adressait qu'au traitement médical dans les détails duquel nous n'entrerons pas ici.

En 1870, Blanquinque fait sa thèse sur ce sujet.

Depuis 1870 jusqu'en 1884 les observations sont nombreuses et plus complètes.

Billroth (1), en 1871, sectionne le sphincter anal et abaisse-le rectum pour suturer la fistule sous ses yeux, d'ailleurs sans succès. En 1876, Putégnat (2) fait une courte étude de la fistule colo-vésicale.

Citons en 1881 l'article du professeur Le Dentu dans le traité publié en collaboration avec Voillemier, les leçons du professeur Guyon et l'étude du professeur Dittel (3).

En 1884, on songe plus activement à s'attaquer à la fistule vésico-intestinale. A propos d'un cas de colotomie communiqué au congrès de Rouen par Duménil, M. Le Dentu, à la Société de chirurgie, émet l'idée d'ouvrir la vessie pour suturer l'orifice fistulaire. Cette même année Maas (4) et, l'année suivante, Rotter en Allemagne, après Root qui avait déjà fait cette tentative en 1869, suturent la fistule par le rectum ; mais ils ajoutent à cette intervention la sphinctérotomie postérieure afin d'éviter le séjour des matières et des sécrétions au niveau de la plaie.

La première laparotomie pour traitement de la fistule vésico-intes tinale est faite par Czerny (5) le 9 mai 1887, qui alla suturer directe-

(1) BILLROTH. *Chirurgische Klinik*, Berlin, 1879. Seule observation qu'eut Billroth dans la période de 1860 à 1876.

(2) PUTÉGNAT. *Gaz. hebd. de méd. et de chir.*, 1876, p. 467.

(3) DITTEL. *Wien. med. Woch.*, 1881.

(4) MAAS, in CHAVANNAZ (obs. 93).

(5) CZERNY (*id*. obs.).

ment les orifices fistulaires sur la vessie et l'S iliaque. Il eut une récidive; puis, il fit une colotomie et, finalement, le malade mourut trois mois après l'intervention transpéritonéale. Mais le grand pas était franchi grâce aux méthodes chirurgicales nouvelles. La deuxième laparotomie n'est faite toutefois qu'en juin 1890, trois ans plus tard, par le Pr Terrier (1), qui obtint le premier succès, par Herczel (2) et la quatrième en 1891 par Boiffin (3), cette dernière avec guérison, mais grâce à une entéro-anastomose.

Contrairement à cette pratique, H. Cripps en Angleterre depuis 1890, tout en ne s'illusionnant pas sur la gravité du pronostic, s'opposait à la laparotomie et recommandait, à la suite de Duménil, comme seule intervention, la colotomie.

Enfin en 1895, le professeur Pousson (4), de Bordeaux, appliquant l'idée du professeur Le Dentu, pratiquait le premier la suture de l'orifice fistulaire en passant par la vessie.

Tous les cas que nous avons retrouvés depuis trente ans et réunis nous ont permis, non seulement de suivre les progrès de l'intervention thérapeutique que l'antisepsie autorisait, mais aussi de mieux étudier les lésions trouvées au cours des opérations, et les causes si variées de ces lésions.

La connaissance de ces causes et de ces lésions n'a peut-être ici qu'un intérêt pathogénique secondaire; mais elle nous permettra de mieux établir le pronostic si sombre de cette affection et d'essayer de fixer, dans les différents cas, la ligne de conduite à suivre pour intervenir utilement.

Nous nous sommes efforcé de n'établir ce travail que sur l'analyse des observations au point de vue des causes, des lésions, des signes et du pronostic.

Pour l'exposé du traitement et plus particulièrement pour celui de l'intervention chirurgicale, nous en avons tracé les indications en nous appuyant sur les cas publiés ou inédits et sur ceux que nous avons pu mettre au jour, et qui étaient inconnus en France. Mais sur le terrain du traitement nous devons nos connaissances personnelles

---

(1) TERRIER et HARTMANN. *Annales de Gynécologie*, 1893, t. I, p. 417.
(2) HERCZEL. *Beiträge zur klin. Chir.*, 1889, p. 690.
(3) BOIFFIN. *Soc. de chir.*, 1891.
(4) POUSSON. *Arch. prov. de chir.*, décembre 1894.

entièrement aux conseils et à l'enseignement de nos maîtres, au premier rang desquels nous devons placer pour ce sujet le Dr Tuffier, professeur agrégé à la Faculté, qui s'est intéressé à cette question d'une façon particulière et a bien voulu nous confier ses nombreuses observations.

Nous étudierons les fistules vésico-intestinales aussi bien chez l'homme que chez la femme, laissant de côté, chez l'enfant, les fistules congénitales qui constituent, jusqu'à nos jours du moins, dans l'immense majorité des cas, une lésion incompatible avec l'existence.

CHAPITRE II

Étiologie.

La fistule vésico-intestinale peut résulter d'un traumatisme ou d'une lésion ayant pris origine, soit dans la vessie, soit dans un des organes avoisinant la vessie.

Nous étudierons donc les fistules traumatiques et les fistules non traumatiques.

Les 300 cas environ de fistules que nous avons réunis se répartissent ainsi :

Cause inconnue, ou mal déterminée ;

Traumatiques ;

Non traumatiques.

Les observations anciennes, mais malheureusement aussi trop souvent les plus modernes, contiennent des renseignements absolument incomplets sur la cause et le siège possible de la fistule.

Par contre, presque toutes s'étendent sur la description de signes qui n'offrent qu'un intérêt secondaire dans cette affection dont le tableau est simple, et se reproduit presque toujours identiquement dans tous les cas ; de même les autopsies sont souvent insuffisantes ou banales. Dans une cinquantaine de cas, nous n'avons donc trouvé absolument aucune indication causale. Dans quelques observations incomplètes nous avons dû, d'autre part, mais sans entorse pour la réalité scrupuleuse des faits, donner à la fistule une cause d'après l'histoire clinique et les détails nécropsiques.

I. — **Fistules traumatiques**.

La situation de la vessie cachée dans le petit bassin explique le nombre relativement peu élevé des fistules traumatiques.

Ces traumatismes atteignent la vessie de préférence par le périnée ou le rectum, les traumatismes abdominaux ne pouvant l'atteindre qu'à l'état de rétention ou de réplétion.

Nous entendons par traumatismes les accidents et les interventions chirurgicales (ou dites telles) :

Sur 59 fistules traumatiques, nous en trouvons 46 accidentelles et 13 d'ordre chirurgical.

Sur les 46 accidentelles, on peut distinguer celles qui s'établissent immédiatement, c'est-à-dire qui résultent d'une plaie pénétrante de la vessie et d'une anse intestinale (en général le rectum) ; et celles qui ne se produisent que soudainement, après une période de temps plus ou moins longue, après suppuration ou élimination d'une eschare.

Nous avons trouvé 39 cas de fistules accidentelles immédiates dont 27 consécutives à des coups de feu, et 12 résultant de chutes sur des corps pénétrants.

Dans le travail très complet de B ar t e l s (1), il existe, sur 94 cas de traumatismes intéressant la vessie et l'intestin, 20 cas occasionnés par des coups de feu qui ont été suivis indiscutablement de fistules vésico-intestinales de longue durée ; 7 autres cas, par coups de feu cités ici, étaient épars dans la littérature (34, 132, 142, 30, 143, 197 et 230).

Parmi les 13 cas de fistules, consécutives à la pénétration de corps dans le rectum et la vessie, 5 appartiennent à B a r t e l s, 8 ont été publiés séparément. Ils sont consécutifs à une chute sur le manche d'une fourche ou d'une pelle, sur un bâton, sur un pied de chaise renversée, sur une pièce de lit, sur un timon de charrette, etc. ; tous les objets ayant pénétré par le rectum ou le périnée (125, 192, 145, 160, 199, 204, 211, 242 et 162).

(1) BARTELS. *Arch. f. klin. Chirurgie*, 1878, Bd XII, p. 519, 628, 715. 20 observations sous le n° 159.

Les *fistules traumatiques secondaires*, c'est-à-dire ne se produisant que quelques jours après l'action traumatique à la suite d'une suppuration ou de la chute d'une eschare, peuvent se subdiviser en deux groupes :

1° Le groupe des observations consécutives à une cause externe, telles qu'une contusion abdominale (obs. nᵒˢ 53, 134).

2° Le groupe des fistules dues aux corps étrangers de la vessie.

Ces corps étrangers peuvent avoir des sources diverses. On peut les classer, avec M. Tuffier, en 4 catégories :

a) Les corps étrangers introduits par les voies naturelles dans un but thérapeutique.

b) Les corps étrangers introduits par les voies naturelles dans un but d'onanisme.

c) Les corps étrangers venus du dehors par effraction à la suite d'un trauma.

d) Les corps étrangers venus des organes voisins par l'intermédiaire d'une perforation.

Nous avons trouvé des fistules vésico-intestinales consécutives à chacune de ces 4 catégories.

1ʳᵉ CATÉGORIE. — Nous citons deux cas créés par le cathétérisme ;

Un cas de Courtin, chez un homme atteint de cystite chronique qui se sondait lui-même au moment des crises de rétention (n° 166).

Un autre cas, de Becher, chez un homme également atteint de cystite chronique blennorrhagique.

Dans ces deux observations le cathétérisme est légitimement incriminé. Souvent invoquée par les malades, cette cause ne doit pas être fréquemment admise, et suppose en tout cas une diminution de résistance pathologique des parois vésicales.

2ᵉ CATÉGORIE. — Deux cas dus à l'introduction d'un porte-plume dans la vessie (nᵒˢ 130 et 228).

3ᵉ CATÉGORIE. — Observations consécutives à des coups de feu ou à la pénétration d'un corps étranger, ayant laissé dans la vessie des débris de bois, de vêtement, etc., entraînés par le corps vulnérant. Nous citons de nombreuses observations de ce genre.

4ᵉ CATÉGORIE. — Les deux observations 46 et 169 sont consécutives au passage d'une épingle avalée, de l'intestin dans la vessie.

Il faut avec Davaine repousser la pathogénie invoquée par certains auteurs, attribuant à des lombrics venus de l'intestin sa communication anormale avec la vessie, ces vers ne pouvant perforer les parois intestinales et vésicales : ils passent certainement par un orifice déjà créé. Dans certains cas insidieux ils ont été un des premiers symptômes observés ; c'est ce qui a permis, sans doute, de leur faire jouer un rôle qu'ils n'ont certainement pas.

A côté de ces causes traumatiques accidentelles se placent les *traumatismes chirurgicaux*.

Nous connaissons 13 cas de fistules vésico-intestinales de cet ordre, mais nous estimons qu'ils sont plus nombreux dans la réalité. Combien jadis de ponctions de la vessie par le rectum, avec trocart laissé à demeure, combien de tailles vésicales, selon le procédé de Sanson, ont dû créer et laisser l'infirmité qui nous occupe. Dans plusieurs communications orales et écrites, nous avons vu rappelées en quelques mots par différents auteurs (Coulson, 1852, notamment et tous nos traités classiques d'ailleurs le répètent) qu'ils avaient été témoins de nombreux faits où des fistules recto-vésicales persistèrent, durant des mois et des années après cette intervention.

Quelques observations sont citées, après la ponction recto-vésicale pour rétention (voir n⁰ˢ 28, 54 par exemple) ; après la taille rectale pour calcul (voir les n⁰ˢ 33, deux cas, 93, 94, 193, 203), ou après une taille périnéale (n⁰ˢ 165, 169, 279).

Chavannaz rappelle à ce propos que Velpeau estimait que cet accident s'observait dans 20 p. 100 des cas de taille rectale ; que Gerdy eut 3 fistules sur 4 opérés, et Vacca, 4 sur 6 tailles.

Comme MM. Tuffier et Dumont, nous n'avons pas trouvé d'exemple *publié*, de fistules vésico-intestinales consécutives à une lésion de la vessie et de l'intestin à la suite ou au cours d'une opération abdominale : ces accidents sont bien mentionnés, mais non relatés, sauf peut-être dans l'observation 280.

En résumé, sur 300 observations de fistules citées, il en existe 59 traumatiques, soit une moyenne de 19,6 p. 100 au lieu de 13,6 p. 100 de M. Chavannaz et de 3,2 p. 100 de M. Cripps.

Ce long exposé des fistules traumatiques peut se résumer brièvement dans le tableau suivant.

Tableau des causes traumatiques ayant entraîné une fistule vésico-intestinale.

C. accidentelles						C. chirurgicales			
IMMÉDIATES		NON IMMÉDIATES OU SECONDAIRES				IMMÉDIATES			
			Corps étrangers						
			par l'urètre						
Coups de feu	Chute sur un corps pénétrant (pieux, éclats de bois, etc.)	Contusion abdominale	d'ordre thérapeutique (cathétérisme)	Onanisme	Par les voies digestives	Ponction vésicale	Taille rectale	Taille périnéale	NON IMMÉD.
N⁰ˢ									
34.......	125	53	166	130	46	28	-93	165	n° 280
132.......	192	134	245	228	169	54	94	169	
142.......	145	-					193	279	
144.......	160 (5 cas de						203		
159 (20 cas de	Bartels.)						33		
Bartels.)	199								
165 *bis* ...	204								
197.. ....·	211								
230.......	242								
	162								

II. — Fistules non traumatiques.

Les fistules non traumatiques peuvent se subdiviser, au point de vue étiologique, en 3 catégories, suivant leur origine :

1° Les fistules ayant leur point de départ dans la vessie et ses voisines : la prostate et les vésicules séminales ;

2° Les fistules ayant leur point de départ dans l'intestin.

3° Les fistules ayant leur point de départ dans les organes du voisinage (péritoine, utérus et annexes, bassin mou et osseux).

1° FISTULES AYANT LEUR POINT DE DÉPART DANS LA VESSIE OU LA PROSTATE. — Le cancer, la tuberculose et l'inflammation constituent les 3 grands groupes de causes que nous trouvons invoquées.

Les lésions inflammatoires de la vessie sont celles qui fournissent le plus grand nombre de cas. En effet, une seule observation existe d'abcès de la prostate ayant donné lieu à une fistule vésico-rectale, tandis que nous avons trouvé 35 observations certaines de fistules vésico-intestinales consécutives à des cystites et péricystites, et 6 observations d'origine vésicale, mais incertaines que nous avons classées dans les fistules de cause inconnue.

Ces 35 cas se répartissent ainsi :

a) 6 cas de cystite chronique consécutive à la présence de calculs primitifs. Car nous avons éliminé avec soin les calculs secondaires si fréquents dans l'affection qui nous occupe (obs. 13, 25, 131, 174, 206, etc.). Il est admis que dans ces cas la communication anormale entre l'intestin et la vessie est surtout due à la cystite calculeuse et non aux calculs, sauf peut-être cependant le cas de calcul enchatonné dans une cellule vésicale, l'action ulcéreuse du calcul placé au fond de cette cellule pouvant être admise (cas de Mercier 1836, n° 37) ;

b) 9 cas de péricystite vraie dont :

1 probablement de nature tuberculeuse (cas de Rœrsch) ;

6 obs. de péricystite suppurée ;

2 obs. d'infiltration d'urine sous-péritonéale ;

dont un cas dû sans doute à un phimosis congénital.

Ces 9 cas de péricystite avaient leur point de départ dans l'appareil urinaire et ont été constatés à l'autopsie. Elles constituaient la *lésion principale*, et ceci est important pour cette classification, puisqu'il est très fréquent, on peut dire presque constant, de trouver de la péricystite secondaire, surtout dans ses formes atténuées, dans toute cystite chronique ancienne.

De même nous avons séparé, et mis dans le chapitre des causes intestinales ou génitales, tous les cas de péricystite le plus souvent de nature cancéreuse dus à une affection de l'intestin ou des organes génitaux ou du bassin, et qui constituent le groupe des fausses péricystites de Hallé (obs. de péricystite : n°s 31, 66, 136, 123, 194, 195, 260, 268; Rœrsch).

c) Enfin 20 cas de fistules vésico-intestinales dues à la cystite chronique non tuberculeuse avec ou sans rétrécissement de l'urètre, ce dernier ne pouvant pas, bien entendu, être considéré comme cause directe de la fistule vésico-intestinale; il ne peut agir qu'en produisant une cystite ou une infiltration d'urine. Par contre, nous verrons le rôle très important qu'il joue dans la marche de la maladie quand la fistule est constituée.

La tuberculose vésicale entre pour peu relativement dans l'étiologie de la fistule vésico-intestinale, puisque nous n'avons pu réunir que 8 observations de cystite tuberculeuse (obs. n°ˢ 65, 79, 129, 156, 240, 260, 276 et cas de Rœrsch);

Et 3 cas de tuberculose de la prostate (n°ˢ 102, 146, 201).

Dans le cas de Broca (n° 129), il existait à la fois nettement de la cystite tuberculeuse et un abcès tuberculeux de la prostate; d'ailleurs, dans le plus grand nombre des observations publiées, on trouve les lésions de la tuberculose génito-vésicale et non pas seulement celles de tuberculose vésicale.

Bien moins nombreuses encore sont les fistules vésico-intestinales dues à un cancer primitif de la vessie. Comme le font remarquer Guyon, Albarran, Tuffier, les fistules vésico-intestinales cancéreuses sont presque toujours à point de départ intestinal. Cependant il existe aujourd'hui des cas absolument probants de cancer vésical ayant envahi secondairement l'intestin, ou tout au moins ayant donné lieu à des lésions de péricystite secondaire et consécutivement à une communication entre la vessie et l'intestin.

Nous publions 15 cas de néoplasme vésical et 2 de néoplasme de la prostate. [Ces derniers sont les observations 5 et 169.] En tout 17 cas.

Sur ces 17 observations de néoplasme vésical, 12 sont secondaires. Ce sont les observations : 5 (Fabrice de Hilden), 169 (Dittel), 106 (Nunn), 198 (Rœsen) et 117 (Heilborn qui cite 8 cas secondaires).

Ce dernier, sur 4,774 autopsies, a trouvé 37 cancers vésicaux; sur ce nombre, selon lui, 7 fois le cancer vésical était primitif (?), 30 fois. secondaire. Ces cas se sont accompagnés 9 fois de fistule vésico-intestinale. — Sur ces 9 observations, 7 fois le cancer s'était propagé de l'utérus à la vessie, 1 fois du rectum à la vessie; enfin, 1 fois le cancer vésical était primitif. — Mais cette dernière observation n'est qu'une constatation d'autopsie. Heilborn, en effet, n'avait pas vu le malade, et ne fit pas l'examen histologique.

Étant donnée la rareté des fistules cancéreuses d'origine primitivement vésicale, nous n'admettrons donc cette observation que sous réserve.

Par contre, les 4 fistules suivantes sont certainement consécutives à un cancer primitif de la vessie. Ce sont :

1° L'observation de Arcy Power (in Albarran), n° 214 ;

2° L'observation de Desnos (n° 278), inédite.

P.   2

3° L'observation de Routier (n° 264), inédite ;

4° Enfin l'observation de mon malade qui alla mourir au Val-de-Grâce et dont M. Sacquépée a complété l'observation et fait l'autopsie (n° 279). L'examen histologique de la tumeur montra qu'il s'agissait d'un épithélioma vésical. (*Soc. anat.*, juin 1899.)

En résumé, les fistules vésico-intestinales ayant leur point de départ dans l'appareil urinaire, d'après le total des observations que nous produisons, se produiraient dans 18 p. 100 des cas.

2° FISTULES NON TRAUMATIQUES, AYANT LEUR POINT DE DÉPART DANS L'INTESTIN. — Les observations de fistules vésico-intestinales d'origine intestinale sont les plus nombreuses ; nous publions 105 observations (35 p. 100).

Comme pour la catégorie précédente, la tuberculose, mais surtout les affections inflammatoires et le cancer, offrent le plus grand nombre de cas.

A cette liste, s'ajoutent les fistules d'origine intestinale nettement syphilitiques et celles dues à l'actynomycose.

La *tuberculose* intestinale crée assez rarement la fistule vésico-intestinale : nous n'en avons réuni que 6 cas certains ; dans 4 observations (n°8 86, 104, 169), les lésions siégeaient sur l'intestin grêle, dans 2 cas au niveau du cæcum (n°8 89, 272).

Les fistules consécutives au *cancer* de l'intestin, et particulièrement du rectum, sont les plus fréquentes, mais aussi les plus dénuées de valeur, étant donné qu'elles sont, presque toujours, un phénomène ultime, un accident des derniers jours, qui n'a, on peut vraiment le dire, qu'un intérêt, celui de précipiter le dénouement fatal, et de mettre un terme à une situation misérable. L'ouverture de l'intestin dans la vessie a pu, même dans une certaine mesure et dans quelques cas, constituer un phénomène presque heureux en mettant un terme à une crise d'occlusion intestinale ; l'anus contre nature vésical, ainsi spontanément créé, amène avec la débâcle vésicale une véritable résurrection, de sorte qu'on a pu dire que, dans ce cas la fistule vésico-intestinale était un accident favorable.

Les observations se répartissent ainsi :

Sur 35 cas de néoplasme intestinal :

    1 fois sur l'intestin grêle (sarcome de l'iléon) (n° 175).

    23 — la lésion siégeait sur le rectum.

3 fois sur le côlon (n°s 24, 44, 242).

7 — sur l'S iliaque (n°s 153, 205, 233, 239, 241, 253, 268).

1 — sur le cæcum (tumeur colloïde du cæcum, n° 64).

Les *maladies inflammatoires* de l'intestin pouvant donner lieu à une communication anormale avec la vessie sont des plus variées. Cette communication a lieu, sauf pour une portion du rectum, par des lésions de péritonite intermédiaire plus ou moins localisée, créant des adhérences qui limitent, avec les organes abdominaux en général, des trajets fistuleux ou des cavités purulentes dans lesquelles viennent s'ouvrir à la fois, une ou plusieurs anses intestinales, d'une part, et la vessie d'autre part.

Nous avons réuni 59 observations de fistules vésico-intestinales d'origine inflammatoire. Elles se classent de la manière suivante, d'après leur point de départ et le siège de la lésion intestinale.

Intestin grêle...... 7 (n°s 78, 80, 164, 212, 147, 168, 250).

Cæcum et appendice 14.

Côlon............ 9.

Rectum........... 29.

Diverticule de Meckel 1 cas (n° 251).

Sur les 7 observations de fistules ayant leur point de départ sur l'intestin grêle, nous notons comme maladie causale, d'après leurs auteurs :

4 diarrhée chronique (n°s 78, 80, 164, 212).

1 entérite toxique (sublimé) (n° 147).

2 fièvre typhoïde (n°s 168, 250).

M. Walther nous a parlé d'un cas de fistule consécutive à une fièvre typhoïde, qui guérit.

Nous avons trouvé 14 cas d'*appendicite* (mentionnés souvent sous le nom de typhlite); un quinzième cas, dû à une appendicite d'origine actinomycosique, a été publié par Michaïloff.

Les affections inflammatoires du *côlon*, ayant donné lieu à une fistule vésico-intestinale sont de natures très diverses :

a) Obstruction intestinale indéterminée : 2 cas (n°s 87, 100).

b) Invagination du côlon dans l'S iliaque : 1 cas (n° 158).

c) Rétrécissement de l'S iliaque : 5 cas (n°s 70, 77, 128, 181, 200).

d) Inflammation de l'anse sigmoïde, probablement dysentérique : 1 cas.

Au total, 9 observations.

Nous avons trouvé 14 cas de fistules vésico-rectales d'origine inflammatoire. La dysenterie et les rétrécissements du rectum sont les maladies les plus fréquentes.

Les diagnostics sont les suivants : 1 fois l'auteur attribue la fistule à des hémorrhoïdes sanieuses (n° 135). Dans 7 observations, la dysenterie fut incriminée (n⁰ˢ 21, 67, 76, 83, 138, 178, 200) ; dans 6 autres, les auteurs trouvèrent à l'autopsie des ulcérations rectales sans spécifier ni discuter de cause probable (n⁰ˢ 26, 105, 112, 119, 137, 185).

Une fois il s'agissait d'une disposition anormale d'un diverticule du rectum qui s'était perforé (228).

Les 14 cas de rétrécissement du rectum, ayant donné lieu à une communication anormale de cette portion de l'intestin avec la vessie, donnent :

Syphilis	4
Traumatisme	2
Dysenterie	1
Tuberculose	1
Causes inconnues	6

Trois observations de fistules vésico-intestinales ont été publiées chez des syphilitiques :

L'une de Küthe, 1889 (1), avec le diagnostic de gomme de l'intestin (n° 221). Une autre du professeur Lanelongue (de Bordeaux) (2), avec celui de gomme du petit bassin (n° 227).

Dans les 2 premières observations, la guérison fut obtenue au moyen du traitement spécifique. La troisième appartient à M. Tuffier (n° 274).

Enfin Michaïloff, dans une thèse récente, a réuni 13 cas connus d'*actinomycose* des voies urinaires, parmi lesquels 3 concernant 2 femmes et 1 homme, ont donné lieu à deux fistules recto-vésicales et à une

(1) Küthe, 1889, n° 221.

(2) Lanelongue. Observation due à l'obligeance de mon ami Baudet, ancien interne, médaille d'or des hôpitaux de Paris.

fistule appendico-vésicale par propagation de l'actynomycosis de l'intestin à la vessie (1).

La pathologie du diverticule de Meckel s'enrichit d'une observation curieuse de fistule vésico-intestinale.

Beach (2) en 1896 a en effet trouvé chez une femme de 62 ans, une masse dure de la grosseur d'un œuf, longue de 5 centimètres qui unissait la face postérieure de la vessie à une anse de l'iléon. Dissection. Guérison. L'examen histologique montra qu'il s'agissait d'un diverticule de Meckel calcifié ayant uni l'iléon et la vessie (n° 251).

Résumé des observations de fistules vésico-intestinales d'origine inflammatoire ayant leur point de départ dans l'intestin.

INTESTIN GRÊLE. — *Diarrhée chronique :* 78, 80, 164, 212, 147 (*Sublimé*), — 168, 250, 1 cas de Walther.

CÆCUM ET APPENDICE. — 41, 59, 90, 96, 188, 173, 213, 234, 247, 249, 257, 277, 263, 258, 215.

CÔLON. — *Invagination :* Côlon dans S iliaque : 158. — *Obst. intestin (?) :* 87, 100. — *Rétréc. anse sigmoïde :* 70, 77, 181. — *Dysenterie :* 200, 128, 36.

RECTUM. — *Hémorrhoïdes :* 135. — *Dysenterie :* 21, 67, 76, 83, 138, 178, 200. — *Ulcérations(?)* : 26, 105, 112, 119, 137, 185. — *Diverticule perforé (?) :* 228. — *Rétrécissements :* 30, 42, 48, 53, 54, 50, 61, 92, 120, 155, 178, 238, 248, 267.

DIVERTICULE DE MECKEL. — 251.

SYPHILIS. — 221, 227, 274 (le n° 227 gomme du petit bassin : Lanelongue, de Bordeaux).

ACTINOMYCOSE. — 261, 262, 263 (déjà noté colonne appendice).

3° FISTULES NON TRAUMATIQUES AYANT LEUR POINT DE DÉPART EN DEHORS DE LA VESSIE ET DE L'INTESTIN. — Le point de départ peut être placé dans le péritoine, dans l'utérus et ses annexes, et dans le bassin mou ou osseux.

a) *Péritoine.* — Les inflammations de la grande séreuse péritonéale donnent naturellement moins souvent naissance à des fistules vésico-intestinales que la péritonite localisée au petit bassin ; c'est ainsi que, sur 24 cas reconnaissant cette origine, nous avons trouvé

(1) MICHAÏLOFF. Thèse de Lyon, janvier 1899. *Actynomycose des voies urinaires.*

(2) BEACH. *Annals of Surgery*, 1896, t.II, p. 484.

3 observations de fistules consécutives à une péritonite tuberculeuse, 3 cas consécutifs à une péritonite aiguë et 18 à une péritonite pelvienne.

Ces dernières observations sont relatées par leur auteurs, sous les noms de pelvi-péritonite, ou d'abcès pelvien ou de cellulite pelvienne.

Dans ce groupe nous ne réunissons que les cas primitifs, ayant classé ailleurs ceux où manifestement l'inflammation cellulaire ou péritonéale localisée au petit bassin n'était que l'intermédiaire et la suite d'une lésion causale primitive dont la gravité et l'importance dominaient toute la scène.

b) *Utérus ou ses annexes.* — Des 10 cas de fistules vésico-intestinales consécutives à des *grossesses,* 2 sont dus à des poches de grossesses extra-utérines ouvertes à la fois dans la vessie et le rectum, et 8 à des grossesses utérines. Ces dernières peuvent être incriminées dans deux ordres de faits bien différents : en effet, tantôt la fistule est une conséquence éloignée d'une grossesse suivie d'accidents locaux infectieux puerpéraux ; tantôt elle se produit mécaniquement, au cours même de la grossesse ou de l'accouchement succédant à une compression prolongée de la vessie par une partie fœtale, la tête.

Dans l'observation n° 40 (Rolph) : « Après un accouchement d'une durée de quatre jours, il s'échappa du vagin une énorme masse nécrosée, résultant d'une mortification des tissus entre le vagin, le col vésical et le rectum. Il en résulta une fistule recto-vésicale. »

De même dans l'observation n° 143 de G. Simon. A propos de cet auteur il s'est glissé dans le travail de Becher qui cite G. Simon, une erreur qui a été reproduite, je crois, dans le travail de la *Revue de gynécologie,* où il est dit, d'après Becher : « Accouchement difficile (gangrène par compression), 4 cas (Simon). »

Simon parle bien, dans son travail, de 4 observations, 2 hommes et 2 femmes, et non 1 homme et 4 femmes, comme le veut Becher.

Elles se décomposent ainsi :

1° Fistule vésico-rectale. Homme, soldat (résumé in Chavannaz);

2° Fistule périnéo-rectale (soldat), balle ;

3° Fistule recto-vaginale ;

4° Femme : fistule recto-vésicale (celle-ci traduite par Dumont).

Becher ne citant pas d'autre travail de Simon relatif à cette question et dans mes recherches n'en ayant pas trouvé non plus, les 4 observations précitées seraient dues à une erreur de Becher. Quoi qu'il en soit, aux 2 cas relatés plus haut nous pourrons ajouter le n° 178 de Guéniot, cas sur lequel nous manquons de détails précis ; le n° 216 de Thün et, enfin, le n° 171, cas très intéressant qui, d'après l'auteur [Valenta], n'aurait jamais été observé. Le voici :

A l'autopsie, on trouva l'utérus gravide de cinq mois en rétroflexion complète non adhérent ; la paroi vésicale, friable ; la muqueuse vésicale, gangrenée. Au sommet de la vessie adhérait une certaine quantité d'anses intestinales : l'une d'elles communiquait avec la vessie par 2 orifices entre lesquels existait un éperon, reproduisant ainsi le type classique de l'anus contre nature. Et l'auteur ajoute que, pour lui, la cause de la gangrène de la vessie était une rétroflexion de l'utérus gravide dont le col porté derrière la symphyse comprimait celui de la vessie, déterminant une rétention complète d'urine :

« Cette rétention aurait amené une gangrène de la vessie, de la péricystite, une adhérence de celle-ci avec l'intestin et, finalement, la perforation et la communication de ces deux organes. »

Les travaux sur la gangrène de la vessie, au cours de la grossesse et de l'accouchement, notamment celui de Pinard et Varnier (1), celui de Krickenberg qui résume 7 cas de rupture de la vessie par rétroflexion de l'utérus gravide (seuls publiés depuis 1765) et, enfin, les recherches de L. Mayer sur la production des fistules vésico-intestinales, montrent bien que la cause qui a agi ici, dans l'observation de Valenta, méritait le développement que nous lui avons attribué.

Nous avons trouvé 9 observations de *tumeurs utérines* ayant provoqué une fistule vésico-intestinale. Ce sont : 1 cas de Husson cité par Wagner, relatif à un cancer utérin qui gagna la vessie et l'iléon, et 7 cancers utérins avec fistules vésico-intestinales relatés par Heilborn (n° 117) ; le cas de Tuffier et Dumont est relatif probablement à un fibrome, quoique les auteurs résument, de préférence, la marche de la maladie ainsi : « fausse couche, infection consécutive, métrite, salpingite, pelvi-péritonite, adhérence entre la vessie et l'intestin, fistule intestino-vésicale ».

(1) Pinard et Varnier. *Annales de gynécologie*, 1886, t. XXVI, p. 338.

Les affections annexielles, salpingite, salpingo-ovarite suppurées, peuvent s'ouvrir dans l'intestin et la vessie, et créer ainsi une communication anormale entre ces deux organes avec cavité intermédiaire. Telles sont les 6 observations n°ˢ 39, 141, 176, 244, 259, 265.

Wagner incrimine aussi, dans son étude étiologique, les kystes de l'ovaire ; mais nous n'en avons trouvé aucune observation.

c) *Bassin*. — Enfin, nous citerons 4 observations consécutives à des lésions primitivement localisées au voisinage de la vessie et de l'intestin. Telles l'observation 81 de Eble concernant une jeune fille qui évacua à la fois, par la vessie et le rectum, du pus provenant d'une psoïte ; l'observation n° 124, où il s'agit d'un abcès de la fosse iliaque ; le n° 222, abcès ischio-rectal ; l'observation 183 mal déterminée, où après l'ouverture d'une bubon suppuré on vit apparaître les phénomènes d'une fistule vésico-intestinale, et enfin, sous le n° 227, 1 cas du professeur Lanelongue, de Bordeaux, où il s'agissait d'une syphilitique de 32 ans, chez laquelle l'auteur porta le diagnostic de fistules vésico-rectales par gomme suppurée du petit bassin, et qui guérit avec le traitement spécifique.

Résumé des causes des fistules ayant pour point de départ un des organes suivants.

Péritoine.

Péritonite tuberc. : 88, 163, 113.
Péritonite aiguë : 32, 82, 139.
Pelvi-péritonite, abcès pelvien, cellulite pelvienne : 57, 69, 84, 101, 109, 111, 140, 139, 177, 220, 215, 252, 254, 255, 271.

Utérus et annexes.

A. — GROSSESSES. — *Extra-utérines, hématocèle* : 63, 74.
G. *utérines*. — *Suppuration consécutive à accouchement* : 148, 154.
Compression vésicale : 40, 143, 171, 178, 216,
B. — TUMEURS : 235 (et 7 obs. de Heilborn, n° 117).

Annexes.

Salpingite, salpingo-ovarite : 39, 141, 176, 244, 259, 265.

Bassin mou et osseux.

Psoïte : 81. — *Abcès fosse iliaque :* 124. — *Abcès ischio-rectal :* 222. — *Bubon suppuré* (?) : 183. — *Syphilis* (Gomme du petit bassin) : 227.

Quelle est l'influence du *sexe*, de l'*âge*, de la *profession* sur la production des fistules vésico-intestinales ?

La profession ne joue aucun rôle dans l'étiologie des fistules vésico-intestinales.

Tous les âges sont représentés. Sur 300 cas nous avons :

```
De  0 à 15 ans...................  12, soit  4    p. 100
De 15 à 30  — ...................  68   — 22,7    —
De 30 à 50  — ...................  78   — 26      —
Au-dessus de 50  — ...............  71   — 23,7    —
Inconnus.........................  71
                                  ———
                                  300
```

Quant au sexe, il joue un rôle important ; la fistule vésico-intestinale est, en effet, infiniment plus rare chez la femme à cause de la position de la vessie en avant de l'utérus et des annexes, qui la séparent du rectum. Aussi chez elle on note les fistules intestino-vésicales proprement dites, ou les colo-vésicales ; rarement la fistule est recto-vésicale.

La proportion de fréquence comparée entre les deux sexes est la suivante : 75 p. 100 chez les hommes, 25 p. 100 chez les femmes.

CHAPITRE III

Anatomie pathologique.

L'anatomie pathologique des fistules vésico-intestinales, constitue un chapitre très important de leur étude, non seulement parce qu'elle permet d'établir la fréquence relative du *siège*, de *l'étendue*, de la *nature* de la lésion, mais surtout parce que de ces diverses constatations découlent toutes les indications thérapeutiques.

Sur un total de 300 observations il existe 110 autopsies et 65 opérations, quelle qu'en soit d'ailleurs la nature.

L'analyse seule de ces autopsies ou opérations nous servira de guide pour la description des lésions. Nous suivrons comme plan la marche habituelle d'une autopsie.

Les *téguments* offrent quelquefois des ouvertures de fistules communiquant avec le foyer des lésions. Elles peuvent résulter de l'ouverture à l'extérieur d'un trajet suppuré (n° 282) ; mais le plus souvent elles sont la conséquence de la pénétration ou de la sortie d'un corps étranger, en général d'une balle (159 et autres).

Dans l'observation 72 un abcès s'ouvrit entre l'ombilic et le pubis, laissant après lui une ouverture cutanée ; à l'autopsie on trouva un vieil abcès entre les couches musculaires s'ouvrant profondément dans l'iléon, qui communiquait, d'autre part, avec la vessie.

Dans les observations de Bartels on trouve des orifices fistulaires variés, à la fesse, au niveau du sacrum, à la paroi abdominale, à la cuisse.. , etc., toutes, traces de l'entrée ou de la sortie d'un projectile. Par ces orifices fistuleux sortent des liquides (urine, pus...) ou des solides (matières fécales, corps étrangers).

La *cavité abdominale ouverte*, il peut s'écouler un liquide variable. Dans l'observation de Sturm (1894) on trouve un liquide brunâtre infect, mêlé de flocons purulents et de fausses membranes ; d'autres fois, c'est un liquide ascitique.

L'ouverture de la cavité abdominale doit être prudente : quelquefois la vessie, souvent l'épiploon et l'intestin adhèrent à sa face profonde. Ce cas est même extrêmement fréquent et doit être toujours présent à l'esprit de l'opérateur.

Les *organes abdominaux* offrent des lésions macroscopiques variables.

· Le *grand épiploon* est induré, épaissi, contribuant parfois à limiter avec l'intestin (obs. de Rabouam, etc.) une *cavité purulente* où s'ouvrent à la fois la vessie et une anse intestinale ; il adhère fréquemment à la paroi, fréquemment aussi à l'intestin grêle, plus souvent au côlon, et plus particulièrement au côlon descendant et à l'S iliaque.

Si on déchire les adhérences du grand épiploon, on tombe ordinairement sur une masse composée d'anses intestinales unies entre elles et à la vessie par de fausses membranes : « Le cæcum, l'S iliaque, une portion de l'intestin grêle étaient tellement agglutinés qu'ils étaient inséparables, sauf par une dissection prolongée » (BAINBRIDGE, 1863), — et ailleurs : « Les anses intestinales agglutinées sont réunies en paquet au niveau de l'ombilic, adhérentes à la paroi abdominale. »

Cette masse remonte plus ou moins haut dans la cavité abdominale, ou quelquefois demeure dans le petit bassin qu'elle semble remplir.

Les lésions sont, en effet, localisées plus particulièrement dans celui-ci :

Le petit bassin et la fosse iliaque gauche sont remplis par des adhérences au milieu desquelles il est difficile de reconnaître les anses intestinales. Le néoplasme et les membranes forment une masse unique de surface arrondie, irrégulière, du volume du poing, dure par endroits, ramollie en d'autres (TUFFIER et DUMONT).

D'autres fois « il existe une véritable gangue fibreuse qui englobe la vessie, l'immobilise, remplissant toute la moitié de la partie sous-ombilicale droite de l'abdomen » (*Idem*).

Ailleurs encore :

Une gangue de tissu scléreux entoure les organes du petit bassin, sillonnée de trajets fistuleux qui s'ouvrent dans des poches purulentes (MIDDELDORF).

La vessie, l'utérus, l'ovaire gauche et sa trompe, environ 9 centim. d'intestin sont fusionnés en masse commune par des adhérences vasculaires. Les organes sont séparés avec une extrême difficulté (O. MARCY).

A ces lésions de péritonite chronique rendant si difficile l'intervention, s'ajoutent des foyers purulents multiples :

Il existe des poches purulentes nombreuses dans les fosses iliaques droite et gauche, sous le foie (celle-ci contient près de deux litres de pus) ; au-dessus du rein gauche et autour de la rate (ROUTIER).

Dans une observation de OPPENHEIM les abcès forment des cavités colossales qui remontent du petit bassin jusqu'au rein.

Ces foyers purulents sont souvent enkystés.

Au-dessous des adhérences unissant l'S iliaque et la face postérieure de la vessie se trouve un grand foyer contenant du pus verdâtre, fétide ; le foyer communiquait avec l'S iliaque, la vessie et avec un abcès de l'aine par un trajet qui suivait le cordon (MERCIER, 1836).

L'épiploon adhérent à la paroi abdominale limite en avant une cavité grosse comme un œuf, pleine de pus, et ainsi limitée : en avant, paroi abdominale ; en arrière, anses de l'iléon adhérentes ; en haut, l'épiploon fixé à la paroi ; à droite, l'iléon ; à gauche, une partie de l'S iliaque ; en bas, le sommet et la face postérieure de la vessie.

Le foyer peut être plus limité encore et occuper la face postérieure de la vessie seulement (Goode, Bryant, Caudmont, Blanquinque) ; le cul-de-sac de Douglas ou la loge prostatique (Dupuytren, Mistcherlich, Auché).

Le volume de la cavité purulente varie depuis les dimensions d'une noix (Morison) à celui d'une orange (Neslop, in Simpson) ou du poing d'un adulte. Nous avons vu que des décollements pouvaient s'étendre au loin.

L'épaisseur des parois de cette cavité est également variable : quelquefois très minces, elles peuvent atteindre un centimètre et demi.

Mais, *des lésions aussi accentuées sont loin d'être constantes :*

Mercier relate seulement dans un cas quelques adhérences légères entre les organes du petit bassin et pas de liquide dans le péritoine ;

Demarquay, quelques adhérences contenant un trajet fistuleux allant du rectum vers la vessie.

Enfin, il n'existe parfois que quelques membranes de péritonite ancienne, facilement déchirables et masquant, plus ou moins, une adhérence entre la vessie et l'anse intestinale atteinte. Dans ces cas, la fistule s'est faite directement *par accolement* des deux organes, comme dans l'observation de Valenta, où l'anse d'intestin grêle était fixée au sommet de la vessie, les adhérences péritonéales peu marquées, peu résistantes.

De même, dans l'observation de P a m a r d, de « la région postéro--supérieure droite de la vessie part un canal à minces parois d'abord au sein de la paroi vésicale très épaissie, puis d'une bride celluleuse allant de la vessie à la surface d'une anse d'intestin grêle voisine. — Quelques adhérences sans importance dans le Douglas ».

En résumé, il faut bien le reconnaître, les lésions péritonéales chroniques, constantes, sont le plus souvent très accentuées, les adhérences très solides entraînant, surtout en cas de néoplasme, une véritable fusion entre les organes. — Mais à côté de ces cas où il faudrait littéralement sculpter dans une gangue fibreuse résistante les viscères abdominaux déjà friables, entourés de poches purulentes, à pus fécaloïde, il n'en existe pas moins de nombreuses observations où une intervention chirurgicale directe aurait pu, si les méthodes chirurgicales alors en vigueur l'avaient permis, amener une guérison à peu près certaine. D'ailleurs nous aurons l'occasion de revenir sur ce point ; mais il importait de placer ici les détails qui précèdent, concernant, d'une manière générale, la forme, l'étendue, le genre des adhérences viscérales que l'on est exposé à rencontrer au cours de l'intervention abdominale.

Nous n'insisterons pas longuement sur l'aspect qu'offrent l'intestin et la vessie:

Au niveau de la fistule, l'intestin présente les lésions qui ont donné naissance à celle-ci, à savoir : celles qui caractérisent l'épithélioma, la tuberculose ou l'inflammation simple, etc.

Le calibre intestinal étant, le plus souvent à ce niveau, réduit, l'anse est distendue en amont par des gaz, du liquide ou des matières. « Le côlon augmenté égalait le volume d'un bras d'homme » (Wingeston). En aval, par contre, le calibre demeure tantôt identique à lui-même, tantôt diminué, quoique contenant encore des fèces solides, par conséquent non supprimé au point de vue fonctionnel, et c'est la majorité des cas (cas de Péron par exemple : le malade ne rendait par l'anus que des gaz ; à l'autopsie le calibre du rectum était simplement diminué).

. Cependant dans le cas de Harisson où un anus contre nature fut établi, il ne restait au-dessous de celui-ci comme trace du côlon

« qu'un cordon fibreux aréolaire » ; mais c'est la seule observation où nous ayons trouvé une atrophie aussi marquée, due au fonctionnement idéal de l'anus artificiel créé.

Indépendamment de cet aspect macroscopique, les anses intestinales, et particulièrement l'anse atteinte, présentent les lésions microscopiques de l'affection causale : ulcérations de la muqueuse, inflammation, etc., et contiennent, mais exceptionnellement, de l'urine.

A la vue, la *vessie* est également modifiée. Elle est en général « diminuée de volume », « revenue sur elle-même : contractée, rétractée, racornie » ; c'est un état presque constant. Dans l'observation de Dupuytren, elle n'aurait pu contenir « qu'un œuf de poule ». — Dans le cas de Sandberg, « elle est grande comme un œuf de poule ». Dans un cas du professeur Guyon, elle « égalait le volume du poing ».

Valenta, au contraire, l'a trouvée une fois extraordinairement distendue ; elle remontait jusqu'à l'ombilic, mais elle était en état de rétention par suite de la compression du col vésical par le col de l'utérus gravide en rétroflexion. Dans le cas de Zeman (in Micaïloff), elle était aussi distendue. Ces deux seuls cas constituent donc deux exceptions.

Si on sectionne la vessie, on constate que la paroi est très épaissie (obs. de Kingdon, Moore, Bruchet, Zeman) ; la musculeuse est hypertrophiée (Hingeston). La muqueuse présente, indépendamment de l'orifice de perforation, des lésions variées. Voici d'ailleurs les expressions employées par les auteurs dans la description de leurs cas :

La muqueuse vésicale est enflammée, chagrinée, revenue sur elle-même (Mercier) ; la muqueuse est de couleur ardoisée (Johnson, Morison), épaisse et noirâtre (Rabouam); très rouge, très infiltrée (Salzer et Reulinq) ;

Rouge-brun (Zeman) ; épaisse, bleuâtre, marbrée, couverte d'un mucus jaunâtre, parsemée de dilatations variqueuses très saillantes (Sturm).

Plusieurs points de la muqueuse sont ulcérés (Malcolm et Banks).

Sur la face postérieure on voit des ulcérations sur le fond desquelles la tunique musculaire est à nu (Ed. Martin).

Pigmentée (Tungel).

Veloutée (Heim-Vögtlin).

Couleur gris sale de la muqueuse qui est hérissée de colonnes avec des anfractuosités (Blanquinque).

Gangrenée (obs. de Valenta).

La muqueuse est injectée et recouverte d'un enduit diphtéroïde (Czerny).

La muqueuse épaissie est recouverte de fausses membranes (Middeldorff).

Au cystoscope, elle présente une vascularisation totale sans localisation ; elle est dépolie, desquamée; la surface interne de la vessie est inégale avec d'épais bourrelets (Tuffier et Dumont).

La muqueuse présente les fongosités des vieilles cystites (Guyon).

La muqueuse, d'un gris verdâtre, offre par places des infiltrations sanguines assez notables (Genouville).

En résumé, indépendamment des tumeurs malignes ou bénignes, des lésions tuberculeuses, nous trouvons soit accompagnant les lésions précédentes, soit isolées, les altérations des cystites chroniques, c'est-à-dire la muqueuse épaissie et recouverte d'un enduit de muco-pus adhérent, souvent fétide, de couleur variée. Débarrassée de cet enduit par le lavage, elle apparaît gris ardoisé, verdâtre, avec des points ecchymotiques, noirâtres, premier degré d'ulcérations qui sont d'ailleurs loin d'être rares, surtout au niveau du trigone et du col qui sont leur siège d'élection.

La muqueuse est décollable, et sous elle on trouve de petits abcès du volume d'un pois environ. Dans une observation de Kindirdjy (*Soc. anat.*, 1898) on diagnostique une fistule vésico-rectale chez un homme ; mais à l'autopsie on trouva l'urètre prostatique transformé en une large poche irrégulière, et de plus (et c'est le détail qui nous intéresse plus particulièrement ici) le rectum communiquait par un large orifice déchiqueté avec un abcès ayant les dimensions d'une petite noix siégeant dans l'épaisseur même de la paroi vésicale postérieure : « C'était là, ajoute mon collègue, l'ébauche d'une fistule vésico-rectale qui, si le malade avait vécu, n'aurait pas manqué de s'établir. »

Nous résumerons en quelques mots les lésions du réservoir urinaire en disant que la vessie présente suivant le degré et la localisation de l'infection, les lésions de la *cystite muqueuse*, de la *cystite interstitielle* et de la *péricystite*.

Cette cystite est-elle constante? Non. Est-elle fréquente? Beaucoup moins qu'on ne serait en droit de le supposer à priori, étant donné le passage et le séjour intra-vésical des matières venues de l'intestin.

L'état indemne de la vessie dans beaucoup d'observations est même un des meilleurs exemples que l'on puisse fournir à l'appui de la théorie du professeur Guyon (1), disant combien la vessie résiste victorieusement et longtemps à l'infection locale. « L'inflammation de la muqueuse vésicale ne figure pas parmi les phénomènes précoces, et surtout elle évolue lentement, elle n'est pendant longtemps, que très peu accentuée ; elle se modifie très facilement par de simples lavages à l'acide borique ; la fièvre se montre très rarement.

J'ai longtemps suivi et je suis encore des malades qui n'ont pas, ou qui ont peu de troubles de la miction ; ils ne les éprouvent que passagèrement ; ils n'ont point d'accidents généraux. J'ai surtout constaté cette discrétion des symptômes chez les femmes, mais je l'observe aussi chez des hommes dont je vois la santé vésicale, et la santé générale se maintenir grâce aux lavages. On pourrait cependant à priori supposer que ces contacts si anormaux influencent rapidement et très vivement la muqueuse de la vessie ; on en a plus encore le droit, depuis qu'il est établi que le bacterium coli, qui entre ainsi par voie directe et en abondance dans la vessie, est le micro-organisme qui exerce une action si prédominante dans tous les accidents locaux et généraux de l'infection urinaire. Les choses ne se passent cependant pas ainsi ; malgré leurs vraisemblances, ces prévisions ne se réalisent pas. »

Nous avons laissé de côté la description des lésions spéciales, primitives, causales, que présente la vessie ; telles sont les lésions tuberculeuses et cancéreuses. Cependant sur ces dernières il est important de noter que, conformément à la théorie classique, nous n'avons trouvé dans notre statistique que 15 cas de néoplasme de la vessie s'étant propagé à l'intestin, ayant donné naissance à des fistules vésico-intestinales — et encore sur ces 15 cas, 4 seulement sont-ils certains, dont un cas de sarcome (observation de Arcy Power-Albarran), et un cas d'épithélioma (SACQUÉPÉE. *Soc. anat.*, 1899). (Voir Étiologie.)

Nous signalons brièvement que dans presque toutes les autopsies on trouve dans la vessie une urine plus ou moins altérée, bien souvent épaisse, boueuse, fétide, d'odeur fécaloïde. Elle contient en effet des matières fécales, concrétées ou non, qu'elle dilue, et des calculs, en

---

(1) Pr GUYON. *Leçons cliniques sur les maladies des voies urinaires*, t. II, p. 429.

général, secondaires formés d'une concrétion intestinale ou d'un débris élémentaire autour duquel se sont déposées des couches de phosphate. — Enfin des aliments plus ou moins digérés et surtout des débris ou résidus comme pépins de fruits, os de grenouille ou de gibier, etc.

Bien plus intéressante est l'étude de l'ORIFICE DE COMMUNICATION entre la vessie et l'intestin.

Le *siège* de cet orifice est extrêmement variable. Voici le résultat que donne l'analyse des observations.

Sur une moyenne de 100 autopsies ou opérations au cours desquelles on a pu noter de visu le siège de l'orifice vésical :

Non noté	37
Face antérieure de la vessie	1
Faces latérales : droite	6
— gauche	1 } 9
— non indiquée	2
Sommet	13
Bas-fond	17
Face postérieure : en haut	4 } 23
— au voisinage des uretères	19
	100

La perforation vésicale est donc plus fréquente au niveau de la face postérieure, presque dans le quart des cas. Elle siège dans 19 p. 100 des cas au voisinage des uretères.

Cela nous fait présumer déjà combien plus fréquentes seront les fistules vésico-rectales, bien que d'autres anses intestinales puissent être en communication avec la vessie par sa face postérieure. Mais c'est la rareté.

D'une façon générale, quand le siège de l'orifice fistuleux vésical est en haut ou en avant (1 seul cas en avant) la communication se fait avec l'intestin grêle ou l'anse sigmoïde à gauche ou l'appendice à à droite.

Quand l'orifice est sur une des faces latérales de la vessie, il est rationnel de supposer que la communication se fait à droite avec l'appendice ou le cæcum, à gauche avec l'S iliaque, et de fait, cette hypothèse est vérifiée par nos observations.

De même que pour la vessie, l'analyse des cas publiés permet d'établir le tableau suivant concernant le siège de l'orifice intestinal de la fistule. La mention de ce détail anatomique est mieux et plus souvent faite que pour l'orifice vésical, aussi notre statistique sur ce point porte-t-elle sur un plus grand nombre de cas.

```
Sur l'iléon..........................................   26
Sur le cæcum.......................................    6
Sur l'appendice....................................    7
Sur le cæcum et l'appendice........................    1
Sur le côlon et plus particulièrement sur l'anse sigmoïde  42
Sur le rectum......................................  113
```

Indépendamment de ces cas où la vessie n'est en communication qu'avec une portion du tube intestinal, il est des observations où il existe des orifices multiples, soit dans des anses intestinales différentes, soit dans d'autres organes tels que l'urètre, l'utérus, le vagin ; soit enfin à la peau. Les 24 observations que nous avons réunies dans cette catégorie se divisent ainsi :

```
Variété : Iléo-cæco-vésicale..........................   2
   —       — colo   —   ..........................   4
   —       — recto  —   ..........................   2
   —       — cæco-recto-vésic......................   1
   —       — colo-recto............................   2
   —       — cæco-sigmoïdo-vésic...................   1
   —       — recto   —   vésic....................   1
   —     Iléo-vésico-cutanée.......................   1
   —     recto      —   ..........................   2
Urétro-recto-vésicale..............................   1
Vagino-iléo-vésicale...............................   2
   —    recto    —   ..............................   4
Utéro-iléo-vaginale................................   1
```

Enfin la communication entre le réservoir urinaire et l'intestin peut se faire par *plusieurs orifices* à la fois, dans la vessie et dans une anse intestinale déterminée, ou bien, par *un seul orifice* dans la vessie et *plusieurs orifices* dans l'intestin, ou inversement par un seul orifice intestinal et plusieurs orifices vésicaux.

Nous avons trouvé 8 observations dans lesquelles il existait plusieurs orifices vésicaux et 4 à plusieurs orifices intestinaux.

Observations à plusieurs orifices vésicaux.

AUTEUR	Nᵒˢ DE L'OB-SERVATION.	NOMBRE D'ORIF. VÉSIC.	SIÈGE DES ORIFICES SUR LA VESSIE	MALADIE CAUSALE	ANSE INTESTINALE EN COMM.
1. DEMARQUAY	73	2	L'une à 2ᶜ 5 l'autre à 3ᶜ { des uretères	Cystite chronique avec rétrécissement urètre.	Rectum.
2. QUIQUEREZ..	86	2	Au sommet.	Abcès (?) tuberculeux de l'intestin.	Iléon.
3. BRUCHET....	158	2	Paroi gauche près du sommet.	Invagination du côlon dans l'S iliaque.	Anse sigmoïde et rectum. Il existait plusieurs orifices sur l'anse sigmoïde.
4. VALENTA. .	171	2	Au sommet.	Gangrène de la vessie.	Iléon.
5. PITT MUSÉUM	194	2	Côté interne de l'uretère droit.	Abcès rétro-vésical.	Rectum.
6. GENOUVILLE.	268 bis	3	Face postérieure vers le sommet.	Abcès périvésical.	Gros intestin.
7. CAUDMONT...	130	4	La principale sur la face postérⁱᵉ immédiatement au-dessus du cul-de-sac rectal.	Trauma (porte-plume dans la vessie).	Rectum.
8. ALBARRAN...	232	plusieurs ?	?	Épithélioma intestinal secondaire de la vessie.	Anse sigmoïde.

Fistule avec plusieurs orifices intestinaux.

AUTEUR	Nᵒˢ DE L'OB-SERVATION.	NOMBRE D'ORIF. INTESTI-NAUX	SIÈGE INTESTINAL	CAUSE	SIÈGE SUR LA VESSIE
1. SACQUÉPÉE...	286	2	Iléon une à 20 c. de la valv. iléo cæcale, l'autre à 2ᵐ60.	Épithélioma vésical (avec examen histologique).	Sommet.
2. ROESEN......	198	plusieurs ?	?	Cancer de la vessie (?).	?
3. BRUCHET....	158	4	S iliaque : 2 perf. au-dessus 2 — au-dessous du point rétréci.	Invagination du côlon dans l'S iliaque.	Paroi gauche près du sommet.
4. PITT MUSÉUM	195	5	Rectum.	Abcès rétro-vésical.	Entre les orifices des uretères.

De tout ce qui précède on peut déduire la fréquence comparée des *variétés des fistules vésico-intestinales*.

Inconnues...	48
Iléo-vésicales....	28
Cæco-vésicales.........................	7
Appendiculo-vésicale.........	9
Côlo ou sigmoïdo-vésicale........	44
Recto-vésicale...	132
Multiples ou associées...... ....,..........	24

Il nous reste à étudier l'orifice de communication lui-même dans la vessie et dans l'intestin ainsi que le *trajet intermédiaire* aux deux organes.

Quel est l'aspect qu'offre l'ouverture dans la vessie? Quels en sont les caractères anatomiques, les dimensions? Nous ne pouvons mieux faire, pour répondre à ces questions, que de citer les notes relatives à ce point, dans toutes les observations, en évitant les redites.

Au niveau de la fistule, la paroi vésicale est comme percée à l'emporte-pièce (MERCIER).

Sur la face postérieure, un orifice grand comme une pièce de 2 francs à bords noirâtres (RABOUAM).

L'orifice vésical était masqué par une excroissance fongueuse qui simulait une valvule (WILSON, in COULSON).

L'orifice vésical semblable à une fissure (PEACKOCK).

L'orifice, au sommet de la vessie, admettait deux doigts (ADAMS).

Dans la vessie, un orifice valvulaire qui empêchait les matières de passer dans l'intestin (MALCOLS).

L'orifice admettait une grande sonde (BANKS), une sonde n° 12 (MOORE).

L'orifice était égal à une pièce de 50 centimes (TAVIGNOT), à 1 pouce de diamètre (STURM).

La perforation vésicale présentait une valvule ou excroissance en forme de soupape (HINGESTON).

La vessie présentait sur sa face postérieure une saillie analogue à l'ampoule de Vater au sommet de laquelle est un orifice qui conduit dans une poche (MARTIN, MAGRON et SOULIÉ).

L'orifice vésical était très petit (TüNGEL). C'est un petit pertuis entre les uretères (GOODE).

Les deux orifices vésicaux, gros comme une lentille, étaient séparés par un éperon de muqueuse vésicale saine (QUIQUEREZ).

Sur la paroi droite, près du sommet, se trouve un fort rétrécissement infundibuliforme dont l'orifice est entouré d'une grande ulcération (ED. MARTIN).

La grandeur de l'orifice vésical était celle d'une bougie de moyenne grosseur (KRACHOWIZER), celle d'un pois (HEUSTON), d'une plume d'oie (ROOH), d'un crayon (ROUTIER), d'une pièce de 5 francs (CAUDMONT).

L'ouverture vésicale était festonnée irrégulièrement (BAINBRIDGE).

Elle était circulaire, unie (ROOT) ; arrondie, à bords cicatriciels (CAUDMONT) ; en entonnoir (CZERNY).

Il y avait une extraordinaire végétation de la muqueuse disposée circulairement autour de l'orifice fistuleux et représentée par 7 ou 8 villosités de un demi à 1 centimètre de longueur (HEIM-VöGTLIN).

Une masse encéphaloïde faisait saillie dans la vessie, sous forme d'énormes masses villeuses molles, par plusieurs perforations au niveau desquelles les pédicules sont en partie adhérents, en partie libres (ALBARRAN).

L'ouverture irrégulière, à bords indurés, est entourée de végétations fongueuses peu étendues (TUFFIER).

Au cystoscope on voit à gauche et en haut un amas de végétations peu saillantes, non mamelonnées, non frangées, présentant plusieurs dépressions dont une plus grande, noirâtre, d'où sortaient des bulles de gaz (TUFFIER).

L'orifice vésical était de forme valvulaire (MARCY).

En résumé, les variations d'aspect, de dimensions, des orifices sont extrêmement grandes et les citations précédentes nous permettent de ne pas insister sur ce point de la question.

A part les cas exceptionnels habituellement néoplasiques où la perte de substance occupe toute une paroi vésicale, toute sa base, ou une large étendue (5 francs), à part ceux très rares où l'intestin vient, complètement sectionné, s'ouvrir par ses deux bouts dans un cloaque, on peut dire que d'une façon générale les dimensions sont restreintes, surtout du côté de la vessie.

Nous insisterons seulement sur ce point, à savoir que dans les fistules inflammatoires, c'est-à-dire précisément dans celles auxquelles une thérapeutique chirurgicale est applicable, l'orifice vésical est presque toujours très petit. Voici quelques exemples :

	ORIFICE VÉSICAL	ORIFICE INTESTINAL
DUPLAY......Typhlite appendicite......	Pièce de 20°	Tellement petit qu'on ne l'a pas suturé.
MARCY.......Salpingite suppurée.......	2 à 3^{m}.	1/2 centim.
BRUCHET ....Invagination intestinale...	2 perfor. du diamètre d'une lentille.	Perfor. mult. La plus grande admettait l'index.
KRACHOWIZER.Appendicite.............	Bougie moyenne grosseur.	Id.

Suivant le même plan pour l'intestin que pour la vessie, étudions aussi les *différents aspects que présente l'orifice intestinal.*

Sur l'S iliaque, on trouve une ulcération de 7 lignes de diamètre, n'intéressant que les 2 tuniques externes. Il ne restait plus que la muqueuse qui présentait une ouverture de 2 lignes (MERCIER).

Sur l'S iliaque une ouverture de 2 francs aux bords irréguliers (RABOUAM). Ouverture de 3 centim. (TAVIGNOT), admettant un doigt (ADAMS), le bout de l'index (MASON). Large ouverture à bords fongueux (MALCOLM).

Sur l'iléon, orifice grand comme un sou (QUIQUEREZ) ; comme un demi-schelling (MORGAN), une demi-couronne danoise (SÀNDBERG), comme une pièce de 5 francs (LAUNAY).

C'est un fin pertuis sur l'iléon (BLANQUINQUE).

Elle avait la grosseur d'une tête d'épingle (ZEMAN), une portion d'iléon se terminait par ses 2 extrémités dans un cloaque. A droite, l'iléon était imperméable et de la grosseur d'une plume d'oie ; à gauche il entrait dans le cloaque sans modification de lumière (JENNINGS).

Le rectum présentait un rétrécissement admettant à peine l'extrémité du petit doigt. A ce niveau et au voisinage, la muqueuse offrait plusieurs diverticules profonds. Tous étaient fermés, sauf un, qui, perforé, s'ouvrait dans une poche située entre la vessie et le rectum (MORISON).

Dans l'observation de BRUCHET, plusieurs ouvertures intestinales s'ouvraient dans une poche de la façon suivante. Au-dessus du point rétréci, deux ouvertures siégeaient sur l'S iliaque ; deux autres au-dessous du point rétréci, siégeaient sur le rectum. D'autre part, la poche s'ouvrait dans la vessie. Cette disposition explique que les matières passaient, partie par la vessie, partie par l'anus.

Dans une observation de M. TUFFIER, l'ouverture dans l'iléon avait un demi-centimètre ; dans une autre elle admettait un crayon.

Dans une observation du professeur DUPLAY, l'orifice intestinal siégeant sur le cæcum était tellement petit qu'on n'a pas cru devoir le suturer.

Enfin, dans deux cas, celui de VALENTA et celui de SACQUÉPÉE, l'intestin affectait avec la vessie une disposition intéressante. « L'une des anses de l'iléon, dit Valenta, coudée, adhérait à la vessie par le sommet de sa coudure et par deux orifices, entre lesquels il existait un éperon ; c'était absolument la disposition d'un anus contre nature, avec son bout afférent et son bout efférent.

Dans le cas de SACQUÉPÉE, les anses intestinales furent, à l'autopsie, détachées de la vessie sans difficultés ; on en trouva deux appartenant à l'iléon, croisées en X, adhérentes au sommet de la vessie. Chaque anse offrait une perforation béante : l'une siégeait à 20 centimètres de la valvule iléo-cæcale, et l'autre à 2 m. 60.

Nous avons fait, à propos des orifices intestinaux, les mêmes remarques que pour l'orifice vésical. C'est en effet *dans les perforations*

*d'origine inflammatoire ou traumatique que la perte de substance
est de dimensions réduites.*

Avant de terminer cette étude de l'orifice fistuleux vésical et intestinal, nous devons remarquer (bien que ce détail n'ait qu'une importance secondaire) que, quand les deux organes en communication sont en contact, les deux muqueuses s'adossent, formant un liséré cicatriciel très net.

Plus intéressante à noter est la disposition valvulaire de la muqueuse que nous avons rencontrée assez souvent au niveau de l'orifice. Cette pseudo-valvule joue le rôle quelquefois d'un clapet, en empêchant, dans une certaine mesure, le passage des matières dans la vessie, ou de l'urine dans l'intestin.

Il était intéressant de savoir la fréquence relative des divers modes de communication des réservoirs urinaire et intestinal. Il existe 67 cas, où les détails de l'autopsie nous ont permis d'éclairer ce point. Nous avons divisé ces cas en 4 groupes.

A. — L'intestin et la vessie sont directement accolés (*fistule directe*).

B. — Il existe entre les deux viscères un trajet fistuleux.

C. — Il existe entre les viscères une cavité intermédiaire. (Les deux groupes B et C constituent les *fistules indirectes*.)

D. — Les fistules sont formées aux dépens d'un troisième organe intermédiaire, ou présentent, en plus, un trajet allant vers la peau (*fistules compliquées*).

A. — **Fistules directes.** — Ce groupe contient 14 cas, qui se répartissent ainsi :

1° Au point de vue de leur *siège*.

```
4.................................... iléo-vésicales.
2.................................... appendiculo-vésicales.
5.................................... colo      —
3.................................... recto     —
```

Ceci montre que, d'après les autopsies, contrairement à l'hypothèse qu'on avait pu faire à priori, les fistules vésico-rectales directes sont moins fréquentes que les communications du même genre entre la vessie et le côlon ou l'intestin grêle.

2" Au point de vue de la *cause*.

Inflammation.................	7	(voir plus loin).
Tuberculose.................	2	(entérite et abcès prostate).
Cancer.....................	6	(5 intestinaux).

Aucune conclusion pratique ne peut être tirée à notre avis de la comparaison de ces chiffres.

Les 7 cas ci-dessus, de fistule directe, d'origine inflammatoire, nous intéressant plus particulièrement, au point de vue thérapeutique, il est utile de consulter la description de leurs lésions.

Ils se divisent ainsi :

1 cas	gangrène de la vessie..............	(n° 171)
1 —	cystite chronique..............	(n° 37)
1 —	abcès périvésical..............	(n° 268)
2 —	appendicite..............	(n°s 46 et 249)
1 —	gomme syphilitique..............	(274)
1 —	salpingite..............	(282)

Analysons-les :

Dans l'observation de VALENTA (171), nous lisons : au sommet de la vessie adhérait une certaine quantité d'anses intestinales occupant 0,40 centimètres de longueur. L'une d'elles communiquait avec la vessie par deux orifices, entre lesquels existait un éperon reproduisant ainsi le type classique de l'anus contre nature. Il existait quelques adhérences fibrineuses en forme de filaments provenant d'une péritonite récemment éteinte ; pas d'exsudat, pas de pus.

Dans l'observation de MERCIER (n° 37), adhérences entre les organes du petit bassin, notamment entre le rectum et la vessie; intimement unis au-dessus de la prostate.

Dans l'observation de GENOUVILLE (n° 268 *bis*), on trouva à l'autopsie l'S iliaque adhérente à la vessie par une large surface, soudée en ce point, ce qui rétrécissait son calibre. Pas de néoplasme intestinal.

Dans les deux cas d'appendicite, les lésions sont intéressantes. Au cours de la laparotomie JERWEL (n° 248) trouva l'appendice sous la forme d'un cordon tendu entre la face latérale droite de la vessie et le cæcum, allongeant ce dernier organe en forme d'entonnoir. Après rupture des adhérences avec la paroi d'un hydrosalpinx, on lie les extrémités cæcale et vésicale du processus vermiforme, puis on le résèque. Guérison.

Dans le cas de KINGDON (n° 46), il s'agissait d'un enfant de 7 ans, qui rendit pendant trois ans des lombrics par l'urètre ; et présenta pendant ce laps de temps, les signes d'une fistule vésico-intestinale; il ne fut pas opéré et mourut d'épuisement.

A l'autopsie, l'appendice est trouvé descendu dans le petit bassin. Un pouce au-dessus de son extrémité inférieure, il adhère à la partie supérieure et latérale de la vessie, un peu au-dessus de la jonction de l'uretère et de la vessie. Dans la vessie rétractée, on trouve un calcul au centre duquel était une grande épingle. Les parois vésicales très épaissies, s'opposaient presque entièrement au passage de l'urine dans la direction de l'urètre. L'appendice s'ouvrait par son point adhérent dans la vessie. Urétérite et pyélo-néphrite suppurées bilatérales.

Dans l'observation du docteur TUFFIER (n° 274) on trouva après laparotomie l'anse oméga adhérente à la partie postérieure de la vessie par un véritable tissu gommeux, n'ayant nullement la consistance, la vascularisation, ni l'adhérence d'un tissu néoplasique. La libération de l'anse effectuée, on sutura très facilement la perforation intestinale. La perforation vésicale ne fut pas suturée.

L'observation de mon ami SAVARIAUD, très complètement rédigée, montra une adhérence inflammatoire entre l'S iliaque et la vessie, consécutive à l'irruption dans ces deux organes d'une poche salpingienne suppurée. La dissection fut relativement facile. Sutures. Mort au quatrième jour (n° 281).

Ces quelques notes, extraites des *six observations des fistules vésico-intestinales inflammatoires par accolement direct* d'une portion intestinale et de la vessie, nous aideront plus tard à établir des indications thérapeutiques. Pour l'instant, il nous suffit de faire remarquer que les auteurs de ces observations ne font aucune allusion aux difficultés qu'ils ont rencontrées pour séparer les organes adhérents. Dans les 3 cas où la laparotomie fut pratiquée (Jerwell, Tuffier, Savariaud), l'intervention, à ce point de vue, offrit même les plus grandes difficultés.

B. — **Il existe un trajet fistuleux entre la vessie et l'intestin.** — Ce groupe comprend 10 observations que nous allons analyser au point de vue particulier qui nous intéresse :

D'après le siège....
- iléo-vésicale 1
- iléo-vagino-vésicale 1
- appendiculo ou cæco-vésicale 2
- colo ou sigmoïdo-vésicale 1
- cæco-sigmoïdo-vésicale 1
- recto-vésicale 3

D'après la nature...
- inflammatoires 6
  - ulcération intestinale 1
  - suppuration ovarienne 1
  - appendicite 2
  - cystite chronique 1
  - trauma (corps étranger vésical) 1
- tuberculeuses......3
  - tuberculose intestinale 1
  - péritonite tuberculeuse 1
  - cystite tuberculeuse 1
- cancéreuses .... | cancer anse sigmoïde 1

Voici les détails anatomo-pathologiques de nature inflammatoire.

1er CAS, n° 39. — GLEN, 1836. *Salpingo-ovarite suppurée droite*. La poche est adhérente à l'intestin et à l'utérus fortement. La vessie et le rectum communiquent par un trajet fistuleux qui parti de la paroi gauche du rectum passait par-dessus l'utérus à côté de l'ovaire droit et de là gagnait le bas de la vessie.

2e CAS, n° 41. — JONHSON, 1837. *Appendicite* (chez un tuberculeux). — A la partie antérieure de la vessie, à la ponction du 1/3 supérieur et du 1/3 moyen, il y avait un orifice fistulaire gros comme un pois.

Cet orifice communiquait avec un conduit dans le tissu cellulaire entre la vessié et le point d'insertion pubien des muscles abdominaux. De ce point, le conduit passait dans le tissu cellulaire entre les muscles du côté droit et le péritoine de la fosse iliaque droite, où il aboutissait au cæcum dont la paroi était en grande partie détruite par l'ulcération.

3e CAS, n° 73. — DEMARQUAY, 1860. *Cystite chronique*. — L'auteur ne s'étend pas sur la description du sujet. Il dit simplement : « Sur la paroi antérieure du rectum, deux ulcérations avec décollement de la muqueuse d'où part un trajet fistuleux allant vers la vessie où il s'ouvre par deux orifices situés à 2 centim. 5 et à 3 centim. des uretères. »

4e CAS, n° 108. — KRACHOWIZER. *Appendicite*. — L'appendice enfoncé dans le petit bassin était fixé par des adhérences anciennes à la face postérieure et latérale de la vessie, dans laquelle l'appendice s'ouvrait à un pouce de l'uretère droit. Par la vessie, on pouvait passer une bougie de moyenne grosseur qui arrivait dans le cæcum en suivant la lumière de l'appendice. Le trajet fistuleux était long, anfractueux et fermé par une valvule qui ne permettait pas aux matières fécales de tomber dans la vessie.

5e CAS, n° 229. — PAMARD, 1890. *Porte-plume introduit dans la vessie*. — De la région postéro-supérieure droite de la vessie part un canal à minces parois creusé d'abord au sein de la paroi vésicale très épaissie, puis d'une bride celluleuse allant de la vessie à la surface d'une anse d'intestin grêle voisine.

Là ce canal se continue, sous forme d'un tunnel creusé entre la séreuse et la musculeuse.

En un point de ce trajet se trouve un orifice de communication avec la cavité intestinale. De l'intestin grêle à la face antérieure du cæcum s'étend une seconde bride celluleuse, dans laquelle le trajet fistuleux se poursuit pour venir se terminer en cul-de-sac sur le cæcum. Le travail de péritonite adhésive, qui a donné naissance aux brides canalisées, est resté rigoureusement localisé. Nulle part ailleurs, en effet, on ne trouve la moindre trace d'inflammation péritonéale, sauf quelques adhérences de peu d'importance existant dans le cul-de-sac de Douglas.

En général, les lésions tuberculeuses sont plus accentuées et surtout plus généralisées ; elles atteignent à la fois plusieurs anses intestinales, sinon la totalité de l'intestin. Le péritoine, la vessie, les voies génitales, le poumon sont en général aussi envahis par le bacille de Koch, et cette infection générale rend très aléatoire, sinon illusoire, une intervention complète. C'est pour éclairer cette question de thérapeutique, à opposer à ces lésions, que nous avons cité les trois observations suivantes, qui sont les seules où nous ayons trouvé une fistule vésico-intestinale, avec trajet fistuleux canalisé de nature tuberculeuse, car ce sont, parmi tous les cas de fistules tuberculeuses que nous avons trouvées, les seules avec lésions *locales* assez peu étendues pour permettre une thérapeutique directe.

Dans l'une de QUIQUEREZ (1863), n° 86 (*tuberculose intestinale chez un phtisique prononcé*), on trouve, 1 centim. et demi au-dessus de la valvule iléocæcale, une anse intestinale longue de 1 centim., adhérente au sommet vésical moyennant une masse exsudative dure traversée de foyers purulents.

Au tiers inférieur de l'iléon, de même que dans la portion ascendante et oblique du côlon, nombreux abcès tuberculeux. Un de ces abcès présentait un orifice grand comme un sou. Cet orifice constituait le commencement d'un conduit court entouré d'exsudats durs, aboutissant à la vessie moyennant deux orifices gros comme une lentille et séparés par un éperon de muqueuse vésicale saine.

Observation de ED. MARTIN, 1863, n° 88. — On trouve le cæcum glissé dans le petit bassin, il est adhérent au côté droit de la vessie ; les muqueuses de la fin de l'iléon, du côlon ascendant, du cæcum sont ulcérées. Dans le cæcum, on voit apparaître une sonde qu'on a fait passer par la vessie. Dans celle-ci, nombreuses ulcérations dont l'une gagne l'uretère droit. Un véritable canal fait communiquer la vessie et le cæcum,.. etc., sommets indurés.

Enfin, dans l'observation de STEPHEN PAGET (239), il fut trouvé, chez un *tuberculeux pulmonaire*, soigné pour cystite chronique, une masse entre la vessie et le rectum, composée de débris de glandes tuberculeuses. Dans cette masse deux trajets fistuleux : l'un allait de la vessie dans le rectum, l'autre d'un point du rectum dans un autre point du même rectum, situé plus bas.

. Donc en résumé, chez des tuberculeux avérés, on trouve des lésions plus ou moins généralisées, siégeant sur toutes les portions de l'intestin, comme sur la vessie. La fistule vésico-intestinale n'est qu'un incident au cours de l'évolution de la maladie, incident grave qui ne fait que précipiter les événements, et qui, s'il assombrit le tableau, est loin de constituer toute la lésion comme dans le cas de fistule inflammatoire.

Ceci est bien plus vrai encore dans les fistules d'origine cancéreuse. Les observations ne contiennent pas de longs détails sur les dispositions anatomiques des lésions dans le cas de cancer. Aussi n'avons-nous trouvé qu'une fois, dans l'observation de Richardson (n° 153), un exemple de fistule avec trajet canaliculé.

« Masse cancéreuse sur la flexure sigmoïde, adhérente à la partie supérieure de la vessie ; étroit canal allant de l'intestin à la vessie à travers la masse adhérente. »

En général, en effet, la communication se fait au centre d'une masse bourgeonnante d'envahissement rendant illusoire toute intervention.

Nous ne citons donc ces quelques lignes que pour être complet et pour opposer la forme des lésions dans ces cas à celle des fistules inflammatoires.

Le pronostic si grave du cancer de l'intestin et de la vessie ne peut être qu'assombri par la perforation entre les deux organes, sauf dans les cas d'accidents aigus d'occlusion où cette communication joue l'office d'un anus contre nature. Mais à part cette exception, tout l'intérêt de la fistule disparaît devant la nature de la lésion, aussi ne citerons-nous désormais aucun détail concernant les lésions des fistules cancéreuses ; ces dernières n'ayant, en dernière analyse, à nos yeux, qu'une utilité : celle de nous permettre d'établir une statistique complète.

C. — **Fistules avec cavité intermédiaire aux deux organes.** — Ces observations sont infiniment plus fréquentes et plus nombreuses que les précédentes ; aussi nous retiendront-elles plus longuement.

Sur les 67 autopsies détaillées ou opérations décrites, nous avons trouvé 38 cas de communication vésico-intestinale présentant ce caractère particulier d'être constituée par une poche, intra-péritonéale, dans laquelle vient déboucher à la fois l'intestin d'une part, la vessie de l'autre.

On peut les diviser, comme précédemment, en 3 groupes :

Fistules inflammatoires.................................. 23
   —   tuberculeuses 5
   —   cancéreuses.. 8
   —   de cause inconnue................................. 2

Nous nous occuperons principalement des fistules inflammatoires.

1° D'après *leur siège* elles se répartissent ainsi :

Iléo-vésicale.. 2
Colo-vésicale..... ....`. 3
Sigmoïdo-vésicale... 4
Recto-vésicale....................................... 12
Mixte : iléo-cæco.............. 1
—   iléo-recto... 1

                                                                             23

2° D'après *la cause* :

Traumatismes.......... 3 (1 contusion abdominale, 1 corps étran-
                           de la vessie, 1 coup de feu).
Origine intestinale.. ... 9 (2 dysenterie, 2 entérites, 1 invagina-
                           tion, 1 appendicite, 3 actinomycoses).
Origine vésicale........ 4 (1 cystite, 1 infiltration sous-péritonéale
                           d'urine, 2 inconnues).
Origine génitale....... 7 (2 hématocèles, 1 abcès pelvien après
                           accouchement, 1 grossesse extra-
                           utérine, 3 salpingites).

Les causes qui leur ont donné naissance sont donc ici encore extrêmement variables, si bien qu'on ne peut en vérité, fixer avec toutes les catégories que nous avons établies, une loi générale qui permettrait d'établir à priori un rapport plus ou moins régulier de fréquence entre la nature de la lésion d'une part et d'autre part son siège, sa forme, etc.

Toutefois, chez la femme, on voit l'importance que prennent les affections génitales inflammatoires. A part cette remarque, les détails anatomo-pathologiques nous montrent ceci : c'est que, dans un cas donné, où la cause et les symptômes nous sont connus, nous ne pouvons en déduire, avec quelque probabilité, le genre de communication, ni dire, avant d'y aller voir, si cette communication sera vraisemblablement directe par accolement des viscères incriminés, ou indirecte par l'intermédiaire d'une cavité. Cela eût été cependant intéressant au point de vue du pronostic opératoire.

A ce point de vue, et aussi, pour mieux comprendre les difficultés de l'intervention, nous allons réunir, à côté les uns des autres, les ableau x détaillés des lésions dans le cas de fistules avec cavité intermédiaire. Ces cas, qui sont les plus nombreux et les plus hérissés de difficultés, sont du plus grand intérêt pour l'opérateur. Voyons donc dans les 22 cas de fistules avec poche interposée, les descriptions de leurs auteurs.

1° Observations de fistules inflammatoires traumatiques avec cavité intermédiaire (n°s 50, 130, 131).

OBS. de PEACKOCK (1852) in COULSON, n° 53. — *Contusion abdominale (roue de voiture)*. — On trouve à l'autopsie une cavité circonscrite en haut par l'intestin, en bas par le rectum, latéralement par la cavité pelvienne, et remplie d'urine fétide. Sur le rectum, orifice béant, gros comme un franc. Sur la face postérieure de la vessie, orifice qui admet deux doigts.

CAUDMONT (1870), n° 130. — *Porte-plume dans la vessie*. — **4** perforations de la vessie. La principale est sur la ligne médiane, immédiatement au-dessous du cul-de-sac recto-vésical. Elle est arrondie, à bords cicatriciels, large comme une pièce de un franc, et conduit dans une poche irrégulière, grosse comme un œuf et remplie de pus et d'urine. La poche est située entre la vessie, le rectum et le péritoine et son fond est ouvert dans le rectum par une ouverture régulière. Les tuniques du rectum sont saines. Le rectum est plein d'un liquide urineux remontant jusqu'à l'S iliaque.

DUPUYTREN (1870), n° 131. *Balle entrée par la ligne blanche, sortie par la fesse gauche*. — La prostate, en partie détruite par la suppuration. A sa place un foyer où s'ouvrent le rectum, le col de la vessie et l'urètre.
Sur le rectum deux ouvertures : l'une sur la paroi antérieure, l'autre sur la paroi postérieure. Col de la vessie divisé tout à fait.

2° Observations de fistules inflammatoires d'origine intestinale avec cavité intermédiaire.

Ce sont les n°s 80, 90, 155, 158, 178 et 200. Nous donnons ici la description résumée des lésions, et nous ajoutons celles des observations 261, 262 et 263, extraites de la thèse de Micaïloff sur l'actinomycose des voies urinaires. On verra que les lésions apparentes étaient, dans ces cas-là, celles d'une inflammation banale et que leur vraie nature ne fut diagnostiquée que par la présence, dans le pus, des corpuscules jaunâtres, caractéristiques de l'actinomycose.

EDWARD WELLS (1861), n° 80. — Homme, 59 ans — *Diarrhée chronique*. — ntestin grêle fortement adhérent au péritoine pariétal au-dessus du pubis et aussi à la face postérieure de la vessie. En séparant les adhérences, abcès communiquant avec la vessie et l'intestin.

GOODE (1863), nᵖ 90. — Homme, 43 ans. — *Appendicite. Fistule iléo-cæco-vésicale.* — Anses intestinales réunies par de vieilles adhérences. Le cæcum et la partie adjacente de l'iléon adhéraient à la vessie. En arrière de la vessie, abcès de 6 à 7 pouces de diamètre avec des parois ayant un pouce d'épaisseur. L'abcès communiquait avec l'iléon et le cæcum par des ouvertures admettant le doigt ; il s'ouvrait dans la vessie entre les uretères par un petit pertuis ; les parois de l'abcès adhéraient fortement au rectum.

MORISON (1874), no 155. — Homme, 50 ans. — *Abcès du petit bassin d'origine intestinale. Rétrécissement du rectum inflammatoire consécutif. Fistule recto-vésicale.* — Au niveau de l'union de la première et de la deuxième portion du rectum, rétrécissement haut de 3 centim., admettant à peine l'introduction du bout du petit doigt.

Au-dessus, diverticules de la paroi rectale ; un de ces diverticules est perforé et s'ouvre dans une poche située entre le rectum et la vessie. Cette poche est grande comme une noix, communiquant avec la vessie. Les parois sont formées par le tissu cellulaire recto-vésical enflammé.

BRUCHET (1877), no 158. — Homme, 67 ans. — *Invagination. Fistule sigmoïdo-recto-vésicale.* — Entre la vessie et l'S iliaque appliqué sur le sommet de celle-ci, on trouve une poche de la grosseur d'une noix, limitée de toutes parts par des fausses membranes faciles à déchirer. Sur la vessie, à ce niveau, deux perforations comme une lentille, juxtaposées.

La portion d'S iliaque en rapport avec la vessie par l'intermédiaire de cette cavité est volumineuse, de consistance solide, sur une hauteur de 6 centim. Sa lumière n'admet qu'une grosse plume d'oie.

On y découvre une double perforation qui admet l'extrémité de l'index et fait communiquer l'intestin avec la poche. D'autre part, la poche communiquait également par deux orifices, mais plus bas, avec une autre portion de l'S iliaque.

La portion épaissie rétrécie était une invagination d'une courte portion de l'intestin dans l'S iliaque.

BALLANCE (1883), no 177. — *Dysenterie. Rétrécissement du rectum. Fistule iléo-cæco-vésicale. Colotomie droite.* — Homme, 27 ans. — Stricture serrée du rectum d'où partaient trois ouvertures conduisant dans un abcès fécal situé au-dessus de la vessie.

L'abcès s'ouvrait librement dans la vessie et par de petites ouvertures dans l'iléon et le cæcum.

OPPENHEIM (1886), no 200. — *Dysenterie. Rétrécissement sigmoïde. Fistule vésico-rectale.* — Homme de 44 ans. On trouve à l'autopsie une péritonite purulente avec vastes abcès s'étendant depuis le bassin jusqu'aux reins. Il existe un vieux foyer encapsulé autour de l'anse sigmoïde, en un point où il existe une adhérence entre 2 anses perforées. D'autre part, rétrécissement du rectum, au pourtour duquel existent 3 orifices fistulaires, dont 2 mènent dans un abcès encapsulé, tandis que le troisième traverse obliquement la paroi postérieure de la vessie près du fond. A 5 centim. au-dessous du rétrécissement, abcès sous-muqueux de la paroi intestinale.

ZEMAN (1899), obs. 261. — *Actinomycose. Fistule recto-vésicale.* — On trouve tous les viscères abdominaux adhérents entre eux et à la paroi abdominale, au moyen de fausses membranes, très minces au-dessus de l'ombilic et assez épaisses au-dessous, entre lesquelles se trouvent des cavités remplies d'un liquide purulent, infiltré de petites particules arrondies, jaunes, de la grosseur d'une tête d'épingle. Ces cavités sont en communication par un trajet fistuleux traversant la paroi abdominale. Elles sont limitées par les pseudo-membranes s'étendant jusqu'au petit bassin et y sont en rapport avec les foyers purulents situés derrière le rectum et la partie gauche du grand et du petit bassin, entourés de tissu cellulaire en décomposition et qui contient le même liquide muco-purulent que les cavités sus-mentionnées.

Sur la paroi postérieure de la vessie, petit orifice arrondi. Sur la paroi antérieure du rectum, orifice analogue, situé à 4 travers de doigt au-dessus de l'anus.

MIDELDORF, n° 262. — *Actinomycose rectale. Fistule recto-vésicale.* — Les anses intestinales sont adhérentes entre elles. L'une d'elles est fixée à la partie droite de la symphyse, à un endroit circonscrit. Une autre adhérait derrière la symphyse à une collection purulente encapsulée, prise à tort pour la vessie. Dans le pus de petits corpuscules jaunâtres et des noyaux de fruits...

Cette collection s'ouvre à droite et en arrière dans la vessie contractée, remplie d'urine trouble et fétide, contenant des noyaux de fruits.

Tous les autres organes du petit bassin sont adhérents et entourés de nombreux trajets fistuleux remplis de pus, dans un tissu sclérosé. Le rectum était entouré de ces trajets remplis de matières fécales.

Sur la paroi antérieure du rectum, perforation de la grandeur d'une tête d'épingle, s'ouvrant dans les foyers purulents précédents, qui tous communiquent d'un autre côté avec la collection située derrière la symphyse.

AMMENTORP (1894), n° 263. — *Actinomycose de l'appendice.* — Abcès dans le tissu cellulaire rétro-cœcal, dans les muscles, dans le tissu cellulaire du bassin.

L'uretère droit a été atteint par le processus actinomycosique; la vessie envahie était perforée par le même processus.

3° Observations de fistules inflammatoires d'origine vésicale avec cavité intermédiaire.

Ce sont les n°ˢ 38, 123, 194, 195 (4 hommes).

Obs. de Mercier (1836), n° 38. — *Cystite*. — Au-dessous des adhérences unissant l'S iliaque à la face postérieure de la vessie se trouvait un grand foyer, s'étendant transversalement depuis l'ouraque jusqu'à l'artère ombilicale et contenant un pus verdâtre fétide.

Ce foyer communiquait avec l'S iliaque, avec la vessie, avec un abcès dans l'aine par un trajet qui suivait le cordon.

Blanquinque (1870), n° 123. — *Infiltration d'urine sous-péritonéale, fistule iléo vésicale.* — Homme, 65 ans. On ne trouve d'adhérence qu'au niveau de la vessie. Au sommet de cet organe et un peu à droite viennent adhérer isolément l'un derrière l'autre :

1° Une frange du grand épiploon ;

2° L'intestin grêle dans sa dernière portion, à 3 ou 4 centim. du cæcum :

3° L'S iliaque qui longe la face postérieure de la vessie.

Au niveau de l'adhérence on découvre, sur l'iléon, un pertuis petit comme une tête d'épingle. Une fine bougie introduite dans ce pertuis se perd derrière les adhérences de l'épiploon entre la face postérieure de la vessie et le péritoine qui la revêt ; la séreuse est décollée dans toute la hauteur de la face postérieure de la vessie.

Là se trouve une cavité remplie de détritus grisâtres et traversée par des brides celluleuses mortifiées. Cette cavité est bornée :

En arrière, par le péritoine ;

En avant, par la vessie ;

En bas, par les vésicules séminales et la prostate ;

En haut elle communique directement avec l'intestin grêle par la fistule indiquée plus haut.

La face interne de la vessie, toute petite, est hérissée de nombreuses colonnes circonscrivant des anfractuosités profondes. On découvre difficilement entre les colonnes de la partie latérale droite, à la partie moyenne de cette face, un orifice qui conduit dans la cavité ci-dessus décrite. Tout autour le tissu cellulaire péritonéal est partout épaissi et induré.

Obs. n° 194. — Fort Pitt Muséum (1885). — *Abcès rétro-vésical. Fistule sigmoïdo-vésicale.* — Homme. Large cavité d'abcès en contact avec le sommet et la face postérieure de la vessie et communiquant avec la vessie par deux ouvertures situées sur le côté interne de l'uretère droit.

La flexure sigmoïde adhérant au sac et communiquant avec lui par une large ouverture irrégulière. Un petit morceau d'os dans la cavité de l'abcès.

Fort Pitt Muséum, obs. n° 195. — *Abcès rétro-vésical. Fistule recto-vésicale.* — Vaste abcès situé à gauche entre la vessie et le rectum et communiquant avec la vessie par une ouverture pouvant admettre une plume commune et siégeant entre les orifices des uretères. — Le rectum communique avec cette poche par cinq larges ouvertures.

P.   4

4° **Observations d'origine génitale et de nature inflammatoire avec cavité intermédiaire.**

Ce sont les observations 32, 63, 74, 141, 154, 244, 259.

Ces 7 cas ne concernent que des femmes. Nous verrons que la fistule fut trois fois recto-vésicale, 1 fois iléo-recto-vésicale, 2 fois sigmoïdo-vésicale, et 1 fois iléo-vésicale.

Deux malades guérirent après intervention ; les cinq autres sont mortes des suites de leur fistule vésico-intestinale.

RABOUAM (1820), n° 32. — *Péritonite (probablement hématocèle). Fistule sigmoïdo-vésicale. Mort.* — L'épiploon adhérent à la paroi abdominale, limite en avant une cavité grosse comme un œuf, cavité pleine de pus ainsi limitée : 1° En avant, paroi abdominale. — 2° En arrière : anses de l'iléon adhérentes. — 3° En haut : adhérence épiploïque à la paroi. — 4° A droite : iléon. — 5° A gauche, partie de l'S iliaque. — 6° En bas, sommet et face postérieure de la vessie. — Dans le petit bassin une autre cavité pleine de pus, avec fèces.

GIESSLER (1856), n° 63. — *Grossesse extra-utérine. F. recto-vésicale. Mort.* — Femme. On trouva, à l'autopsie, une cavité qui était formée par l'adhérence de la vessie, de l'utérus et du rectum, cavité dans laquelle le fœtus avait été situé, et qui s'était ouverte à la fois dans le rectum et dans la vessie.

MARTIN-MAGRON et SOULIÉ (1860), n° 74. — *Hématocèle suppurée. Fistule recto-vésicale. Mort.* — Au moment où on veut détacher la paroi antérieure de l'abdomen on s'aperçoit qu'au niveau du petit bassin elle a contracté des adhérences avec une masse intestinale composée du cæcum, de l'S iliaque et d'une portion d'intestin grêle.

En opérant avec précaution on trouve dans l'épaisseur même de la paroi abdominale une cavité pouvant loger une noisette, à fond gris noirâtre. En détruisant avec soin les adhérences qui unissent les différentes portions d'intestin signalées plus haut, on pénètre dans une poche qui occupe la plus grande partie du petit bassin et se prolonge à gauche vers la fosse iliaque.

Cette cavité, pleine d'un liquide jaunâtre ayant l'odeur de la matière fécale, est limitée en *avant et en haut* par la masse intestinale dont il a été question ;

En avant et en bas, par une portion de la face postérieure de la vessie ; plus bas encore, par l'utérus et les ligaments larges ;

En arrière, par le rectum, et, sur les côtés, par les parois latérales du pelvis, qui sont en arrière des ligaments larges.

Cette vaste poche présente trois ouvertures : la première communique avec la cavité signalée dans la paroi abdominale, la seconde débouche dans la vessie ; la troisième, dans la partie inférieure de l'intestin grêle, à deux pouces au-dessous du cæcum.

Heslop, in Simpson (1871), n° 141. — *Suppuration de l'ovaire. Fistule recto-vésicale. Mort.* — Ovaire, de la grosseur d'une orange, adhérant intimement au rectum et à la vessie. La cavité de cet ovaire contenait une substance molle, pultacée; d'apparence moitié fécale, moitié caséeuse; elle communiquait en arrière avec la partie inférieure de l'anse sigmoïde et avec la vessie.

Jennings (1874), n° 154. — *Abcès pelvien après accouchement. Fistule iléo-recto-vésicale. Mort.* — En extrayant les anses intestinales du bassin, il semblait que l'iléon était fixé par des adhérences simples à une tumeur qui remplissait tout le petit bassin; mais à un examen plus minitieux on s'aperçut que l'iléon était tout à fait séparé et que les deux bouts s'ouvraient séparément dans un cloaque. A droite l'iléon était imperméable et du volume d'un tronc de plume d'oie; à gauche il entrait dans le cloaque sans modification de lumière.

Le cloaque communiquait en haut avec l'iléon, en avant avec la vessie, en arrière avec le rectum, en bas avec le vagin. Aucune trace de péritonite.

O. Marcy (1899), n° 259. — *Salpingite suppurée. F. iléo-vésicale. Opération. Guérison.* — Opération (laparotomie).

Vessie, utérus, ovaire gauche, trompe gauche, environ 9 centim. d'intestin sont fusionnés en une masse commune par des adhérences vasculaires.

Les organes sont séparés avec une extrême difficulté, on enlève les annexes gauches, l'ovaire a le volume d'un œuf; la trompe contournée est le siège évident de l'affection primitive donnant lieu à un abcès qui après formation d'adhérences s'est ouvert dans l'intestin et la vessie.

Ouverture de l'iléon = 1/2 centimètre, à 12 centim. de la valvule iléo-cæcale. L'ouverture dans la vessie de moitié plus petite, de forme valvulaire.

P. Terrier (1890), n° 244. — *Pelvi-péritonite consécutive à salpingite. Laparotomie. Guérison sans fistule.*

Ovario-salpingite suppurée; perforation dans l'S iliaque qui n'est pas trouvée pas plus que la perforation vésicale. — Gros drain, aucune suture.

5° Fistules vésico-intestinales avec coexistence d'un autre trajet fistuleux.

a) *Fistule vaginale* :

Nous relatons 6 observations où il existait en même temps une fistule vaginale, soit recto-vaginale, soit vésico-vaginale. Ce sont les obs. n°s 48, 103, 177, 218, 229, 271.

Dans le cas de Barth (n° 48), le tiers supérieur du vagin formait une cavité intermédiaire au rectum et à la vessie, grâce à un rétrécissement du vagin, cicatriciel sans doute, qui siégeait au niveau du tiers moyen de ce conduit. Dans l'observation 103, il s'agissait d'un cancer du rectum ; dans le cas 177, d'une cellule pelvienne et, dans le n° 218, d'une hématocèle suppurée.

b) *Fistules cutanées :*

Cinq fois nous avons trouvé des fistules cutanées concomitantes.

N° 82 : fistule vésico-iléo-cutanée consécutive à une péritonite aiguë, de cause inconnue

N°⁵ 93, 109, 129 et 282 : fistules *recto-vésico-cutanées* suite, l'une d'un rétrécissement syphilitique du rectum, l'autre d'une péritonite pelvienne, la 3e d'une cystite tuberculeuse, la 4e d'une salpingite.

Par ces orifices cutanés s'échappaient de l'urine, des matières fécales et du pus. La fistule s'ouvrait soit à l'hypogastre, soit au périnée, soit à la fesse et même à la cuisse, soit dans l'aine. Comme nous l'avons dit, elles sont le plus souvent la trace du passage d'un corps vulnérant, et en général d'une balle ; quelquefois le vestige d'une intervention ou l'ouverture spontanée d'une collection purulente à l'extérieur.

Enfin, dans l'observation n° 103 nous trouvons un cas de fistule vésico-intestinale avec trajet allant à l'urètre.

Tels sont, au point de vue anatomique, les divers modes de communication entre la vessie et l'intestin constituant les fistules vésico-intestinales. Il existe donc des *fistules par accolement*, des fistules *par trajet canaliculé* et, enfin, des fistules *par l'intermédiaire d'une cavité pathologique.*

Dans ce dernier genre nous avons étudié avec soin la cavité intermédiaire en citant textuellement les observations où des détails anatomiques suffisants nous étaient fournis. Ces descriptions d'auteurs valent mieux, à notre avis, que toutes les dissertations, surtout si on veut se faire cliniquement une opinion exacte des *difficultés matérielles que l'on est appelé à rencontrer au cours d'une intervention.* C'est pourquoi, d'ailleurs, nous nous sommes surtout limité à la description des lésions inflammatoires.

Il nous reste à étudier l'état des *autres organes.* Nous ne nous attarderons pas sur les lésions des poumons, du cœur, du foie, de la rate qui n'ont le plus souvent, avec l'affection qui nous occupe, qu'un rapport éloigné, sinon nul, du moins très secondaire.

Bien plus importantes sont les constatations pathologiques faites du côté des *voies génitales* et des *voies urinaires.*

La *prostate* peut être le siège d'une dégénérescence maligne ou d'une suppuration, la transformant quelquefois en un clapier où viennent s'aboucher l'urètre, la vessie et le rectum. Les *vésicules séminales*, dont l'état est d'ailleurs rarement mentionné dans les observations, disparaissent dans quelques cas au sein d'un de ces foyers qui siègent si souvent, comme nous l'avons vu, entre le rectum et la vessie. Elles sont quelquefois le point de départ de la suppuration de nature tuberculeuse (obs. 109), qui s'ouvrira à la fois dans la vessie et dans le rectum.

Chez la femme, nombreux sont les cas de salpingite, de salpingo-ovarite. Nous avons trouvé, d'autre part, huit observations de cancer utérin et un cas douteux de fibrome (Tuffier) ayant donné lieu à une fistule vésico-intestinale.

Les *lésions des voies urinaires* nous intéressent bien plus vivement. L'urètre était rétréci dans sept observations (obs. 37, 54, 72, 73, 127, 235, 246).

Il est bien entendu que ce rétrécissement existait à l'origine ; mais quelle importance il acquiert dans cette affection ! D'abord, comme cause provocatrice des cystites chroniques, il joue déjà un rôle prépondérant dans notre étude. Mais son action devient bien plus directe encore, quand il existe alors que la fistule vésico-intestinale est constituée. Nous verrons, quand nous étudierons le pronostic, combien la marche de la maladie est précipitée par la coexistence d'un rétrécissement de l'urètre, et que des guérisons de fistules ont pu être obtenues par le seul traitement du rétrécissement urétral.

Le passage des matières par l'urètre entraîne dans quelques cas une inflammation de la muqueuse de ce conduit et même sa gangrène (1 cas).

Il nous reste à étudier les lésions du côté des voies urinaires au-dessus de la vessie, les *infections ascendantes* et leur fréquence.

Ces lésions sont, bien entendu, de nature infectieuse, car nous ne faisons pas allusion, par exemple, à ces cas où le processus pathologique qui atteint la vessie gagne les uretères comme dans l'observation d'Ammentorp (actynomicose, n° 263).

L'infection ascendante est-elle fréquente ? Non. Pas plus d'ailleurs que l'infection vésicale, car, comme l'a depuis longtemps montré le Professeur Guyon, la vessie se défend merveilleusement bien et longtemps, autant du moins qu'elle évacue régulièrement et facilement son contenu.

On peut en dire autant des uretères et des reins. A priori, le passage des matières fécales dans la vessie et le séjour au contact des orifices urétéraux du contenu intestinal, de ce véritable bouillon de bacterium coli, font supposer que l'infection ascendante est fréquente ; il n'en est rien.

En effet, en analysant les observations, que trouvons-nous ?

Sur 100 autopsies, 75 fois les auteurs ne disent rien, sur les lésions rénales ; nous ne savons donc pas si elles existaient.

25 fois, l'état des uretères et des reins est relaté. Sur ces 25 cas, 7 fois les auteurs disent que les reins et les uretères sont sains, et 18 fois qu'il existe des lésions ascendantes. Quelles sont-elles ? Quelle est leur intensité ? Dans combien de cas sont-elles bi- ou unilatérales ? Nous citerons encore les notes contenues dans les autopsies à ce sujet.

FISTULES AVEC URÉTÉRO-NÉPHRITE ASCENDANTE

LOSPICHLER (1712), n° 15. — « Les uretères étaient tellement dilatés que le pouce pouvait y entrer facilement. » Lésions bilatérales.

HINGESTON, n° 42. — « Les reins paraissaient sains, mais congestionnés. Le gauche contenait dans la substance corticale un kyste de la grosseur d'un pois. » Lésions bilatérales.

KINGDON, n° 46. — « Les deux uretères étaient très dilatés et les deux reins, plus volumineux qu'à l'état normal, étaient tellement remplis de pus qu'à peine un morceau de tissu sain y restait. » Lésions bilatérales.

BROOKE, n° 66. — « Le malade atteint de phimosis congénital fermé... Un conduit pathologique faisait communiquer le rectum et la vessie.... Il y avait une ulcération autour du col vésical et d'une partie de l'urètre. Les reins étaient désorganisés et suppurés. » Lésions bilatérales.

DEMARQUAY, n° 73. — « Néphrite suppurée, abcès de la grosseur d'une tête d'épingle à une lentille. » Lésions bilatérales.

BAINBRIDJE, n° 82. — « Les reins sont congestionnés. » Lésions bilatérales.

Ed. Martin, n° 88. — « Les deux reins sont pâles, le gauche est normal le droit présente, à sa surface, de nombreuses rétractions cicatricielles qui se dévoilent par une pâleur spéciale et un aspect légèrement granuleux.

« Le bassinet est très rouge, également le sommet des papilles ; en dehors de cela le reste a une teinte ardoisée. La muqueuse du bassinet est fortement tuméfiée, il en est de même de l'origine de l'uretère.

« Sur la coupe, la substance corticale présente une coloration blanchâtre correspondant aux cicatrices indiquées plus haut.

« En ces points, les canalicules rénaux sont à peine reconnaissables et les glomérules sont très amoindris. » Lésion unilatérale droite.

Mitscherlich, n° 102. — « Lésions rénales, bilatérales. »

Blanquinque, n° 121. — « Les uretères sont un peu dilatés ; les deux reins, petits, de couleur grisâtre, présentent des abcès miliaires ; le tissu cellulaire est épaissi, induré. Les calices sont dilatés, leur muqueuse arborisée.» Lésions bilatérales.

Putégnat, n° 157. — « Le rein droit, congestionné, laisse échapper à la section un liquide noirâtre, sanieux et peut-être purulent. » Lésions unilatérales gauches.

Oppenheim, n° 200. — « Les deux reins légèrement gonflés et troubles. Calices et bassinets non modifiés. » Lésions bilatérales.

Auché, n° 201. — Uretères sains. Rein droit sain. Rein gauche, plusieurs foyers caséeux. Lésions unilatérales gauches.

Czerny, n° 205. — « Les reins sont gros » des deux côtés.

Sandberg, n° 231. — Dans les reins il y avait une infiltration purulente : les deux uretères étaient dilatés. (Lésions bilatérales.)

Péron, n° 240. — Les orifices des uretères sont sains.
L'uretère et le bassinet *droits* sont distendus, enflammés. Le rein droit est sain.
L'uretère gauche est enserré vers son tiers moyen par la tumeur cancéreuse. Au-dessus, conduit dilaté ainsi que le bassinet. Le rein gauche est sain dans presque sa totalité. A sa partie inférieure deux ou trois points blanchâtres, non ramollis : ce sont des abcès en voie de formation. Lésions bilatérales.

Zeman, n° 261. — Les deux reins un peu contractés (ratatinés), entourés de tissu graisseux épaissi, dur et infiltré de foyers purulents. Les uretères sont distendus, épaissis ; leur muqueuse, surtout celle du côté gauche, était injectée tuméfiée et contenait un liquide urino-purulent. Lésions bilatérales.

Routier, n° 264. — Les uretères dilatés acquièrent le calibre d'un tuyau de pipe. On trouve de la pyélo-néphrose ; des abcès miliaires dans les deux reins qui sont gros ; le rein gauche contient un abcès volumineux. Lésions bilatérales.

Sacquépée, n° 286. — Le rein est fortement congestionné.

Les tubes collecteurs et les tubes droits sont uniformément remplis et distendus par des globules rouges parfaitement reconnaissables.

L'épithélium des tubes contournés et à un moindre degré celui des tubes droits est dégénéré et prend mal les matières colorantes. Le noyau est à peine visible.

Le tissu conjonctif est un peu épaissi, surtout au niveau des capsules glomérulaires.

Il n'y a pas d'infiltration par les leucocytes, néanmoins de place en place on note des amas de cocci. Lésions bilatérales.

En résumé, sur ces 18 cas avec lésions ascendantes infectieuses, il s'agissait : 9 fois de fistules vésico-intestinales inflammatoires ; 3 fois de fistules vésico-intestinales tuberculeuses ; 6 fois de fistules vésico-intestinales cancéreuses.

Les lésions étaient unilatérales dans trois observations, deux fois la lésion siégeait à gauche, 1 fois à droite, et bilatérales dans 15 cas.

Ces lésions sont nettement déterminées dans 15 observations sur 17. Car dans celles de Hingeston, de Bainbridge, et de Czerny il est dit seulement que les reins sont gros et congestionnés. Un seul examen microscopique a été fait par Sacquépée sur le malade que j'avais vu à Necker et qui est allé mourir au Val-de-Grâce.

Le court tableau suivant montre les rapports que l'on peut établir entre l'existence des complications infectieuses ascendantes d'une part et, d'autre part, la variété et la nature de la fistule vésico-intestinale.

Lésions secondaires inflammatoires des uretères et des reins.

Nᶜˢ	NOMS DES AUTEURS	SEXE ET AGE	DIAGNOSTIC CAUSAL	GENRE DE LA FISTULE	DURÉE DE LA MALADIE
15	LOSPICHLER.	H. 60	Cystite.	Inconnu.	Inconnue.
42	HINGESTON.	H. 60	Cancer rectum.	Iléo –colo-recto-ves.	3 ou 4 ans.
46	KINGDON.	H. 7	Appendicite (épin-gle).	Appendiculo-vé-sicale.	?
66	BROOKE.	H. ?	Infiltrat. d'urine.	Recto-vésicale.	?
72-73	DEMARQUAY.	H. 44	Cystite chronique. Rétréc.-urét.	Recto-vésicale.	?
82	BAINBRIDGE.	F. 43	Péritonite.	Iléo-vés. cutanée	2 ans.
88	ED. MARTIN.	F. 48	Périt. tub. ?	?	1 an 1/2.
102	MITSCHERLICH.	H. 32	Tuberc. prostate.	Recto-vésicale.	3 ans.
121	BLANQUINQUE.	H. 65	Infilt. sous-périt. d'urine.	Iléo vésicale.	?
157	PUTÉGNAT.	H. 58	Cancer côlon.	Colo-vésicale.	4 mois.
200	OPPENHEIM.	H. 44	Dysenterie (rétréc. sigm.).	Recto-vésicale.	?
201	AUCHÉ.	H. 52	Abcès tuberculeux de la prostate.	Recto-vésicale.	?
205	CZERNY.	H. 48	Cancer sigmoïde.	Sigmoïdo- vésic.	7 mois
231	SANDBERG	H. 24	Péricystite. Ret. de l'urètre.	Recto-vésicale.	Durée courte.
240	PÉRON.	H. 36	Cancer sigmoïde.	Sigmoïdo- vésic.	?
261	ZEMAN.	F. 30	Actinomycose rect.	Recto-vésicale.	?
264	ROUTIER.	H. 34	Cancer vessie.	Iléo-vésicale.	?
286	SACQUÉPÉE.	H. 32	Epithélioma vési-cal.	Iléo-vésicale.	3 mois.

Comme le fait remarquer M. Chavannaz, on ne peut que mentionner ici les graves lésions pouvant coexister du côté des os du bassin dans les fistules traumatiques, et les mutilations étendues telles que celles du malade de Larrey à qui un éclat d'obus, en lui créant une fistule vésico-rectale, lui enleva le pénis et un testicule.

CHAPITRE IV

Symptômes.

Le tableau clinique des fistules vésico-intestinales est d'une extrême simplicité. Ce qui frappe à la lecture des observations, c'est l'uniformité de ce tableau ; un cas est la copie de l'autre ; il semble même parfois que, si les signes ne se retrouvent pas identiques chez tous les malades, c'est que l'observateur n'a pas su ou a omis de les rechercher ou plutôt de les signaler. L'exagération de cette hypothèse contient une très grande part de vérité.

Et n'est-ce point absolument naturel qu'un cas ressemble au voisin ? En définitive l'affection est constituée par une ouverture entre l'intestin et la vessie. Le contenu d'une de ces cavités va emprunter comme voie de sortie l'autre cavité et réciproquement. Toute l'affection n'est pas évidemment uniquement constituée par le seul passage de l'urine par l'intestin et des fèces par l'urètre, mais tout découlera de là.

Dans cette étude il est nécessaire de distinguer avec soin les phénomènes pathologiques qui précèdent l'apparition de la fistule : ils appartiennent à l'affection causale, quelle qu'elle soit, aiguë ou chronique, et ne peuvent être mis sur le compte de la maladie qui nous occupe. On conçoit combien ces signes seront variés ; mais nous n'avons pas à entrer dans leur détail.

Ce qu'il nous faut étudier, ce sont les modes de début de cette terrible complication qu'est la fistule vésico-intestinale.

Le *début* est loin d'être toujours le même. Il peut être rapide ; s'accompagnant, rarement d'ailleurs, de phénomènes aigus qui lui soient propres ; ou lent, insidieux, au point même que le malade ne se doutait pas de son affection. Dans ce dernier cas il est fréquent, sinon constant, que l'apparition du premier symptôme soit brusque, subite, inattendue.

Étudions d'abord ce dernier mode de début. Nous ne citerons qu'en passant le cas où une fistule vésico-intestinale fut trouvée à l'autopsie et dont le malade n'avait accusé aucun signe.

Certains malades ne s'aperçoivent que par hasard de l'existence d'une communication anormale entre la vessie et l'intestin. Ce sont, le plus souvent, de vieux urinaires atteints de cystite avec ou sans rétrécissement de l'urèthre, ou des tuberculeux présentant, du côté de la prostate, des vésicules séminales ou de la vessie, des altérations bacillaires ; ou, enfin, des individus porteurs d'une lésion intestinale bacillaire également, ou néoplasique. Au cours de leur affection, sans phénomènes prémonitoires spéciaux, des accidents qu'ils avaient déjà présentés se renouvellent ou apparaissent pour la première fois : chez les uns, c'est une crise de rétention d'urine complète ou incomplète pour laquelle un cathétérisme ou une ponction est quelquefois nécessaire ; chez les autres, c'est une crise de constipation qui dure plusieurs jours ; chez d'autres enfin, une diarrhée plus abondante. Tout cela n'attire pas particulièrement l'attention ni du malade, ni de son entourage, ni du médecin. Mais le lendemain, quelques jours après, on s'aperçoit de l'existence d'un symptôme anormal qui, lui, étonne ou inquiète.

Le signe qui de beaucoup le plus fréquemment frappe ainsi le malade, attire son attention et celle du médecin, est *l'émission de gaz par l'urètre*, à l'occasion d'une miction.

« La malade fut très surprise de voir des gaz sortir par l'urètre après une miction. » (TUFFIER et DUMONT.)

« J'urine dans mon cabinet, alors, le jet s'arrête net avec un bruit sonore de gaz. Je n'éprouvai aucune douleur ; après le gaz l'urine revient. » (OPPENHEIM.)

Quelquefois aussi, à l'occasion d'une rétention d'urine, le médecin sonde le malade et « quelques gaz s'échappent pendant le cathétérisme » (BLANQUINQUE.)

Un premier phénomène assez fréquent encore est l'apparition d'une urine bourbeuse, d'odeur fétide, fécaloïde. Elle contient même des matières fécales concrétées, mais ce fait est plus rarement signalé comme symptôme de début (nᵒˢ 197, 250, 273, 98, 109, 150, 163, 173, 212).

Elles peuvent être purulentes (181, 254, 257), mais surtout dans le cas où une collection purulente faisant irruption dans la vessie est évacuée par l'urètre : dans ce cas, on le conçoit, les phénomènes de la perforation s'établissent immédiatement après cette miction purulente, laquelle est donc, dans ces cas-là, le véritable signe clinique initial.

Dans l'observation (122) la coloration noire des urines frappa le malade : il prenait du *bismuth* et c'est ainsi que le médecin fut appelé à constater l'existence de la fistule.

Ce peut être enfin le rejet d'un débris alimentaire (n° 209), de graines d'airelle, des graines d'avoine (n° 249) ou d'un lombric (n°ˢ 99, 108).

Rarement c'est une hématurie qui ouvre la scène (n°ˢ 164, 254). Peu fréquemment aussi le premier signe apparaît du côté du rectum. Cependant dans quelques cas, *l'émission d'urine par l'anus* est le premier symptôme (115, 183, 238).

L'écoulement brusque par le rectum, d'une quantité de selle extraordinairement liquide fit éprouver à la malade un grand soulagement. En même temps d'ailleurs les fèces apparurent dans l'urètre. (Valenta, 171.)

Le malade faisait effort pour uriner. Il sent sa vessie se vider, mais quelques gouttes d'urine sortent seulement par l'urètre, en même temps, par l'anus, s'échappe une abondante quantité de liquide mêlé à une matière blanchâtre filante, même les jours suivants.

Dans un cas où l'on avait dû, quelques jours auparavant, pratiquer un anus iliaque pour obstruction intestinale, on vit sortir l'urine par l'anus artificiel, permettant ainsi de faire le diagnostic de la perforation vésico-intestinale, au cours du cancer rectal pour lequel le malade était en traitement.

On ne peut donc pas légitimement dire que le début se fait souvent avec des phénomènes de cystite, de la rétention d'urine ou des accidents intestinaux tels que diarrhée, constipation de longue durée, etc., parce que ces signes appartiennent en réalité à l'affection causale.

Peut-être, au contraire, pourrait-on prétendre que le premier symptôme est constitué par des *phénomènes douloureux* au niveau de l'hypogastre, ou le long du canal de l'urètre (n°ˢ 96, 102, 136, 196, 229, 268) à l'extrémité du pénis (n° 106).

« Le malade éprouva des picotements en urinant ; deux jours après

il urina du sang et trois jours après des matières (Bruchet. Invagination du côlon dans l'S iliaque). Dans l'observation de Münnich
(1863), le malade, reçu à l'hôpital pour un exsudat péritonitique circonscrit dans la fosse iliaque droite (appendicite), éprouva tout à
coup, quinze jours après, de violentes douleurs dans la région vésicale. Il évacua alors son abcès par l'urètre et subitement s'établit
ainsi la fistule vésico intestinale.

Les observations qui présentent ce mode de début par des douleurs
qui durent quelques jours seulement, font partie du groupe des cas à
début rapide. Quelquefois cette rapidité d'évolution s'accompagne de
phénomènes fébriles comme dans l'observation de Desnos (n° 276) et
de symptômes généraux intenses (fièvre, vomissement, douleur abdominale, dépérissement rapide, etc.). Mais encore cette élévation de
température, ces phénomènes généraux accompagnant l'apparition
de la fistule ne sont-ils pas dans ces cas-là, les symptômes de l'affection causale, par exemple de l'abcès périvésical, de la péricystite
secondaire en voie d'évolution, du travail pathologique en un mot
qui va perforer les parois des organes et mettre ceux-ci en communication ?

Nous croyons donc qu'il serait subtil de vouloir rechercher avec
plus de détails les modes de début. Ce qui est vrai, dans l'immense
majorité des cas, sinon toujours, c'est que le premier signe est une
fâcheuse surprise, et ce premier signe est presque toujours l'expulsion de gaz urétraux.

Étudions donc les signes de l'affection constituée. La fistule vésico-
intestinale présente trois groupes de symptômes : *ceux qui dépendent de l'appareil urinaire, ceux qui appartiennent à l'appareil
digestif, et les troubles de la santé générale.*

Les *troubles du côté de l'appareil urinaire* sont les plus constants. On peut les envisager à deux périodes. Dans une *première
période* les symptômes vésicaux sont, pour ainsi dire, d'ordre purement mécanique. Ils consistent alors essentiellement en ceci : phénomènes résultant de l'ouverture d'un orifice vésico-intestinal, c'est-à-
dire : *émission de gaz par l'urètre* (pneumaturie), *et présence,
dans l'urine, de substances venues du tube digestif.*

Dans une *deuxième période*, à ces premiers troubles viennent
s'ajouter les symptômes de l'*infection secondaire*, en général tardive,

primitivement localisée à la vessie et pouvant faire ascension ensuite dans les voies urinaires élevées.

Étudions les symptômes de ces deux périodes. Nous avons déjà dit que l'émission des gaz par l'urètre, ou pneumaturie était le symptôme du début le plus fréquemment signalé. C'est aussi le plus constant dans toute l'évolution de la maladie. Il manque très rarement. A quel moment cette émission se produit-elle ? Quelquefois en dehors de la miction, le plus souvent pendant ou après elle. Pendant la miction, l'air émis peut sortir sans bruit, interrompant seulement le jet de l'urine. Il peut ne produire qu'un gargouillement, ou bien : « un bruit semblable à celui que donne une pompe partiellement remplie d'eau quand on l'exprime »; ou bien : « un bruit semblable à celui que produit un siphon d'eau de Seltz. Toutes les fois que le malade va au cabinet, une matière écumeuse sort de son urètre, et avec elle une certaine quantité d'air dépourvu de mauvaise odeur; avant cela, il éprouve une cuisson dans l'urètre. »

Le plus souvent, le gaz venu de la vessie sort par l'urètre avec bruit (131, 163, 180). Ce bruit, en général comparable à un sifflement (20), est quelquefois sonore, entendu par les assistants (n° 74).

Une malade de Wegscheider était appelée par ses voisines la pisseuse d'air (Luft-Schifferin). Quiquerez dit (n° 86) : « A chaque miction, l'urine s'écoule d'abord avec quelque peine en un jet interrompu ; puis s'échappe une petite quantité d'urine écumeuse avec de grandes bulles et, enfin, un jet d'air s'élance avec un bruit qu'on peut entendre à quelques pas de distance. »

« Le malade raconte lui-même, dit Oppenheim, qu'il urinait quand le jet s'arrêta net avec un bruit sonore; puis, des gaz sortirent de son urètre sans douleur; après les gaz, l'urine reprit son cours. » (N° 200.)

Le sujet de Pousson n'osait plus uriner dans une vespasienne, tellement le bruit était marqué.

L'air peut n'être émis qu'à la fin de la miction, avec les dernières gouttes d'urine (168, 221, 227). Dittel dit que l'air sortait vers la fin de la miction en fendant le jet de l'urine et produisant un sifflement, « un bruit perlé » (Ricord). Enfin il peut être émis, soit après les mictions, comme dans les observations 34, 45, 53 et dans celles de Tuffier et Dumont (255), soit dans leur intervalle, et involontairement dans l'observation de (Putégnat, 157).

Dans un cas le malade, en dehors de tout rejet d'urine, expulsait de l'air par l'urètre pendant la défécation.

La position prise par le malade influe sur le symptôme que nous étudions. Les malades qui font l'objet des observations 79, 101 ne rejetaient pas du gaz par l'urètre quand ils étaient accroupis ou couchés, mais quand ils étaient debout. De même, le malade de Wilshire (n° 76). Celui de l'observation 155 laissait échapper beaucoup plus de gaz quand il était dans le décubitus dorsal.

Le passage des gaz intestinaux par la vessie et par l'urètre est rarement douloureux; cependant, quelquefois le patient accuse « une cuisson dans l'urètre ».

Le malade de Morison (n° 155) « disait qu'il savait quand des gaz allaient passer : il éprouvait une série de coups au périnée jusqu'à ce qu'il eût la sensation de distension de quelque poche » ; mais les gaz étaient douloureux au passage.

Le malade de Bruchet (n° 158) prétendait « avoir la sensation du passage des gaz de l'intestin dans la vessie. Immédiatement après, il éprouvait un vif besoin d'uriner. Pendant le passage il se plaignait d'un fort picotement au bout de la verge ».

Celui de Pichler prétendait qu'il avait parfois nettement la sensation du passage des gaz de l'intestin dans la vessie (n° 168). Enfin, Morgan dit que « le sujet éprouvait, après l'expulsion des vents urétraux, une douleur intense dans la vessie » (n° 91).

Ces cas sont des exceptions; l'indolence est la règle.

La quantité d'air émise varie: elle peut être minime ou « très abondante ». (Duménil; n° 180.)

La fréquence des vents est aussi très variable chez un même malade, et cela sans causes apparentes. Ex. : Cripps (n° 207).

On a proposé de recueillir, pour les analyser, les gaz dans une éprouvette en faisant prendre au malade un grand bain; mais, à notre connaissance, cela n'a pas été fait et ne présente qu'un intérêt très relatif.

Quelle que soit donc leur qualité, tantôt ils sont fétides (164, 157, 276, etc.); tantôt, mais plus rarement, inodores (145, 207).

L'émission de gaz peut être longtemps le seul symptôme de la fistule vésico-intestinale : c'est ainsi que dans l'observation n° 85 le malade n'offrit pendant neuf ans aucune autre manifestation de son affection.

L'accumulation de gaz dans la vessie peut donner lieu à la distension de celle-ci, si bien qu'à la percussion on a le phénomène de la « vessie résonnante » (n° 68).

Nous avons dit, au début de l'étude de ce symptôme, qu'il était presque constant. Nous n'avons trouvé, en effet, que l'observation de Gibb (n° 78) et celle de Tuffier et Dumont où il soit nettement spécifié qu'il n'y eut jamais d'émission de gaz par l'urètre.

Mais, à ce propos, nous ferons remarquer que sur 300 observations il en est une moitié (environ 140) dans laquelle les auteurs ne parlent pas de ce symptôme.

Étudions maintenant les modifications que fait subir aux urines le *passage, dans la vessie, des produits venus de l'intestin* plus ou moins modifiés par les sucs digestifs. Parmi ces produits, les matières fécales occupent le premier rang ; très rares sont les observations où elles ne passaient pas dans la vessie, puisque nous n'avons trouvé que 6 cas signalant cette absence (n⁰ˢ 38, 45, 68, 112, 114, 242).

Sur 300 observations, ce symptôme est relaté 152 fois, aucune mention n'en est faite dans une centaine. Les autres cas ne sont que des autopsies.

Leur apparition est, en général, précoce; dans les traumatismes, par exemple, il est presque constant de voir aussitôt s'effectuer le passage des fèces dans l'urine ; dans la grande majorité des cas, leur présence est, avec ou sans l'émission de gaz, le premier signe constaté. Cependant elles peuvent n'apparaître que très tard après le début.

« Longtemps » dans l'observation de M. Tuffier (n° 273), deux ans (observation n° 200); neuf ans (observation n° 87); vingt ans après les gaz (observation n° 34). — Tantôt, et c'est l'habitude, leur présence dans l'urine est pour ainsi dire permanente, leur passage, s'effectuant toutefois à l'occasion de la défécation ; tantôt les matières ne paraissent que par intermittence (ex. 42, 63) et il se crée alors une sorte de balancement entre la quantité de fèces passant par l'anus, et celle qui s'échappe par la vessie (n° 158). — Le malade ne voit quelquefois rien d'anormal dans ses urines pendant quelques jours (quinze jours n° 209) ou plusieurs semaines (n° 247).

L'irrégularité du passage des selles dans la vessie tient beaucoup au régime intestinal ; c'est ainsi, que dans certaines observations on ne les voit apparaître ou augmenter qu'à l'occasion d'une crise de diarrhée, « de dévoiement » ou d'une purgation (34, 59, 137, 205, 223, 253).

La constipation ayant pour résultat de durcir les matières, arrête quelquefois leur passage dans la vessie (n° 124) ; la colotomie, ne général amène le même résultat (n° 146) ; mais nous aurons l'occasion de revenir sur ce dernier point.

La position prise par le malade influe sur la miction des matières. C'est ainsi que, dans les observations de Wilshire (n°s 76 et 101) et celle de Canton (n° 79), si le malade était debout, les urines ne contenaient pas de fèces, ce qui arrivait s'il était accroupi ou couché.

La quantité de matière rejetées par l'urètre varie depuis « une petite proportion » (n° 120) ou « quelques traces » (n° 158 au début) jusqu'à « une extrême abondance » (n° 250). La totalité même peut passer par la vessie et par l'urètre (35, 50, 241, 250) ; 108, pendant les huit dernières semaines ; 91, pendant les trois derniers mois ; 217, pendant cinq mois.

La forme des matières intestinales contenues dans l'urine est très variable : tantôt elle ne se manifeste, à part l'odeur *sui generis* qu'elle communique à l'urine, que par un trouble plus ou moins intense de celle-ci, par une sorte de nuage à l'agitation (n° 74), tantôt par des sédiments couleur « Porto », ou (n° 158) « par des traces d'une matière épaisse gris salè », ou par des masses brunâtres, quelquefois boueuses ; souvent, en effet, l'urine est émise sous forme d'une boue épaisse et fétide qui gagne le fond du bocal à urine, y formant un dépôt très abondant « trois travers de doigt (n° 111), ou d'une « purée de pois », voire même de « mastic de vitrier » (n° 208).

Les matières peuvent être à l'état solide, en morceaux « moulés sur une ouverture étroite » (158), allant jusqu'au volume d'un « pois » (185), d'un « haricot » (180, 274).

Dans l'observation de Pousson « elles étaient moulées comme passées à la filière n° 12 Charrière ».

Avec les matières passent des *aliments* modifiés à des degrés divers par les sucs digestifs.

Il en est de parfaitement reconnaissables. Tels sont les pépins de raisin, les pépins de fruits, de pommes, poires, framboises, la pulpe d'orange, graines d'airelle, noyaux de prunes, les écosses d'avoine, des fragments de végétaux, débris de laitue, de pomme de terre, fibres de choucroute; des morceaux de viande sous forme de grumeaux rougeâtres, etc.

Des os (34-63), de perdrix (89), de grenouille (157), de lapin (284). Ces aliments surviennent à des heures variables après les repas : en général trois ou quatre heures après.

Heim-Vögtlin fit les remarques suivantes :

2 heures et demie après les repas, les jaunes d'œufs ;
3 heures   »   »   la mie de pain ;
3 heures et demie   »   »   les fibres musculaires.

C'est aux matières et aux aliments divers qu'est due l'odeur fécaloïde, «. féculente », et la coloration que prennent les urines qui sont d'une teinte gris sale, ou verdâtre, ou marron, couleur Porto, etc. En un mot la teinte que possède le contenu intestinal varie suivant l'alimentation ou les médicaments (mûres, sels de bismuth, etc.). Ces détails n'ont qu'une importance relative.

Le volume des corps étrangers peut fournir une présomption sur le calibre possible de l'orifice de communication. Ajoutons cependant parmi les produits venus de l'intestin, les corps étrangers avalés tels que des épingles et des lombrics (46, 99, 108, 131), qui ne donnent aucune notion sur ce point.

Tous les symptômes dont nous venons d'étudier les diverses modalités varient d'ailleurs au cours de l'évolution de la maladie. Tel malade chez lequel, au début, les matières ne passaient dans la vessie que lorsqu'elles étaient à l'état liquide, voit plus tard, par exemple trois ans après le début dans l'observation de Bryant, les matières solides faire à leur tour irruption, témoignant ainsi des progrès locaux de la maladie.

L'examen chimique de l'urine permet de constater souvent des modifications profondes traduisant l'état de déchéance de l'organisme ou les troubles du côté des voies urinaires. On trouve de la mucine en abondance, de la bile, de l'albumine. Elles peuvent demeurer acides, mais deviennent souvent alcalines à une période avancée.

Au microscope, à part les fibres musculaires ou végétales, on trouve des cellules épithéliales, des globules de pus, ou de sang ; des sels (phosphates ammoniaco-magnésiens, cristaux d'urates et ceux qui, ingérés, passent ensuite directement dans la vessie).

Enfin l'*examen bactériologique* permet de trouver toute la flore intestinale et surtout le bacterium coli commune.

Nous n'insistons pas sur ces recherches qui, dans l'affection qui nous occupe, ne présentent qu'un intérêt secondaire.

Cependant nous devons remarquer que l'examen bactériologique et microscopique sera indispensable bien souvent pour la recherche de la nature de la cause. C'est ainsi que l'on pourra, avant toute intervention, diagnostiquer les fistules vésico-intestinales dues à l'actinomycose (262, 263) et quelquefois celles dues à la tuberculose, comme dans l'observation du Pr Duplay (272) où il s'agissait d'une typhlite bacillaire.

Le troisième signe important des fistules vésico-intestinales, après le passage des gaz et celui des produits intestinaux dans la vessie est le *passage de l'urine dans l'intestin* et de là par l'anus. Ce symptôme est noté 92 fois sur 300 cas (1).

Dans 20 observations, il est déclaré que jamais le phénomène ne se produisit. Dans 150 observations environ aucune mention n'en est faite.

Son époque d'apparition est variable ; dans les fistules traumatiques, il se produit presque toujours aussitôt et ne disparaît plus. Il peut être le premier signe en date et apparaître alors subitement comme chez le malade de Brooke (n° 66) où le « passage fut subit au début, après une crise de rétention ».

Le passage des urines par l'anus se produit à des moments variables, tantôt constant, il se représente à chaque miction (n°ˢ 55, 183, 196) ou existe sous forme d'un suintement continu, comme dans l'observation de Weinlechner (n° 204) ; tantôt il est inconstant, ne se représentant qu'à certaines mictions (n° 21), ou toutes les trois ou quatre heures (n° 216).

Le passage de l'urine par l'anus n'accompagne pas forcément les défécations : il peut se produire dans leur intervalle (n°ˢ 224, 254),

(1) Nous disons « cas » et non observation, parce que de nombreux cas que nous relatons ne sont que des autopsies.

ou après elles. Ainsi dans l'observation du professeur Lanelongue (de Bordeaux, n° 226) nous lisons : « Chaque besoin d'uriner s'accompagne de celui d'aller à la garde-robe. — La défécation est suivie de l'issue de l'urine. »

A quoi sont dues ces irrégularités dans l'issue anale de l'urine ? A des causes diverses :

Leur absence, comme nous l'avons vu au cours de l'anatomie pathologique, tient en général à la disposition de l'orifice, soit à son siège dans la partie supérieure du globe vésical, soit à sa forme valvulaire, un lambeau de muqueuse formant une sorte de clapet.

Quant à la reproduction irrégulière des symptômes, elle peut être indépendante de la volonté du malade, ou sous l'influence de sa volonté.

Quand elle est indépendante du sujet, elle est liée surtout au régime des selles ; c'est ainsi que dans l'observation 124 l'urine ne sortait pas par l'anus quand le malade était constipé, et dans l'observation du professeur Guyon n° 267 nous lisons : « Le jet anal est plus grand que le jet urétral ; si elle veut retenir les urines, elles s'échappent malgré elle par l'anus, jamais par le méat. »

La miction anale dépend quelquefois de la volonté du malade, celui-ci urinant trop rarement ou dans une position déterminée.

C'est ainsi qu'en urinant fréquemment cette issue de l'urine pouvait être évitée par le malade de l'observation 34, « s'il retenait longtemps son urine elle passait par l'anus » . De même, pour le cas 138 « quand la vessie était pleine » et dans l'observation de König nous lisons : « s'il allait à la selle dès qu'il en avait le désir, et ceci se répétait plusieurs fois par jour, il ne perdait involontairement aucune goutte d'urine, sinon oui ».

La position peut influer aussi sur la miction anale, c'est ainsi que le malade de Broca (n° 129) ne perdait ses urines par l'anus que lorsqu'il était debout.

Enfin, chez certains sujets, le sphincter anal, soumis à la volonté, était suffisant pour leur permettre de garder l'urine un temps déterminé dans le rectum.

Dans le cas 28 (Bonn) « l'urine se collectait dans le rectum, puis, se produisait le besoin irrésistible d'aller à la selle ». Dans l'observation de Brewis (237) « le malade pouvait garder son urine dans l'ampoule rectale pendant plusiéurs heures, le sphincter anal jouait le rôle de sphincter vésical ».

La quantité d'urine émise par l'anus est très variable, tantôt faible (n° 104), elle peut se réduire à quelques gouttes (obs. 254), ou au contraire être abondante (obs. 174).

Il se produit ainsi une sorte d'équilibre entre la miction anale et la miction urétrale, celle-ci étant, dans quelques cas, plus faible que celle-là. C'est ainsi que dans l'observation 192 « 60 onces d'urine passaient par l'anus, et 4 onces par l'urètre » ; dans le cas 238 beaucoup plus d'urine sortait par le rectum que par l'urètre.

D'ailleurs, toute l'urine peut passer uniquement par l'anus, la miction urétrale étant abolie. Nous avons trouvé ce fait signalé dans 6 observations (n°ˢ 26, 81, 110, 159, 232, 246).

La miction anale se produit sous des formes diverses. Tantôt, la présence de l'urine dans les selles n'est décelée que par l'odeur urineuse de celles-ci (Tuffier, n° 273) ; tantôt, et le plus fréquemment, c'est par une sorte de diarrhée chronique, une dilution complète des selles (n°ˢ 73, 110). « Il existait une diarrhée continuelle, l'urine diluant le contenu intestinal (n° 267). »

Tantôt enfin l'urine passait seule par l'anus sans matières fécales.

Ce symptôme, comme ceux que nous avons étudiés déjà, varie d'ailleurs au cours de l'évolution de la maladie. Il peut ne se produire qu'à la période terminale comme dans l'observation 158. La colotomie peut, comme pour le passage des selles dans la vessie, et quoique cela soit moins explicable, diminuer aussi la présence de l'urine dans le rectum (n° 120).

Quelles sont les conséquences de cette évacuation d'urine par le rectum et par l'anus?

Certains malades n'accusent aucun malaise, comme dans le cas n° 8. En général, il se produit un catarrhe rectal, de la rectite, de l'érythème et des ulcérations anales, et toutes leurs conséquences (n°ˢ 204, 216).

L'urine peut, en même temps qu'elle emprunte la voie rectale, sortir par une fistule, comme dans l'observation 127 où elle faisait en même temps issue par une fistule périnéale. Notons enfin que, après la colotomie, il est fréquent de voir l'urine sortir par l'anus iliaque et même lombaire (obs. n° 103, 150, 171). Dans cette dernière ce fait ne se produisait que si le sujet était couché de ce côté.

Si, pour comparer la fréquence des trois grands symptômes de la fistule vésico-intestinale, nous rapprochons les nombres de la constatation de chacun d'eux, nous avons le petit tableau suivant. Sur 250 observations on a trouvé dans les urines : 132 fois les fèces ; 43 fois des aliments ou des débris intestinaux, et 92 fois l'urine passait par le rectum. La pneumaturie est notée dans presque tous les cas.

Ces symptômes s'accompagnent de *troubles fonctionnels*.

Du côté du tube digestif, indépendammant des symptômes fonctionnels qui dépendent de la maladie causale, et particulièrement de la difficulté de la défécation due au rétrécissement si fréquent du calibre intestinal au niveau de la fistule, quand elle siège sur le rectum, il existe des troubles dus à la fistule elle-même. Ces troubles sont la manifestation de la rectite due au passage de l'urine et se caractérisent par du ténesme, de la douleur à la défécation. A ces phénomènes inflammatoires et à la fistule se rattachent le rejet de glaires, de mucosités, de pus et quelquefois de sang que les malades accusent.

Bien plus importants sont les autres troubles fonctionnels, ceux qui se rattachent à l'appareil urinaire et la douleur.

Les fonctions vésicales sont troublées.

Pour les étudier nous croyons devoir distinguer deux périodes ; une première, dans laquelle il n'existe que des troubles mécaniques ; une deuxième période dominée par les phénomènes infectieux.

Dans la *première période*, le passage des matières dans la vessie donne rarement lieu à des phénomènes douloureux ; au contraire, dans certains cas, la rupture des parois, la communication qui s'établit entre la vessie et l'intestin, est suivie d'un grand soulagement pour le malade en proie aux douleurs d'une rétention d'urine ou d'une obstruction intestinale. Mais la miction elle-même peut être troublée dès le début par l'obstruction plus ou moins complète de l'urètre par une boulette fécale (obs. 60-67), ou un corps étranger qui est le plus souvent un petit os arrêté dans l'urètre (os dans l'urètre pendant quinze jours, n° 34).

Ces accidents amènent fréquemment des douleurs très vives le long du canal, irradiées dans la vessie, dans les aines, et de la rétention d'urine (n° 67).

Dans une deuxième *période, la vessie est infectée,* et tout le complexus symptomatique de la cystite apparaît : douleurs à la miction, pollakiurie, polyurie, fièvre, amaigrissement, dépérissement général, etc. A ces troubles fonctionnels s'ajoutent les modifications des urines et l'apparition de la pyurie.

L'hématurie, sans être fréquente, est signalée, due soit à des ulcérations simples ou diathésiques, soit à la présence d'un calcul secondaire la plupart du temps, et nous laissons de côté, autant que faire se peut, les lésions causales. Ces calculs secondaires, nous avons vu leur composition : ils sont formés par des dépôts de phosphates autour de corps étrangers, ou de concrétions fécales (n°ˢ 173, 174, 257, etc.).

L'infection vésicale est plutôt tardive. Nous nous sommes déjà étendu sur ce point, la fistule vésico-intestinale constituant un exemple des plus frappants de la résistance de la vessie à l'infection.

« On pourrait cependant à priori supposer que les contacts anormaux influent rapidement et très vivement la muqueuse de la vessie ; on en a plus encore le droit depuis qu'il est établi que le bacterium coli qui entre ainsi par voie directe et en abondance dans la vessie, est le microorgane qui exerce une action si prédominante dans tous les accidents locaux et généraux de l'infection urinaire. Les choses ne se passent cependant pas ainsi. » (Guyon.)

Quand elle est établie, longtemps la cystite est légère, modifiable par de simples lavages boriqués ; évoluant par poussées successives dont un simple traitement médical peut restreindre la gravité. Elle n'acquiert de la gravité, et alors très rapidement, que chez les malades porteurs d'un rétrécissement de l'urètre, ou dont le muscle vésical affaibli, vide mal le contenu de la vessie (276). Chez ces malades la cystite apparaît de bonne heure ; rapidement elle acquiert une intensité très grande ; les lésions d'infection ascendante sont dans ces cas-là précoces, et presque fatales pour peu que la maladie dure quelque temps.

La clinique vérifie ici les expériences de Reblaud (1) et leur résul-

(1) REBLAUD. Thèse de Paris, 1872

tat qui avait d'ailleurs déjà été constaté dans le laboratoire de clinique du Professeur Guyon (1). De ces expériences se dégagent surtout deux faits :

1° L'impossibilité presque absolue d'infecter la vessie en y injectant des liquides septiques, à moins qu'on ne provoque au préalable une congestion interne ou une irritation vive de la muqueuse.

2° L'expulsion très complète de tous les microbes qu'on y a fait pénétrer.

Nous n'insisterons pas sur les signes témoins de l'infection, de la cystite et de l'urétéro-pyélo-néphrite, mais, par contre, nous étudierons le phénomène *douleur*.

C'est un symptôme très fréquent dans la fistule vésico-intestinale, mais il se rattache, suivant la période de la maladie, aux causes les plus diverses. Tout à fait au début, c'est, la plupart du temps, la maladie déterminante qui est en cause, ou tout au moins, peut-on incriminer le processus inflammatoire qui rarement fait défaut autour des organes en cause, à la veille de leur perforation.

La fistule constituée, la douleur s'atténue souvent comme nous l'avons vu, elle se rattache surtout, à cette époque, aux accidents mécaniques.

Le passage des fèces, des particules alimentaires, des os par l'urètre est douloureux ; ces corps s'arrêtent, séjournent dans le canal, entraînant des rétentions d'urine, modifiant à la fois le volume et la forme du jet. Par contre, les gaz sont peu ou pas douloureux.

Puis le contenu vésical, d'origine intestinale, irrite la muqueuse ; l'infection apparaît et avec elle tous les phénomènes douloureux parfois si intenses qui accompagnent la miction dans la cystite.

A ceux-ci s'ajoutent encore les douleurs caractéristiques des calculs, quand il s'en est formé secondairement dans la vessie.

Avec ces causes si variées, la douleur est, suivant les sujets, suivant la gravité et la nature des lésions, essentiellement variable en intensité, en durée.

Elle peut être nulle (62, 275) ou vive, « quand les matières fécales passaient dans la vessie, la malade dit qu'elle éprouvait une sensation analogue à l'ingestion d'un liquide brûlant » (n° 89). Elle est fréquem-

(1) Prof. Guyon. Sur les conditions de la réceptivité de l'appareil urinaire à l'invasion microbienne. *Académie des sciences*, avril 1889.

ment intolérable, atroce (60, 63, 82, 109, 241), « inimaginable » (126), inouïe (250). La colotomie, la cystotomie, les lavages vésicaux la modifient beaucoup.

Son siège de prédilection est évidemment la région hypogastrique autour du col vésical (178), elle irradie sous forme de crampes fréquentes, vers l'ombilic, vers les aines. les lombes, les cuisses, le long du pénis, de l'urètre, vers le : crotum, vers le gland, dans le rectum (183), dans le périnée (192).

Souvent elle augmente après l'ingestion d'aliments solides (106), après celle « d'une cuillerée de brandy ou d'un verre de vin » (H. Cripps), diminuant, au contraire, dans les périodes de constipation, pour reprendre une acuité extrême lors du passage des matières dans la vessie (89, 158).

L'état général du malade est presque toujours précaire. N'oublions pas que la fistule vésico-intestinale se produit fréquemment chez un individu affaibli déjà par une affection chronique ou aiguë, ou chez des cachectiques, et parfois au seuil de l'agonie.

Les fistules traumatiques, les fistules inflammatoires sont quelquefois compatibles avec une bonne santé, pendant plusieurs années, mais c'est l'immense exception.

L'infection surajoutée. les douleurs. l'inquiétude morale des malheureux porteurs de cette infirmité rendent tôt précaire leur état général.

L'amaigrissement, la perte des forces et de l'appétit, les troubles digestifs et urinaires amènent progressivement la cachexie.

Quelques exceptions peuvent être citées : tel le malade de Richerand et Cloquet, tel celui de M. Tuffier, qui, depuis deux ou trois ans, continue ses occupations avec toutes les apparences d'une bonne santé, et quelques autres, mais on en compte les observations. Et cela se conçoit, étant donnés d'une part, les progrès de la maladie causale, souvent mortelle par elle-même; d'autre part, l'infection qui, quoique tardive, est inévitable. Le malade porteur d'une fistule vésico-intestinale abandonné à lui-même est donc condamné à une mort en général prochaine.

Il succombe d'une façon lente dans l'hecticité et le marasme ; ou rapidement par suite d'une complication aiguë telle qu'une péritonite, une infiltration d'urine ou une crise d'urémie, dans le cas de néphrite secondaire.

L'urétéro-pyélo-néphrite est-elle fréquente ?

D'après l'analyse des observations, nous ne l'avons constatée sur 250 cas que 18 fois. Mais il est vrai que beaucoup de relations d'autopsies sont incomplètes, puisque l'état des reins n'est noté, comme nous l'avons déjà vu, que 25 fois en moyenne sur 100 autopsies.

CHAPITRE V

Diagnostic.

Le diagnostic positif de la fistule vésico-intestinale constituée est facile quand il existe les trois grands symptômes fonctionnels : rejet de gaz et de fèces par l'urètre, émission d'urine par l'anus.

Le rejet de l'urine par l'anus en quantité suffisante permet à lui seul déjà d'affirmer l'existence de la fistule vésico-intestinale ; de même la présence de matières fécales dans l'urine est la preuve à peu près certaine de l'existence de cette affection.

En est-il de même pour la miction gazeuse ? Non, car nous savons aujourd'hui, grâce aux travaux de l'école de Necker, grâce à ceux de Alem, de Guiard, aux observations de Duménil, Bouchut, etc., que ce phénomène se produit en d'autres circonstances.

Et d'abord, après la lithotritie en une seule séance, quand on fait usage après le broiement des calculs des évacuateurs de gros volume, il est fréquent, dans les heures qui suivent, de voir le malade rejeter de l'air par l'urètre.

Le professeur Guyon (1), qui a signalé ce fait bien souvent, cherche, la séance de broiement finie, à donner issue à l'air qui se serait introduit pendant l'opération, à l'aide du cathétérisme avec une sonde en gomme.

Dans d'autres cas, auxquels Alem (2) fait allusion, « on peut croire à l'existence d'une fistule vésico-intestinale, alors que celle-ci fait complètement défaut ; c'est quand des collections purulentes à contenu gazeux sont développées au voisinage de la vessie, et viennent s'ouvrir dans sa cavité ». Il cite, à ce propos, l'exemple suivant :

« M. Regnauld a observé le fait suivant chez une malade du

(1) GUYON. *Loco citato.*
(2) ALEM. *Étude sur la pneumaturie.* Thèse Paris, 1884.

service de M. Blachez : des gaz sortaient en crépitant par l'urètre, toutes les fois qu'on exerçait une pression sur la fosse iliaque. »

D'autre part, des observations indubitables prouvent que chez certains névropathes, la pneumaturie et la miction gazeuse peuvent se produire sans raison apparente.

Dans un dernier ordre de faits, très bien étudiés par Guiard (1), il peut se faire un développement de gaz dans la vessie en dehors de toute communication anormale, entre les voies urinaires et le tube digestif, et cela chez les glycosuriques à urines acides. Ce serait un signe de diabète. « Ce phénomène, dit Guiard, se traduit cliniquement par l'émission de gaz par la verge. Au point de vue pathogénique, il semble en rapport avec une fermentation spéciale de l'urine qui ne s'observait que sur des glycosuriques ayant subi un ou plusieurs cathétérismes. Le sucre, sous l'influence de globules de levure, importés par l'instrument, se dédoublerait en alcool et acide carbonique.

Les vents urétraux seraient ainsi un symptôme de glycosurie. Mais ils ne semblent avoir par eux-mêmes aucune valeur pronostique. » Les conclusions de Guiard ont été confirmées par un fait de M. Duménil (2). Mais il résulte des recherches de Tisné (3) que ce symptôme peut se produire en dehors du diabète, et dans des urines non acides. Il publie une observation et voici ses conclusions : « En tous cas, sans essayer d'infirmer par ce fait la théorie du docteur Guiard appuyée sur 4 cas, cette observation montre que la production de gaz dans la vessie peut se produire dans des urines ammoniacales et en dehors du diabète. »

Pour nous, il demeure en définitive établi qu'il peut exister une pneumaturie essentielle, c'est-à-dire une formation spontanée de gaz dans la vessie et que dans ce cas les gaz peuvent être rejetés par l'urètre de la même façon et avec les mêmes caractères cliniques que dans la fistule vésico-intestinale. Nous étions donc en droit de dire que ce signe ne prenait pour nous une valeur absolue que s'il accompagnait un des deux autres.

Indépendamment de ces symptômes primordiaux et suffisants, le

(1) GUIARD. Du développement spont. des gaz dans la vessie. *Annales des mal. des org. gén.-ur.*, t. I, p. 262.

(2) DUMÉNIL. *Annales des mal. des org. génito-urinaires*, 1883, p. 844.

(3) TISNÉ. *Ann. des mal. des org. génito-urin.*, 1887, p. 633.

diagnostic s'appuiera sur les commémoratifs, sur l'évolution de la maladie et sur l'examen des signes physiques.

En résumé, on ne peut guère hésiter pour le diagnostic de la fistule vésico-intestinale, qu'entre celle-ci et les affections suivantes : la *pneumaturie essentielle*, la *fistule urétro-rectale* et la *fistule urétéro-intestinale*.

Dans certaines observations, nous l'avons vu, les matières fécales ne passent pas dans la vessie, l'urine ne passe pas dans le rectum. Dans ces cas seuls, il existe quelques difficultés, qui firent commettre une erreur à Boinet : il avait pensé à une production spontanée de gaz, la marche ultérieure de la maladie démontra la perforation vésicale. Il faut chercher si ces gaz sont odorants, faire l'analyse de l'urine à plusieurs reprises, examiner attentivement les corps étrangers qu'elle renferme et s'enquérir par des examens directs et répétés, par le palper, par les différents touchers, du côté du tube digestif, du côté de la vessie, et du petit bassin, etc... de la cause possible de la fistule vésico-intestinale.

Le diagnostic différentiel sera ainsi toujours possible aujourd'hui, et rapidement possible, sans même qu'il soit nécessaire de recourir à un examen direct de la cavité vésicale par l'endoscopie.

Il ne sera pas beaucoup plus difficile de distinguer l'affection qui nous occupe de la *fistule urétro rectale*.

Dans cette dernière, l'urine ne s'écoule par l'anus qu'à l'occasion de la miction. Mais, nous avons vu, dans certains cas de fistule vésico-intestinale, l'urine s'accumuler dans l'ampoule rectale, le sphincter étant suffisant, et n'être rejetée qu'au moment où le malade se présente au cabinet. Chez d'autres malades, l'urine n'était émise par l'anus qu'au moment de la miction. Voici une observation de notre collègue et ami Kindirdjy où l'autopsie démontra qu'il existait une fistule urétro-rectale, alors que pendant la vie, le diagnostic porté avait été celui de fistule vésico-rectale.

Obs. — Kindirdjy. *Société anatomique*, avril 1898. — *Fistule urétro-rectale diagnostiquée fistule vésico-rectale. Autopsie : abcès dans la paroi vésicale.* — J'ai l'honneur de présenter à la Société les pièces d'un homme qui était entré dans le service de M. Queyrat, porteur d'une fistule diagnostiquée vésico-rectale.

Cet homme perdait presque continuellement de l'urine par l'anus et de temps en temps en voyait sourdre quelques gouttelettes au méat.

L'état de cachexie extrême dans lequel il se trouvait, joint à la position élevée de la fistule qui siégeait à environ 10 centimètres de l'anus, s'opposait à toute intervention. D'ailleurs, le malade succomba quelques jours après son entrée.

Autopsie. — Tuberculose nette des poumons et des ganglions. Le rectum est uni à la vessie par une masse d'adhérences, véritable gangue fibreuse, dans laquelle se trouvaient noyées les vésicules séminales et la portion terminale des uretères et des canaux déférents. Aucune dissection n'était possible.

La vessie, ouverte en avant, présente des parois extrêmement épaissies. Aucune trace d'orifice fistuleux.

Par contre, l'urètre prostatique est transformé en une large poche irrégulière, vestige d'une tuberculose prostatique ayant amené la fonte presque complète de la glande. Cette poche communique, en avant avec l'urètre membraneux, en arrière, par un trajet fistuleux oblique en bas, avec le rectum.

C'est par ce dernier trajet que s'écoulait l'urine.

Mais ce qui est plus intéressant à noter, c'est qu'un peu plus haut, le rectum communiquait par un large orifice déchiqueté avec un abcès ayant les dimensions d'une petite noix et siégeant dans l'épaisseur même de la paroi vésicale postérieure.

C'était là l'ébauche d'une fistule vésico-rectale qui, si le malade avait vécu plus longtemps, n'aurait pas manqué de s'établir.

En admettant donc que le malade eût été opéré et guéri de sa fistule urétro-rectale, il est évident que l'établissement de cette deuxième fistule, cette fois vésico-rectale, aurait nécessité une nouvelle intervention, plus difficile que la première.

Il est cependant probable que le chirurgien aurait, dans ce cas, cru plutôt à une récidive qu'à la formation d'une nouvelle fistule.

Nous publions, d'autre part, une observation de Broca (n° 129) où le diagnostic porté fut celui d'une fistule urétro-rectale alors qu'à l'autopsie on trouva une communication recto-vésicale.

Le diagnostic différentiel demandera donc quelque attention. Pour écarter l'idée de la fistule urétro-rectale, l'on se basera *surtout*, comme le dit M. Tuffier (1) dans le Traité de chirurgie, « sur le fait que l'écoulement de l'urine par l'anus ne se produit pas au moment de la miction par la voie naturelle ».

Ajoutons que l'examen direct par le rectum dilaté, au besoin, avec ou sans l'aide d'une sonde placée dans l'urètre, permettra de lever, le plus souvent, l'hésitation ; on pourra utiliser aussi, comme nous le verrons, les injections de liquides colorés dans la vessie.

Quand on pratique le toucher rectal seul il faut, bien entendu,

---

(1) Tuffier. *Traité de chirurgie*, 2° édition, t. VII, p. 575.

pour affirmer la fistule vésico-rectale, que le siège de l'orifice rectal découvert soit plus haut placé que la prostate.

Quant à la *fistule urétéro-intestinale,* le diagnostic sera facile, car, s'il existe dans cette affection un écoulement d'urine par l'anus, par contre il ne se produit pas de passage de gaz ni de matières fécales dans l'urine.

Nous ne signalons que pour mémoire un diagnostic différentiel qui ne se posera que dans des cas absolument exceptionnels : c'est celui où l'estomac se met en communication soit avec la vessie, soit avec le rein. Avec la vessie il n'en existe pas, croyons-nous, d'observations, tandis qu'il existe un cas où l'estomac *contracta des adhérences avec le rein droit,* et par cette voie le contenu stomacal trouva un passage vers la vessie C'est ainsi que les choses se sont, en effet, passées dans l'observation de Méléon (1) où un homme de 56 ans, qui souffrait d'une néphrite calculeuse, évacua avec son urine des graines de pavots et des nouilles. Sur la paroi postérieure de son estomac, il existait une ouverture qui conduisait dans une cavité occupant la partie supérieure du rein droit, rein dont le bassinet contenait deux calculs. L'uretère droit avait le calibre d'une plume d'oie, et la vessie contenait un calcul du volume d'un œuf de poule (Winckel) (2).

Admettons le diagnostic posé ; nous sommes donc en présence d'une fistule vésico-intestinale.

Il ne suffit pas d'avoir établi dans un cas donné l'existence de cette fistule, pour que le diagnostic soit complet; il importe de rechercher et de déterminer aussi exactement que possible le *mode de production* de cette fistule, sa *pathogénie, son siège ;* en dernier lieu, ses *différents caractères anatomiques si possible.*

Nous avons vu combien ces divers éléments étaient nécessaires pour en tirer des déductions utiles, au point de vue du pronostic ; elles ne sont pas moins indispensables pour apprécier la valeur et le mode de traitement à appliquer.

Nous ne reviendrons pas ici sur la pathogénie de la fistule vésico-intestinale. Nous avons étudié ailleurs les maladies au cours desquelles elle peut se produire. L'étude des commémoratifs, l'examen direct

(1) Méléon. *Oestreicht med. Zeitschriff,* n° 5, 1844.
(2) Winckel. *Loco citato,* p. 159.

et général du malade permettront de fixer le plus souvent l'affection déterminante.

Ce qu'il nous faut préciser plus particulièrement, ce sont les *moyens que nous possédons pour établir le siège intestinal et vésical de la fistule.*

C'est ici qu'une division toute naturelle s'établit en deux groupes : le *groupe des fistules vésico-rectales* et *celui des fistules vésico-intestinales proprement dites*, et sous ce terme nous comprenons, non seulement les communications de la vessie avec l'iléon, mais celles qui sont situées sur le gros intestin, jusques et y compris la partie toute supérieure du rectum inaccessible à un examen direct par l'anus.

Les *fistules vésico-rectales* sont d'un diagnostic relativement aisé par l'exploration rectale. Cette exploration se fait, soit par le toucher seul, avec ou sans dilatation préalable, soit avec le spéculum. Blanquinque cite, à ce propos, le fait suivant : « Un enfant rendait de l'urine par le rectum. M. Guersant explora ce dernier organe et ne trouva rien ; mais, à l'aide du spéculum, il trouva une végétation rouge au centre de laquelle était une petite ouverture donnant issue à de l'urine. »

Il sera indispensable de chloroformer le sujet pour pouvoir porter ses recherches aussi haut que possible, si les circonstances l'exigent. Le toucher rectal sera combiné au cathétérisme urétral.

Les fistules vésico-rectales sont le triomphe de la technique, qui consiste à injecter dans la vessie ou dans le rectum un liquide coloré, lequel, dans le cas de communication anormale de ces deux organes, passe de l'un dans l'autre. On a injecté du chlorure de fer, de l'eau teintée avec de la cochenille, avec de l'indigo, du lait, du permanganate de potasse, etc.

Duménil préconise l'injection vésicale d'une solution très faible de perchlorure de fer dans la vessie pendant qu'on introduit dans le rectum une éponge imbibée d'une solution de prussiate jaune de potasse à 1/500.

Pendant l'injection dans la vessie, le malade est placé dans la position obstétricale ; le rectum est maintenu dilaté à l'aide d'écarteurs et suffisamment éclairé.

Ces injections poussées dans la vessie et revenant par l'anus, tout au moins en partie, démontrent l'existence d'une perforation entre les deux organes.

Mais l'inverse n'est pas vrai, car cette injection peut très bien, comme nous l'avons vu, être arrêtée, au même titre que l'urine, par la disposition qu'offre la communication fistulaire, soit qu'il y ait, à ce niveau, des bourrelets muqueux, ou un lambeau en forme de valvule ; soit, enfin, qu'il existe entre le rectum et la vessie une cavité intermédiaire assez grande pour recueillir le liquide coloré de l'expérience.

Les mêmes considérations s'appliquent aux lavements colorés.

Noble (n° 221), en Amérique, a injecté (1889) de l'hydrogène dans le rectum ; puis, plaçant dans la vessie un cathéter, il allumait l'hydrogène sortant par l'extrémité du cathéter. Cette méthode originale n'a pas eu d'imitateurs, à notre connaissance.

Donc, en général, il est aisé de reconnaitre si l'orifice intestinal siège sur le rectum. Si on ne l'y trouve pas, on a un premier élément pour croire qu'il est placé sur le gros intestin ou l'iléon. Peut-on préciser davantage ? Peut-être par le caractère des matières. On pourra soupçonner que la fistule est sur l'iléon, d'après le temps que mettront les aliments pour parvenir dans la vessie et surtont par la forme et l'état de digestion dans laquelle ils y arrivent. Quand la fistule siège sur l'iléon, la matière intestinale est un liquide fécaloïde fortement teinté par la bile. Si les matières sont formées, il est infiniment probable qu'elles proviennent du gros intestin.

D'autres considérations peuvent entrer en ligne de compte ; par exemple : cette remarque, que la fistule spontanée se fait presque toujours avec le gros intestin voisin de la vessie, le rectum, le cæcum ou l'S iliaque.

D'autre part, la fistule vésico-rectale fréquente chez l'homme est infiniment rare chez la femme à cause de l'interposition du vagin et de l'utérus.

Si l'examen clinique fait constater le maximum des lésions à droite de l'abdomen, il est permis de supposer que le cæcum ou l'appendice sont en cause, et, du côté gauche, l'S iliaque.

En définitive, dans le cas de *fistule intestinale proprement dite*, le diagnostic certain du siège sur l'intestin sera quelquefois hérissé de difficultés, souvent impossible.

P.   6

Quels sont les moyens que nous possédons pour déterminer celui de l'orifice vésical ?

Suivant la cause, une hypothèse pourra déjà être émise : les *fistules d'origine inflammatoire s'ouvrent en général dans le segment supérieur de la vessie, par opposition aux fistules organiques qui répondent plutôt au segment inférieur*.

Les symptômes observés permettent, d'autre part, d'émettre d'autres hypothèses : si on pense avoir affaire à une fistule iléo-vésicale, l'orifice vésical est le plus souvent situé sur le pôle supérieur ; si l'on croit avoir affaire à une appendicite, le siège de l'orifice doit être à droite, etc.

D'autre part, l'absence de miction anale permet de penser, entre autres hypothèses inhérentes à la forme de la communication, que le siège vésical est vers le sommet de l'organe. Mais, à côté de ces hypothèses, divers moyens nous sont donnés pour déterminer, par l'examen direct, le siège de l'orifice vésical.

Ces moyens sont les suivants :

1° Le *toucher vésical*, possible seulement chez la femme, avec anesthésie générale, sera un moyen précieux si la perforation vésicale a un volume suffisant ; malheureusement, nous croyons que les résultats ainsi obtenus seront souvent obscurs ;

2° L'exploration de la vessie à *l'aide d'instruments métalliques*. Nous n'avons pas vu ce moyen donner beaucoup de résultats ;

3° L'*endoscopie*. Notre collègue et ami Bouchacourt (1) a passé en revue les divers moyens d'exploration des organes internes à l'aide de la lumière éclairante et non éclairante.

Parmi les moyens d'exploration par la lumière éclairante, il distingue l'endoscopie à lumière interne, et l'endoscopie à lumière externe.

L'endoscopie à lumière externe pour l'examen de l'urètre et de la vessie se pratique avec un grand nombre d'appareils qui furent surtout créés pour explorer la vessie sur les traces de Desormeaux. Parmi ces endoscopes, il cite ceux de Stein, de Clar, de Leiter, de Casper et, enfin, celui imaginé par Janet en 1897.

L'endoscopie à lumière interne a été imaginé par Nitze il y a vingt

(1) BOUCHACOURT. Thèse Paris, 1898.

ans. Son cystoscope est encore en usage, plus ou moins modifié. Ces instruments avaient, ainsi que le premier cystoscope de Boisseau du Rocher, le défaut capital de ne permettre la vision que de la moitié postérieure de la vessie.

-En 1894, M. Boisseau du Rocher a établi un deuxième cystoscope permettant d'examiner la moitié antérieure. Enfin, M. Albarran, en 1896, a fait construire un cystoscope qui permet aussi de cathétériser les uretères.

La cystoscopie à lumière interne nous donnera des renseignements très précis sur les lésions de la vessie et sur le siège de l'orifice.

Malheureusement, l'emploi du cystoscope n'est pas toujours possible; en effet, on ne peut pas toujours distendre la vessie de 100 centimètres cubes, soit à cause de son extrême sensibilité, soit parce que le liquide s'échappe par l'orifice de la fistule. Divers obstacles urétraux (rétrécissement de l'urètre, hypertrophie de la prostate, etc.) peuvent gêner aussi l'opérateur. D'autre part, la petitesse de l'orifice masqué par des replis muqueux peut le rendre invisible au cystoscope. Malgré ces difficultés, nous avons vu par les observations de Guyon, de Tuffier, de Desnos, combien la cystoscopie a rendu de services dans le diagnostic de fistule vésico-intestinale ; ajoutons aussi, mais à un autre point de vue, comme le dit Bouchacourt : « Ce mode d'investigation jouera probablement, dans l'avenir, un rôle très important dans le traitement des affections vésicales en permettant une action directe par l'anse électrolytique, le serre-nœud, l'anse galvanique, la pince, qui constituent des procédés sur lesquels il est impossible actuellement de porter un jugement différentiel, leur emploi étant encore trop peu répandu. »

Quant à l'examen par la lumière non éclairante, par les rayons de Röntgen, exploration que l'on fera de préférence par la voie périnéale, comme M. de Bourgade (1) la réalise, il ne pourra guère servir, pour le moment, dans l'affection qui nous occupe, que pour signaler la présence d'un calcul secondaire, ou d'un corps étranger, dont on peut d'ailleurs plus aisément reconnaître la présence par l'explorateur.

Nous avons pu arriver au diagnostic du siège, de l'orifice intesti-

(1) DE BOURGADE, in thèse BOUCHACOURT, p. 181-182.

nal et de la forme, de l'étendue, du nombre des orifices vésicaux. Nous avons vu, au chapitre de l'*Anatomie pathologique*, que l'analyse des observations ne nous permettait pas d'établir un rapport quelconque entre tel et tel signe clinique d'une part, et, d'autre part, le mode de communication intestino-vésicale : *que la cause soit inflammatoire ou non, nous ne pouvons pas dire si cette communication est directe, ou si elle ne se fait qu'indirectement par un trajet ou une cavité intermédiaire.*

Il ne nous reste donc qu'à porter notre diagnostic sur l'*état général* du sujet, sur sa *résistance physique*, et sur *les complications*. Parmi ces dernières : le rétrécissement de l'urètre et l'infection ascendante des voies urinaires doivent appeler toute l'attention. Ces considérations minutieusement étudiées devront, en effet, présider à toutes les indications thérapeutiques.

CHAPITRE II

Pronostic.

Le pronostic des fistules vésico-intestinales est basé sur divers éléments qui sont : la *durée moyenne de la maladie*, la *fréquence et la gravité des complications*, la *fréquence comparée de la mort et de la guérison spontanée*, l'*efficacité des méthodes thérapeutiques employées*.

Étudions ces différents points en analysant les faits et nous pourrons alors tirer les conclusions pronostiques.

La *durée de la maladie* varie, d'après l'échelle des observations, de quelques jours à trente ans. Nous n'avons pas tenu compte des observations de traumatisme où la vessie et une anse intestinale. habituellement le rectum, sont mises directement et immédiatement en communication par le corps pénétrant. Ces observations doivent porter pour titre : « plaie pénétrante de la vessie et du rectum », et non celui de fistule vésico-rectale. Cette erreur a cependant été commise, et le mot fistule a été bien souvent prononcé à tort, selon nous, dans des cas où évidemment il aurait fallu dire : « plaie pénétrante ». Il est certain qu'il est difficile de s'entendre sur le point de savoir à quel moment une plaie pénétrante, faisant communiquer la vessie et une anse intestinale, cesse d'être une simple plaie pour devenir une fistule, c'est-à-dire un orifice plus ou moins canaliculé, qui n'a aucune tendance spontanée, ou qu'une tendance très faible à la cicatrisation. Nous disons : qu'une « tendance très faible », parce que nous voulons admettre au rang des fistules les cas où la plaie vésico-intestinale dure un certain temps.

Quelle durée admettre ? Nous n'avons trouvé nulle part de discussions sur ce point de la question, point qui rappelle, si ce rapprochement m'est permis, l'embarras dans lequel on se trouve dans le cas de fractures non consolidées quand il s'agit de savoir si l'on a affaire à un retard de consolidation, ou à une pseudarthrose.

Cette discussion n'ayant de valeur réelle, à nos yeux, qu'au point de vue pratique, voici comment nous pensons qu'il faut juger les choses :

Un individu a été atteint d'une plaie pénétrante de la vessie et du rectum par exemple. Une semaine s'est écoulée ; il a échappé aux accidents aigus, à l'hémorragie, aux accidents infectieux graves, les plaies donnant un libre écoulement à l'urine et aux matières, etc. — Immédiatement l'hypothèse d'une fistulisation possible du trajet se présente à l'esprit ; mais est-il nécessaire, en pratique, de mettre aussitôt l'étiquette fistule ? En présence de cette situation, bien plus intéressant est de savoir la conduite à tenir.

La lecture des observations de fistules traumatiques, notamment celles si nombreuses du recueil de Bartels, nous détermine à établir comme règle une période de temporisation de un à deux mois. Si, après ce laps de temps, la communication traumatique ne paraît pas avoir fait de progrès sensible, si la même quantité d'urine et la même proportion de matières suivent toujours une route anormale ; en un mot, si les accidents des premiers jours continuent avec une intensité sensiblement pareille, nous inclinons à croire qu'on peut émettre alors l'hypothèse de l'existence de la fistule, et prendre désormais' telle décision que l'état général du sujet, l'étendue et la forme des lésions locales nécessiteront.

Ce qui précède, et l'impossibilité où l'on est, dans le cas de fistule *organique*, de savoir pour combien la maladie causale entre dans l'évolution fatale, rendent très relatif l'intérêt de la recherche de la durée de la maladie.

Quoiqu'il en soit, nous avons trouvé 81 observations où la durée était précisée depuis l'apparition de la fistule jusqu'à la mort du sujet.

Sur ces 81 observations : 14 fois la durée a été de un à trente jours ; 32 fois, de un à douze mois ; 35 fois, de un à trente ans.

Parmi les 32 qui ont duré moins d'un an, il en est 19 qui n'ont pas duré six mois.

Les 35 cas d'une durée supérieure à un an se répartissent ainsi : de un à cinq ans, 25 cas ; de cinq à dix, 2 ; de dix à vingt, 5 ; de vingt à trente, 3 cas qui sont les observations n° 87 (22 ans), n° 116 (26 ans), n° 34 (30 ans).

La moyenne de la survie, dans le cas de fistule vésico-intestinale abandonnée à elle-même, serait donc, en totalisant, de *trois ans environ*.

M. Chavannaz pensait que la mort survient « assez tardivement ». MM. Tuffier et Dumont, sur 9 cas de mort, ne l'ont vue que 3 fois survenir après un an.

Il est bien entendu que le terme de trois ans, comme moyenne de survie, n'a qu'une valeur absolument relative, étant donné que le malade meurt, le plus souvent, de l'affection causale. La fistule n'est venue que précipiter un événement fatal dans un grand nombre de cas, notamment dans ceux de tuberculose ou de cancer.

Le second point que nous avons à examiner est la *fréquence et la gravité des complications de la fistule vésico-intestinale.*

Les complications sont notées 32 fois. Ce sont des abcès de la paroi de l'aine ou (4 cas) des fistules cutanées ; l'infiltration d'urine, les calculs secondaires vésicaux très fréquents, l'infection et l'inflammation rectale et péri-rectale ; et plus souvent, la péritonite, l'obstruction intestinale et l'infection urinaire.

Le malade meurt, soit lentement dans le marasme, dans la cachexie (majorité des observations), soit rapidement, emporté par l'urémie (obs. n°s 55, 91, 156, 268), une péritonite suraiguë (cas n°s 42, 46, 51, 90, 180, 274) ou une crise d'obstruction intestinale (obs. 69, 87, 97, 100, 210).

Mais il peut être aussi la proie facile d'une maladie intercurrente chronique, comme la tuberculose (169) ou aiguë comme dans les observations 19, 57, 229.

Enfin le malade de Root (n° 116) se suicida.

Quelle est donc la *fréquence de la mort* chez les individus atteints de fistule vésico-intestinale, sans distinction de cause ?

Sur l'ensemble de nos observations, nous trouvons le renseignement noté 150 fois environ. Sur ce nombre 140 environ sont morts de leur fistule, 10 d'une affection intercurrente. Nous comptons : 19 guérisons spontanées.

Les cas où il s'agissait évidemment d'une plaie communicante, non encore fistuleuse, sont écartés.

Enfin le traitement médical a amené 15 guérisons.

Le traitement chirurgical, 24.

Ces guérisons s'adressent toutes à des lésions inflammatoires ou traumatiques.

D'après les données précédentes d'une part, et d'après l'étude anatomo-pathologique et symptomatique que nous avons faite, d'autre part, nous pouvons établir le pronostic local et le pronostic général des fistules vésico-intestinales.

Le pronostic de la lésion, quelle qu'en soit la nature et la cause, est variable d'après son siège, son étendue, sa disposition.

Les fistules haut situées sur le tube intestinal, les iléo-vésicales sont plus graves : elles ont sur la nutrition toute la gravité des anus contre nature, siégeant sur l'intestin grêle.

Dans un autre ordre d'idées, le siège sur la vessie, au voisinage des uretères, constituera une difficulté opératoire dont il faut tenir compte.

L'étendue de la perte de substance sur la vessie, et sur l'intestin (obs. de Savariaud) et la multiplicité des ouvertures de communication doivent entrer en ligne ici, car, plus la fistule est étendue, plus les moyens de communication entre les deux organes sont faciles ; en un mot plus aisé sera le passage des matières intestinales dans la vessie, plus sera redoutable l'infection des voies urinaires et difficultueuse la réparation opératoire.

Et c'est ici que se place tout naturellement la remarque, que nous avons déjà faite, de l'importance que va jouer l'évacuation facile de la vessie.

Si elle se vide bien, si le muscle vésical ne permet pas les rétentions incomplètes, si l'urètre est libre, le pronostic est infiniment moins sombre. Et l'observation de Chopart montre bien la réalité de notre assertion qui n'est d'ailleurs qu'une preuve de la loi générale régissant dans l'organisme la pathologie des cavités closes. En effet, dans l'observation de Chopart, il s'agissait d'une cystite chronique consécutive à un rétrécissement de l'urètre. Une fistule vésico-intestinale se produisit, on fit l'urétrotomie interne, et la fistule guérit sans autre traitement.

La disposition, la forme de l'orifice fistulaire peuvent jouer un rôle dans le pronostic. Nous avons vu que quelquefois cet orifice était comme fermé par une sorte de valvule muqueuse ; cette disposition, en s'opposant au passage des fèces dans la vessie, diminuera les chances de l'infection vésicale, et, partant, celle de la complication la plus redoutable de cette maladie, de l'infection ascendante. Blanquinque a démontré que les cas où l'urine passe seule dans l'intestin, sans retour inverse, sont moins graves ; ceux où les gaz seuls passent dans la vessie sont, comme le dit Chavannaz, particulièrement favorables.

Dans un autre ordre d'idées, au point de vue opératoire, on conçoit que plus fâcheux sont les cas où il existe, sur la vessie et sur l'intestin, des orifices multiples, surtout quand ces orifices sont éloignés les uns des autres, ce qui d'ailleurs, comme nous l'avons vu, n'est pas fréquent.

Tel est le pronostic local de la complication que représente la fistule vésico-intestinale.

Quel en est le *pronostic général* ? Celui-ci, dominé et régi par celui de la maladie causale, reste essentiellement défavorable.

Après l'analyse de toutes les observations recueillies par nous, nous demeurons entièrement du même avis que M. Chavannaz touchant la gravité de cette affection.

L'âge et la *résistance du sujet,* comme dans toutes les maladies, jouent un rôle important.

Les fistules traumatiques sont les moins graves ; c'est chez elles que les guérisons spontanées, ou par un simple traitement médical, sont les plus fréquentes, et surtout les plus rapides. La raison de cette bénignité réside dans ce fait que la fistule s'établit, dans ces cas-là, presque toujours entre parties tout à fait saines.

La fistule inflammatoire est celle qui, en plus de quelques guérisons spontanées, fournit intégralement le lot des succès opératoires. L'existence d'une cavité intermédiaire à la vessie et à l'intestin favorise-t-elle la cicatrisation par la rétraction des exsudats inflammatoires ? Winckel le dit. M. Chavannaz le répète ; nos observations ne nous ont pas permis de le vérifier d'une façon certaine.

Les fistules tuberculeuses se produisent, en général, chez des bacillaires avancés, qui portent des lésions localisées ailleurs ou généralisées.

Le pronostic, chez eux, est presque aussi fatal que chez les cancéreux. Nous n'avons pas trouvé de guérison dans ces deux catégories de malades.

Le pronostic général de la fistule vésico-intestinale est donc très sérieux. Il fut très sombre autrefois, surtout parce qu'on était désarmé, ou plutôt mal armé contre elle ; mais les observations de ces dernières années, la connaissance plus précise, grâce à l'école de Necker, de la pathogénie des infections vésicales et du traitement qu'il convient de leur appliquer et, d'autre part, les succès opératoires du Pr Terrier, de Czerny, de Boiffin, de Becher, de Bardeleben, de Marcy, de Duplay, de Tuffier, etc., doivent un peu modifier « le tableau trop poussé au noir ». Nous étions loin, depuis de nombreuses années, de l'aphorisme fameux d'Hippocrate, « Κυστιν διακοπεντι θανατωδες » ; mais l'opinion généralement répandue sur la gravité de la fistule vésico-intestinale n'a pas fait encore le pas en avant qu'elle aurait dû accomplir à la suite des tentatives heureuses que la chirurgie moderne autorise et impose désormais. Nous aurons, d'ailleurs, l'occasion de revenir sur ce point à propos du traitement.

Terminons seulement ceci en disant qu'*au point de vue moral* la fistule vésico-intestinale est une *infirmité navrante* quand elle ne constitue pas la complication définitive, comme dans le cas de cancer. Mais, loin d'assombrir le pronostic, cette considération doit nous être un élément de plus pour traiter énergiquement, pour poursuivre *patiemment, avec ténacité,* une *guérison possible.* C'est ainsi que peu à peu le pronostic, qui fut si noir, s'éclaircira.

CHAPITRE VII

Traitement.

« La fistule vésico-intestinale est au-dessus des ressources de l'art », disait Boyer. Nous pouvons heureusement aujourd'hui répondre que ce n'est plus vrai.

Dans ce chapitre nous envisagerons le traitement de la fistule dégagée de toute idée de cause. Nous visons surtout le cas où la *communication anormale entre la vessie et l'intestin* constitue la partie principale de la maladie, sinon toute la maladie, et non pas « ces accidents ultimes du cancer de la vessie, de l'intestin ou de l'utérus qui ne sont qu'une période terminale de l'affection première ».

Tout traitement peut être *préventif, palliatif* ou *curatif*.

Existe-t-il un *traitement préventif* de la fistule vésico-intestinale? On peut évidemment répondre par l'affirmative, mais dans des cas très limités. Prévenir une fistule vésico-intestinale, cela revient à dire empêcher la fistulisation d'un orifice de communication traumatique, que ce traumatisme soit accidentel ou chirurgical. A ce titre, oui, il existe un traitement préventif ; il sera tantôt médical, consistant à éviter à la plaie vésicale et intestinale (je dis plaie) le contact de l'urine ou des matières (sonde urétrale, lavages, sonde rectale, cautérisations, etc.), tantôt d'ordre chirurgical (suture directe).

Nous n'insisterons pas sur ces considérations qui visent surtout le traitement des plaies de la vessie et de l'intestin. Ajoutons seulement que d'une façon d'ailleurs très indirecte mais réelle, tout traitement précoce s'adressant à une affection inflammatoire du voisinage de la vessie pourra prévenir la formation d'une fistule vésico-intestinale. On conçoit qu'avec le traitement chirurgical précoce des appendicites, des salpingites, etc., les nombre des fistules vésico-intestinales inflam-

matoires ira en se restreignant. — Les observations de M. Bazy
prouvent qu'il est possible, au cours d'une affection du petit bassin, de
prévoir la perforation vésicale, du moins dans certains cas. On
conçoit que ces cas soient parfaitement justiciables d'un traitement
chirurgical vraiment préventif.

Le *traitement palliatif* et le *traitement curatif* seront, eux aussi,
d'ordre médical ou chirurgical. Les soins médicaux, qu'ils soient seuls
appliqués, ou comme succédanés du traitement chirurgical, joueront,
comme nous allons le voir, surtout un rôle palliatif, rarement ils par-
viendront à guérir le sujet.

Étudions les cas où le *traitement médical* seul fut appliqué.

Et d'abord, que fit-on? Localement des lavages de la vessie, plus
rarement du rectum. On mettait des sondes à demeure, la sonde en
S dans la vessie (J.-L. Petit), la sonde rectale dans le rectum
(n° 114 et autres). Le malade était maintenu dans une position telle
qu'il ne puisse passer aucune matière dans la vessie (observations de
Warnecke, de Urbanek). Comme traitement général on soutenait
les forces du malade, réglait le régime alimentaire, supprimait la
diarrhée, évitait la constipation dans d'autres cas. En un mot, le traitement médical s'adressait surtout aux phénomènes de cystite, à la
veille ou au lendemain de leur apparition, et avait pour principal
résultat de soulager le malade, de lui éviter le mieux possible les
conséquences de son infirmité et de soutenir ses forces.

Cependant, par ces seuls moyens, des résultats heureux furent
obtenus. — Nous avons ainsi relevé 20 cas de guérison spontanée et
16 cas de guérison à la suite d'un traitement médical de quelque
durée, en général de quelques mois: Nous associons les cas de guérison médicale et les cas de guérison dite « spontanée », bien qu'un
traitement fût appliqué. Gibb (78), Bryant (139), Perrin (145),
Redard (144), Wallace (212), Desnos (276), et d'autres, obtinrent
une guérison à la suite d'un traitement médical, souvent aidé toutefois par une intervention telle que la lithotritie ou la taille (ex. n° 173
et autres). König obtient un magnifique résultat par de simples
lavages vésicaux (n° 260, 231); Wood par l'emploi continu de la
sonde rectale; — Guéniot, Villemin, Warnecke, Urbanek en
maintenant le malade dans une position qui empêchait les matières
de passer dans la vessie (décubitus latéral ou ventral). — Heim-

Vögtlin fait, après dilatation de l'urètre chez une femme, le toucher digital et sur son doigt comme conducteur cautérise fortement au nitrate d'argent l'orifice fistuleux ; il guérit sa malade.

Enfin, nous avons recueilli deux observations de fistules vésico-intestinales syphilitiques guéries par le traitement spécifique ; ces deux cas, très intéressants et indubitables, sont ceux de Küthe (220) et du professeur Lanelongue (de Bordeaux ; n° 226).

En résumé, à part les cas où la syphilis peut être nettement incriminée, si on juge l'ensemble des faits il nous faut conclure que le traitement purement médical donne après un temps variable, le plus souvent très long, un résultat rarement favorable, presque toujours incomplet ou nul. Ajouter à cela le temps précieux qu'il peut faire perdre, et l'on pourra se demander si livré à ses seuls moyens le traitement médical ne sera pas bien souvent un leurre.

Cependant, les 36 cas de guérison sans intervention imposent l'essai des pratiques médicales, avec cette arrière-pensée qu'elles constituent la première période d'un traitement qui aboutira le plus souvent à l'intervention. Cependant dans les cas inopérables de cancer, ou chez le plus grand nombre de tuberculeux, elles constitueront à nos yeux toute la thérapeutique.

Quels que soient le siège et l'origine de la fistule, ce traitement médical consiste essentiellement en soins locaux et généraux.

Les *soins locaux* auront pour but de drainer la vessie, pour éviter la rétention de produits infectés ; de la laver avec un antiseptique faible pour prévenir l'infection. Dans ce but le cathétérisme, la sonde à demeure, la position du malade qui empêchera le passage des matières dans la vessie, seront employés. De même les lavages intestinaux, avec sonde à double courant en caoutchouc, entretiendront une antisepsie relative, tandis qu'une sonde rectale à demeure facilitera l'évacuation des matières et évitera leur contact au niveau de l'orifice fistuleux.

Le malade devra suivre un régime assez sévère : prendre des aliments donnant le moins de résidus et de corps étrangers, comme pépins de fruits, os de gibier, etc., dont le passage dans la vessie détermine les accidents que nous avons relatés. Il faudra obtenir une grande régularité des selles, par le régime sec ; éviter le plus souvent la diarrhée par l'usage de l'opium, chez beaucoup de malades les matières intestinales ne passant dans la vessie que sous cette forme.

Le *traitement général*, l'hygiène, le traitement moral auront pour but d'entretenir les forces du malade, d'empêcher l'affaiblissement physique, l'abattement qui font si rapidement cortège, dans cette affection répugnante, aux troubles fonctionnels. Chez les tuberculeux un régime spécial visera surtout la cause de l'affection, malheureusement sans grandes chances de succès local. Chez les syphilitiques, la médication spécifique assez précoce permettra d'obtenir une guérison rapide (cas du professeur Lanelongue, de Bordeaux).

En résumé, le traitement purement médical, bien ordonné, sévèrement suivi, est absolument indiqué au début de la maladie. Il doit avoir pour but non seulement de soutenir l'état général qui augmente la résistance du sujet, mais d'éviter localement le passage des produits d'excrétion par la voie anormale en facilitant leur écoulement par les voies naturelles, ce qui est la première des conditions nécessaires à l'oblitération de tout trajet fistuleux.

Rarement, quand celui-ci sera constitué, ce traitement amènera-t-il une guérison complète ; souvent, sinon toujours, il donnera une amélioration. A ce titre il devient l'adjuvant nécessaire du traitement chirurgical qu'il doit *préparer*, *accompagner* et auquel il doit *succéder* et *survivre* pour assurer la guérison définitive.

Traitement chirurgical.

Nous avons vu qu'il pouvait être préventif, directement en s'adressant à la plaie vésico-intestinale accidentelle ou chirurgicale ; indirectement en traitant d'une façon précoce les lésions du voisinage de la vessie, la péricystite et aussi les maladies causales que nous avons énumérées. Mais à ce titre un traitement, quel qu'il soit, dans n'importe quelle affection, est toujours préventif d'une complication possible.

En réalité, le traitement chirurgical sera tantôt palliatif, tantôt curatif.

Traitement palliatif. — Le traitement palliatif s'adressera, avant tout, aux cas inopérables directement, au cancer en première ligne, et aux cas inflammatoires lorsqu'on aura épuisé tout autre moyen ou que l'étendue, la gravité ou la forme des lésions rendront impossible la cure directe.

Ce traitement s'applique à deux catégories bien distinctes. Dans une première catégorie nous plaçons les moyens palliatifs qui s'efforcent de supprimer une lésion du voisinage de la fistule, lésion susceptible de s'aggraver, de la compliquer ; c'est ainsi qu'il est indiqué d'enlever les calculs secondaires par la taille ou par la lithotritie ; qu'il est nécessaire de dilater les rétrécissements du rectum, et les rétrécissements de l'urètre.

Ces opérations palliatives pourront ainsi devenir et ont été curatives. Nous pouvons citer comme exemples les observations 125, 173, 174 où la guérison suivit la lithotritie ; l'observation n° 128, où la guérison complète fut la suite et la conséquence d'une urétrotomie interne.

Dans la deuxième catégorie de faits nous plaçons les moyens chirurgicaux palliatifs qui ont pour but d'amener *indirectement* l'oblitération de la fistule en supprimant le passage et le contact des fèces au niveau de l'orifice fistuleux. Ce moyen est la création d'un anus contre nature au-dessus du siège de la fistule.

La *colotomie* est une opération surtout française par ses origines . et le perfectionnement des méthodes ; mais c'est à l'étranger, en Angleterre surtout, qu'elle a conquis ses meilleurs titres. Les chirurgiens anglais l'appliquent non seulement à toutes les maladies graves du rectum, mais encore au traitement des fistules recto-vaginales et vésico-intestinales. Duménil fut le premier en France à l'utiliser, en 1884.

Le premier cas où fut appliquée la colotomie dans cette affection-ci remonte à 1850. Le chirurgien anglais Pennell, d'après Blanquinque, fit une colotomie pour fistule vésico-intestinale cancéreuse. Curling, en 1852, fit la deuxième application de cette méthode ; mais peut-être eut-il la main forcée par des accidents d'occlusion intestinale.

Voici le tableau des observations où la colotomie fut appliquée d'après nos propres recherches après celles de Van Erkelens, Duménil ; de MM. Chavannaz, Tuffier et Dumont.

Colotomies.

NOMBRE	N° DE L'OB-SERVATION	NOMS	ANNÉES	SEXE ET AGE	DIAGNOSTIC	GENRE	OPÉRATION	RÉSULTAT OPÉRATOIRE
1	51	CURLING........	1852	H. ?	?	?	Colotomie iliaque	12 jours après les fèces cessèrent de passer dans la vessie ; quelquefois vents par l'urètre. *Mort* cinq mois après.
2	77	TUNGEL........	1861	H.65	Rétrécissement anse sigmoïde.	Sigmoïdo-vésicale.	Colotomie lombaire	L'anus fonctionne mal. Echec. *Mort* quinze jours après.
3	103	CURLING........	1865	F. ?	Cancer du rectum.	Recto - vaginale, recto-vésicale.	Colotomie iliaque (pour la fistule recto-vaginale).	L'anus fonctionne bien. Etat général très amélioré. L'anus fonctionnait quand il se produisit la fistule recto-vésicale ; deux mois après l'apparition de celle-ci, *mort*.
4	104	HOLMES........	1866	H.51	Ulcérations intestinales ?	Cæco - sigmoï-do-vésicale.	Colotomie ?	Amélioration vésicale et générale. Quinze mois après les fèces reparurent dans l'urine. *Mort*. — A l'autopsie, communication de l'S et du *cæcum*. La colotomie était inutile.
5	118	MAUNDER.......	1868	H.50	Cancer rectum.	Recto-vésicale.	Colotomie lombaire.	Soulagement. *Mort* quelques semaines après
6	119	*Id.*	1869	H.60	Ulcération bénigne de l'anse sigmoïde.	Sigmoïdo-vésicale.	id.	Idem. *Mort*.
7	120	HAKES.........	1869	H.20	Ulcération au-dessus d'un rétrécissement traumatique du rectum, fracture du bassin.	Recto-vésicale.	Colotomie sur le côlon descendant.	L'anus laisse passer toutes les fèces. Grande amélioration quatre mois après. *Mort* cinq ans plus tard.
8	126	ALLINGHAM.....	1869	H.54	Cancer du rectum.	Recto-vésicale.	Colotomie ?	Fonctionnement régulier jusqu'au 4e jour où les fèces reparurent dans l'urine. Lavages vésicaux et de la portion inférieure de l'intestin à l'eau chaude. *Mort* trois mois après environ.
9	136	BRYANT........	1870	H.49	Abcès base vessie.	Iléo-colo-vési-cale.	Colotomie ?	Deux jours après, urines claires. Plus de douleurs à la miction, deux mois plus tard les douleurs reviennent et les fèces reparaissent dans l'urine. *Mort* le 4e mois.
10	137	*Id.*	1870	H.64	Ulcération simple du rectum.	Recto-vésicale.	Colotomie ?	Les urines deviennent claires. Quand la vessie était pleine un peu d'urine passait.

11	138	*Id.*	1870	H ?	?	?	?	*Mort* 4 mois après de néphrite suppurée.
12	139	*Id.*	1870	*id.*	?	?	?	*Mort* 6 ans après de rupture du cœur (?)
13	146	ERSKINE MASON	1872	H. 27	Tuberculose de la prostate	Recto-vésicale.	Colotomie ?	Plus de fèces dans l'urine. *Mort* 3 semaines après.
14	150	HEATH	1872	F. ?	Abcès pelvien (accouchem.)	Recto-vésicale.	Colotomie lombaire.	*Guérison immédiate.* Plus aucun trouble urinaire.
15	148	*Id.*	1877	H. 58	Cancer du rectum	Recto-vésicale.	Colotomie lombaire.	Les fèces cessent de passer dans la vessie. L'anus fonctionne bien ; toutes les fèces passent par l'anus. Rétablissement lent. Plus tard l'urine passe par l'anus artificiel. *Mort* quelques temps après.
16	150	*Id.*	1881	H. âgé	id.	id.	id.	Amélioration ; fin inconnue.
17	171	BENNET MAY....	1882	H. 53	Cancer du rectum.	Recto-vésicale.	Colotomie iliaque.	Aucun fonctionnement de l'anus pendant huit jours. Les urines sortaient tantôt par le rectum, tantôt par l'anus artificiel si le malade était couché de ce côté. Grande amélioration vésicale. Quatre mois après, guérison des symptômes de fistule. Fin et durée inconnues.
18	177	BALLANCE	1883	H. 27	Dysenterie. Rétrécissement du rectum.	Iléo-cæco-recto-vésicale.	Colotomie droite.	*Mort* au 10e jour.
19	180	DUMÉNIL	1884	F. 25	Abcès pelvien.	Colo-vésicale.	Colotomie lombaire.	Suites opératoires simples. Bon fonctionnement. Les urines redeviennent normales. L'éperon saillant forme opercule sur le bout inférieur. Des selles reparaissent dans l'urine ; on essaie de fermer le bout inférieur. Accidents infectieux et *mort*.
20	181	*Id.*	1884	F. 30	Phlegmon péri-utérin puerpéral.	Recto-iléo-vésicale.	Colotomie iliaque gauche.	*Mort* quelques jours après de pneumonie, tout écoulement avait cessé par la fistule.
21	208	CRIPPS	1885	H. 50	Cancer du rectum	Recto-vésicale.	Colotomie ?	4 jours après plus de matières dans l'urine. Presque plus de douleurs. *Mort* six semaines après.
22	205	CZERNY	1887	H. 48	Cancer de l'anse sigmoïde.	Sigmoïdo-vésicale.	Laparotomie puis *Colotomie iliaque.*	Laparotomie médiane (voir détails) *mai*. En juillet : colotomie, la fistule ayant récidivé. Section de l'S iliaque. Le bout inférieur est fermé par une double suture. Le bout supérieur fixé à la paroi. Le lendemain, urines claires ; 8 jours après T. élevée 39° et *mort*.
23	218	GWYNNE	1889	F. 36	Cancer du rectum.	Recto-vésicale.	Colotomie lombaire gauche.	Très soulagé, reprit ses occupations. Deux ans après, hématurie. Dépérissement. *Mort*.
24	223	HARRISSON	1890	H. 19	?	Recto-vésicale.	Colotomie lombaire.	Bonne santé pendant 3 ans. Puis mort de suppuration péri-rectale.

NOMBRE	N° DE L'OB-SERVATION	NOMS	ANNÉE	SEXE ET AGE	DIAGNOSTIC	GENRE	OPÉRATION	RÉSULTAT OPÉRATOIRE
25	224	THORNTON.........	1890	H. ?	Abcès ?	Recto-vésicale.	Colotomie lombaire.	Guérison au point de vue des symptômes vésicaux. Fin inconnue.
26	227	HERCZEL.........	1890	H. ?	Diverticule du rectum.	Recto-vésicale.	Laparotomie puis colotomie iliaque.	Le bout inférieur de l'S iliaque fut suturé. Le bout supérieur fixé à la peau. Mort au bout de 8 jours.
27	247	BARDELEBEN	1896	F. 43	Rétrécissement syphilitique du rectum.	Recto-vésicale.	Colotomie ?	Huit mois après, sortie améliorée, les matières ne passaient plus par le rectum. L'année suivante fèces par l'urètre, hernie au niveau de l'anus artificiel. *Nouvelle intervention :* On fend la paroi abdominale au-dessous de l'anus. On libère l'anse inférieure et on la sectionne entre deux ligatures. Les deux extrémités sont suturées. État général très amélioré. Plus de fèces dans la vessie.
28	265	SCHWARTZ.......	Inédite	F. 38	Salpingite.	Sigmoïdo-vésicale.	3 opérations : 0° Hystérectomie 1 Laparotomie et cystostomie. 3° Colotomie iliaque.	1° Voir les autres opérations. 2° *Laparotomie* au cours de laquelle on fait une colotomie iliaque en 2 temps par le procédé de la baguette en verre. L'anus fonctionne bien. Les urines claires. Ni gaz ni matières dans la vessie. Sortie en août. *Mort* en septembre, chez elle, de néphrite ascendante.
29	258	KEEN	1898	H. 25	Appendicite (on avait cru à un abcès de la prostate).	Appendico-vésicale.	Colotomie iliaque	Echec puisque la fistule était au-dessus de l'anus artificiel. Plus tard laparotomie et cure radicale de l'anus). Guérison. Mais l'anus artificiel n'avait été qu'une complication provoquée.
30	279	BROWN..........	1899	H. 6	Fistule consécutive à la lithotritie.	Recto-vésicale.	Colotomie iliaque (1er temps opératoire d'une intervention par voie anale).	(Voir les détails au tableau des opérations par voie rectale.) Le malade fut guéri par une suture directe à la 10e intervention.
31	236	JESIERSKY.......	1893	Enf. 5 m.	Fistule recto-vésicale *acquise* par suite d'imperforation anale.	Recto-vésicale.	Anus périnéal.	Pas d'anus à la naissance. Un charlatan incise le périnée et crée une fistule vésico-rectale. L'orifice cutané se ferme si bien qu'à cinq mois l'enfant n'avait jamais rejeté ses matières que par la vessie. Incision périnéale ; découverte d'une tumeur molle qu'il ponctionne et dont il se sert pour

D'après ce tableau, il résulte que la colotomie a été faite :

6 fois pour une cause non indiquée.
8 fois pour un cancer de l'intestin.
1 fois pour une tuberculose de la prostate.
1 fois pour une fistule consécutive à une lithotritie.
14 fois pour une maladie inflammatoire.
1 fois pour une fistule vésico-rectale acquise, par suite d'une imperforation rectale.

Le résultat opératoire est en général bon.
Sur 31 colotomies :

6 fois le résultat est inconnu.
4 fois on note un échec complet.
3 fois la récidive au bout d'un temps relativement court. Cependant dans le cas de Holmes la récidive ne se produisit que quinze mois après.
2 fois le malade guérit à la suite d'une autre intervention que la colotomie, qui fut inutile.
1 fois le sujet âgé de 6 mois, atteint d'imperforation anale, fut guéri par l'ouverture périnéale de l'anus.

15 fois enfin les symptômes vésicaux sont considérablement améliorés ou disparaissent, les fèces ne passant plus dans les urines. Mais l'issue de la maladie n'en fut pas moins fatale.

Quelle est la survie ? Dans les 8 cas de cancer, la survie varia de une semaine à trois mois, 1 seule fois le malade (Gwynne) survécut deux ans.

Dans les 12 cas de fistule inflammatoire, la survie fut de quelques semaines à six ans. Le malade de Hakes survécut cinq ans ; deux malades de Bryant, six ans. Enfin le malade de Heath (n° 150) seul aurait eu une guérison définitive de sa fistule ? il est vrai que nous ne savons pas combien de temps le malade fut suivi. — *Nous ne croyons donc pas à la guérison spontanée de la fistule vésico-intestinale par la seule colotomie.*

Duménil (1), qui a fait sur ce sujet une étude approfondie à l'occasion d'une de ses malades, quoiqu'il connût le cas favorable de Heath, dit ceci : « Peut-on espérer une guérison complète, c'est-à-dire une oblitération de la fistule suivie du rétablissement du cours des matières par les voies naturelles, car c'est seulement à ces con-

(1).Duménil. *Revue de chirurgie*, 1884, p. 241, et *Congrès de Rouen*, 1883.

ditions que la cure peut être considérée comme absolue ; il faut que toute trace d'infirmité disparaisse. Nous n'en avons pas d'exemple ; elle sera probablement souvent rendue difficile par le passage de l'urine dans l'intestin. »

L'échec de la méthode, au point de vue de la cicatrisation, tient à plusieurs causes :

1° A ce fait que souvent les matières passent à nouveau dans le bout inférieur ;

2° Au passage de l'urine, de la vessie dans l'intestin ;

3° Enfin à l'orifice lui-même qui non seulement peut n'avoir aucune tendance à la cicatrisation, mais qui peut aussi être trop étendu pour s'oblitérer.

Contre le passage de l'urine, contre la cicatrisation défectueuse de l'orifice que pouvons-nous ? Peu ou rien.

Il faudrait un cas exceptionnel, avec un orifice petit, haut situé, sur le pôle supérieur de la vessie ; dans ce cas l'anus contre nature fonctionnant bien, une sonde vésicale étant mise à demeure, peut-être pourrait-on obtenir une guérison. Mais que de conditions exigées ; et de fait aucun cas de guérison définitive n'est indubitablement établi.

Donc, nous basant sur le relevé des observations, sur la difficulté que l'on éprouve à localiser souvent le siège de la fistule, sur la possibilité, relativement assez fréquente nous l'avons vu, de plusieurs orifices intestinaux, sur la difficulté enfin d'empêcher les matières de passer dans le bout inférieur, tenant compte d'autre part de l'infirmité répugnante, souvent définitive, que constitue l'anus contre nature, nous croyons pouvoir conclure que la coloproctie dans l'affection qui nous occupe doit demeurer un traitement d'exception. Cette pratique sera réservée aux cas de cancer et en général aux cas où les autres moyens seraient inapplicables, ou bien constituera le premier temps d'une intervention ultérieure (ex. : cas de Brown, n° 279).

Supposons que l'anus contre nature soit décidé.

Nous ne discuterons pas le procédé opératoire à employer pour le créer. Nous savons qu'*il doit remplir ici deux conditions*. La première, essentielle, est d'*être situé au-dessus du siège de la fistule*. La deuxième, c'est de *ne laisser passer aucune parcelle fécale dans le bout inférieur*.

Pour répondre à la première condition, l'anus lombaire semblait autrefois le meilleur. Il était fait à gauche. Ballance cependant, sans que nous sachions pourquoi, fit son opération à droite.

L'anus iliaque (opération de Littre ou sigmoïdostomie de quelques auteurs), plus simple, sera préféré aujourd'hui où nous possédons un mode opératoire qui permet de le créer avec un éperon prononcé. Mais l'opérateur devra déterminer au préalable le siège exact de la lésion pour éviter de créer un amas au-dessous d'elle.

On pourrait aussi faire la cæcoproctie ou opération de Pillore, peu pratiquée jusqu'à présent si ce n'est pour le traitement palliatif du cancer du côlon ascendant ou transverse. Le professeur Chalot dit qu'il y aurait tout avantage à substituer l'anus de Pillore à celui de Littre toutes les fois que c'est possible. « Pour mon compte j'y ai recours : 1° pour le traitement palliatif du rectum ; 2° pour la dérivation des matières » (1). C'est ici le cas.

Pour remédier à la deuxième condition, c'est-à-dire pour éviter le passage des matières dans le bout inférieur, il faut obtenir un éperon très prononcé et le maintenir. Les observations prouvent malheureusement que l'éperon ne suffisait pas toujours même autrefois dans l'anus lombaire où il était souvent très prononcé. — Ballance, Duménil ont eu l'idée d'oblitérer le bout inférieur en le fixant à la paroi : le premier perdit son malade en dix jours, le deuxième immédiatement après cette tentative faite deux mois après la création de l'anus lombaire.

Madelung avait proposé de fixer à la peau le bout supérieur en abandonnant dans le ventre le bout inférieur suturé. Ses deux malades ont succombé à des phénomènes septiques développés dans le bout inférieur.

Quant au procédé opératoire de l'anus contre nature, chacun pourra choisir le sien suivant son éducation personnelle.

Il est un autre traitement palliatif : c'est l'*entéro-anastomose* qui, comme le dit Chaput, est un anus contre nature qui débouche dans une autre anse d'intestin. Elle a donné à Boiffin, dans un cas de fistule consécutive à une appendicite, un très beau succès. Il aboucha une anse de l'intestin grêle dans le côlon transverse.

Cette opération sera indiquée lorsque la lésion siégera sur l'intestin grêle et sur le cæcum. Or, nous avons vu que dans un très grand

(1) CHALOT. *Traité de médecine opératoire.* Chez Doin, Paris, 1898.

nombre de cas le siège de la fistule était sur l'S iliaque ou sur la portion supérieure du rectum. Dans ces cas-là l'anastomose des deux segments du tube digestif placés immédiatement en amont et en aval de l'obstacle était considéré, sinon comme impossible, du moins comme entièrement difficile à exécuter. Chaput dit à ce sujet : « L'entéro-anastomose se pose encore... à la condition toutefois que l'obstacle ne siège pas au-dessous de l'S iliaque, auquel cas la lésion serait véritablement au-dessus des ressources de l'art (1). »

Wassilief a eu le mérite de chercher à augmenter sur ce point le champ d'action et de réduire les indications de l'anus contre nature par l'iléo-rectostomie.

Mon collègue et ami Lardennois (2), dans une thèse récente, est revenu sur cette question. La difficulté des deux procédés de Wassilief et leur gravité opératoire ont suggéré à Lardennois l'idée de pratiquer l'anastomose entéro-rectale à l'aide d'un bouton emporte-pièce. Il emploie un bouton de Murphy de gros calibre légèrement modifié. Le bord libre du cylindre de la pièce mâle est taillé en biseau aux dépens de sa face interne. De même la pièce femelle est taillée en biseau, mais aux dépens de sa face externe. En rapprochant les deux pièces les tissus sont sectionnés « à la façon des deux, branches d'une paire de ciseaux ».

Voici schématiquement, d'après l'auteur, le procédé : « L'opérateur pratique la laparotomie et choisit l'anse qu'il veut anastomoser ; il y applique la partie femelle suivant la technique habituelle. Un aide introduit le demi-bouton mâle par l'anus au moyen d'une pince courbe spéciale et l'applique fortement contre la face antérieure du rectum. Ainsi il détermine une saillie visible et tangible sur la paroi. Le chirurgien, par une pression prudente et régulière, exécute alors l'articulation des deux pièces du bouton à travers les tuniques rectales soulevées et tendues. La partie mâle en s'emboîtant dans le cylindre femelle fait emporte-pièce. L'anastomose est ainsi vivement et aisément constituée. »

Par ce procédé, facile d'après l'auteur, il est possible d'anastomoser au rectum toujours l'iléon et le côlon pelvien ; quelquefois,

(1) WASSILIEF. *De l'iléo-rectostomie.* Thèse de Paris, 1894.
(2) LARDENNOIS. *De l'anastomose entéro-rectale.* Thèse de Paris, 1899.

quand anatomiquement on peut les rapprocher, le cæcum et même le côlon transverse. Ce qui est certain, c'est que, indépendamment de l'iléon, « *la partie moyenne de l'anse oméga* (S iliaque, flexure sigmoïde) *peut presque toujours être attirée près du rectum* ».

Les limites de l'application du bouton par ce procédé sont les suivantes : en haut la pince rectale peut porter la pièce du bouton jusqu'au niveau de la première portion du côlon pelvien.

En bas l'anastomose peut être sous-péritonéale en effondrant le Douglas et même immédiatement au-dessus du releveur de l'anus. Dans ce dernier cas l'exécution est laborieuse, surtout chez la femme.

En résumé, on peut pratiquer l'entéro-rectostomie intra-péritonéale à 7 cent. au plus de l'anus. En effondrant le Douglas on peut placer le bouton de Murphy à 4 cent. et demi de l'anus.

Ces procédés d'exception pourront rendre ici quelques services et il est bon, à notre avis, d'y songer avant d'intervenir.

Si nous nous sommes étendu sur ce point, c'est parce que nous croyons qu'il faut, autant que faire se peut, éviter l'anus contre nature qui, dans le traitement curatif et palliatif de la fistule vésico-intestinale, doit demeurer un moyen de nécessité, ou bien constituer le premier temps d'une intervention opératoire plus importante telle que la résection du rectum.

Traitement curatif. — Le traitement chirurgical curatif consiste à supprimer la communication anormale entre la cavité vésicale et le tube digestif.

La première intervention qui se soit proposé ce but d'une façon directe remonte à 1868. Elle fut bien timide et n'obtint pas le but désiré : Root (1868, obs. 116) fit, à travers l'anus, quelques sutures de plusieurs points « qu'on croyait être des fistules » (?).

En réalité c'est vers 1871 que nous voyons G. Simon (obs. 142), toujours par la voie rectale, sectionner le sphincter à trois reprises chez deux malades : l'un, un homme, avait une fistule consécutive à un traumatisme (balle de fusil) ; l'autre, une femme, portait une fistule consécutive à un accouchement. Chez l'homme, il obtint une guérison complète ; chez la femme, nous ne connaissons rien de l'issue.

Après cette tentative heureuse, il faut arriver à 1879 où Billroth (obs. 165) pratique, sans succès, l'opération de G. Simon. Puis, de

1879 à 1886, nouvelle période pendant laquelle aucune publication ne signale une intervention chirurgicale.

En 1887, *première laparotomie* par Czerny (obs. 205) qui échoue ; il s'agissait d'un cancer de l'anse sigmoïde et il dut faire une colostomie.

Les premiers succès opératoires par laparotomie sont dus au professeur Terrier (obs 244), en 1890, qui guérit par le drainage, sans suture viscérale, une fistule vésico-intestinale due à une salpingite ouverte à la fois dans la vessie et dans l'S iliaque, et à Boiffin (obs. 233) en 1891, qui fit une entéro-anastomose pour une fistule d'une appendicite.

Depuis, les opérations se sont multipliées. La période vraiment chirurgicale ne remonte donc qu'à huit ou dix ans : c'est ce qui explique, étant donnée d'autre part la rareté relative de cette affection, la statistique peu documentée.

Nous avons résumé sous forme de tableaux succincts, pour en rendre la connaissance plus rapide, les 39 cas où une thérapeutique chirurgicale fut appliquée. — Le 1er tableau contient les opérations par la voie rectale et périnéale ; il ne s'agit que de fistules d'origine inflammatoire ou traumatique.

Il nous montre en résumé le résultat suivant :

Suture directe par le rectum.

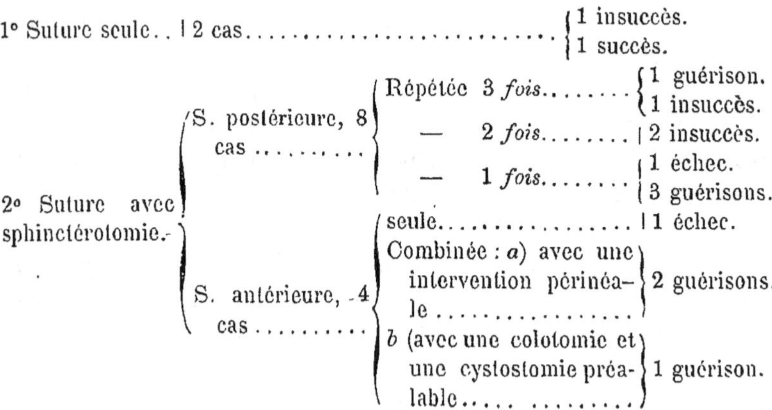

Au total, 14 interventions par voie rectale qui donnent 8 guérisons et 6 échecs.

Opérations par voie rectale ou périnéale.

NOMBRE	Nᵒˢ	NOMS	ANNÉES	AGE ET SEXE	DIAGNOSTIC	GENRE	INTERVENTION	RÉSULTATS OPÉRATOIRES ET SUITES
1	—	MARION SIMS....	1862	?	Taille.	Vésico-rectale.	Suture directe par le rectum.	*Guérison.*
2	116	ROOT..........	1868	H. ?	Cystite.	Colo-vésicale.	Point de suture par le rectum de plusieurs points qu'on croyait être des fistules (?).	*Échec.* Le malade se suicida plus tard.
3	142	G. SIMON.......	1871	H. jeune	Balle.	Recto-vésicale.	Sphinctérotomie postérieure répétée 3 fois et suture directe.	Deux sphinctérotomies, insuccès. Deux mois après, section du rectum jusqu'au niveau de la fistule. Avivement. Réunion par cinq sutures. *Guérison.* Ultérieurement suture du rectum et du sphincter.
4	143	*Id.*..........	1871	F. ?	Accouchement.	id.	id.	Insuccès. L'auteur pense réussir une 4ᵉ fois, moyennant transplantation d'un morceau de paroi rectale. Suites inconnues.
5	165	BILLROTH.......	1879	H. ?	Taille latérale.	id.	Sphinctérotomie postérieure (2 fois) et suture directe.	Sphinctérotomie postérieure. Abaissement du rectum pour rendre la fistule bien visible. Avivement large des bords. Suture. Insuccès. Nouvelle intervention le mois suivant par le périnée entre le rectum et l'urètre. Suture des deux orifices séparément. Insuccès. *Mort* de mal de Bright.
6	199	BOSHOSIEVICZ...	1886	H. 23	Trauma.	id.	Sphinctérotomie poster. sous-cutanée (à la cocaïne) et suture.	Sonde à demeure de février à juin. En août, *guérison* obtenue.
7	200	OPPENHEIM.....	1886	H. 44	Dysenterie, rétrécissement sigmoïde.	id.	Sphinctérotomie postérieure et suture directe.	Les symptômes reparaissent dès que le sphincter recommence à se fermer. *Mort* quatre semaines après.

NOMBRE	Nᵒˢ	NOMS	ANNÉE	SEXE AGE	DIAGNOSTIC	GENRE	INTERVENTION	RÉSULTATS OPÉRATOIRES ET SUITES
8	211	CZERNY.........	1888	H. ?	Trauma.	id.	Sphinctérotomie postérieure et suture.	Avivement. Suture au catgut en 2 plans de l'orifice fistulaire. Drain rectal. Les fils d'argent suturant la muqueuse rectale ne sont enlevés que 3 semaines après. Fermeture de la plaie de sphinctérotomie. *Guérison*.
9	231	SANDBERG	1891	H. 24	Péricystite, rétrécissement de l'urètre.	Recto-vésicale	Sphinctérotomie antérieure et suture directe.	On ne trouve pas l'orifice fistuleux; le malade *mourt* bientôt avec diarrhée et des vomissements.
10	182	MAAS	1884	H. 27	Suppuration ?	Recto-vésicale.	Dilatation du rectum. Avivem. Suture. Sphinctérotom. après.	*Guérison*.
11	192	BRIDDON........	1885	H. 22	Trauma (pieu), calculs secondaires.	Recto-vésicale.	Position génupectorale, sphinctérotom. postérieure. Avivem. Suture directe au catgut.	*Guérison*.
12	245	BECHER........	1896	H. 27	Abcès prostate.	Recto-vésicale.	1º Novemb. 1896. Sphinctérot. et section entre le rectum et la vessie. Avivem. Suture. Drainage par le périnée.	Échec.
							2º Janvier 1897. Incision circulaire périanale, abaiss. du rect. tant que l'orifice vésical est recouvert par la paroi rect. saine. Le segment inférieur abaissé du rect. reste devant l'anus	Amélioration relative, car les gaz passent encore.

							sect. du coccyx. Libération circulaire du rect. Extirpation de l'orifice fistulaire. Translation de l'intestin à la base du coccyx. On crée ainsi un intervalle aussi grand que possible entre la vessie et l'intestin.	
13	245 *bis*	BECHER..........	1896	H. 36	Cystite chronique blennorrhagique, cathétérisme perforant.	Recto-vésicale.	Section transversale du périnée entre le rectum et le scrotum. Avivement de l'orifice rectal. Suture. Sphinctérotomie après l'intervention. Vessie drainée par le périnée.	*Guérison.*
14	279	BROWN..........	1899	H. de 6 à 13 an	Taille périnéale.	Recto-vésicale.	1er chirurg. Cinq essais de suture directe. 2e chirurg. (Brown).	Échec.
							1o Sut. par l'anus avec cathéter vésical.	Échec total.
							2o Colostomie et cystostom., puis quelques jours après suture directe.	Échec partiel.
							3o Deux nouveaux essais de suture directe.	Échec partiel.
							4o Dixième tentative semblable.	Succès.
							5o Cure radicale de l'anus artificiel.	*Guérison.*

Dans un deuxième tableau nous avons réuni les opérations pratiques sur les voies urinaires. Sur 15 observations, 6 sont d'ordres variés et ont surtout pour but soit de traiter une complication en supprimant un rétrécissement de l'urètre (n°s 127, guérison), soit d'enlever un calcul vésical par la lithotritie (n° 125, 173, 174 et 162), soit enfin de cautériser directement l'orifice vésical par l'urètre dilaté chez une femme qui guérit (Heim-Vögtlin, n° 164). Les 9 autres cas sont tous des cystostomies. La paternité de cette idée, consistant à ouvrir la vessie pour aller traiter directement la fistule, revient au professeur Le Dentu, qui dit dans une discussion à la Société de chirurgie du 22 octobre 1884 et à laquelle prirent part Verneuil, Trélat, Guéniot au sujet d'un malade de Dumesnil : « Ne serait-il pas plus pratique et plus raisonnable, au lieu d'un anus contre nature, d'ouvrir la vessie ? Étant donnée la petitesse de la fistule, l'examen direct pourrait peut-être suffire à déterminer des interventions moins graves. Ce n'est, du reste, qu'un point que je soulève. La taille hypogastrique en ces cas, n'aurait pas les difficultés dues aux pierres. Les conditions pourraient être très favorables. »

Ce conseil ne devait être suivi que douze ans plus tard par M. Pousson (de Bordeaux), le premier, croyons-nous (1896). Cette pratique n'aurait donné qu'un succès certain entre les mains du professeur Duplay.

Voici ce tableau d'ensemble résumé :

Intervention par les voies urinaires.

NOMBRE	N°ˢ	NOMS	ANNÉES	AGE ET SEXE	DIAGNOSTIC DE LA CAUSE	GENRE	SIÈGE DE L'INTERVENTION	RÉSULTATS OPÉRATOIRES ET SUITES
1	125	FAYRER.........	1871	H. 44	Trauma.	Recto-vésicale.	Calcul vésical (secondaire) enlevé.	*Mort* quelques jours après.
2	127	THOMPSON.......	1871	H. âgé	Cystite, rétrécissement de l'urètre.	id.	Urétrotomie externe.	*Guérison.*
3	129	BROCA..........	1871	H. ?	Cystite tuberculeuse.	Diagnostiquée urétro-rectale, en réalité recto-vésicale	Opération de la fistule périnéale	*Mort* d'infection purulente 3 jours après.
4	162	HUNGER.........	1878	H. 28	Trauma.	Recto-vésicale.	Lithotritie.	*Guérison.*
5	164	HEIM-VÖGTLIN..	1879	F. 52	Entérite chronique.	Iléo ou cæco-vésicale.	Cautérisation avec nitrate d'argent par l'urètre.	*Guérison.*
6	172	GOODELL........	1882	F. 50	Calcul vésical.	?	Lithotritie.	*Guérison.*
7	173	*Id.*	1882	F. ?	Calculs vésicaux.	Recto-vésicale.	Lithotritie.	*Guérison.*
8	246	POUSSON........	1896	H. 29	Appendicite.		Cystostomie longitudinale sus-pubienne.	Avivement d'un bon demi-cent. avec un bistouri de Sims. 5 points séparés de catgut. Pas de suture de la vessie. Pendant 5 jours tout va bien ; urines claires. Le sixième jour, gaz et matières par les tubes Guyon Périer. Guérison apparente pendant 3 mois. *Rechute.*

NOMBRE	N^os	NOMS	ANNÉES	AGE ET SEXE	DIAGNOSTIC DE LA CAUSE	GENRE	SIÈGE DE L'INTERVENTION	RÉSULTATS OPÉRATOIRES ET SUITES
9	252	TUFFIER.........	1898	F. 43	Suppur. pelvienne.	Sigmoïdo-vési-cale.	Cystostomie (2 fois).	1re *Cystost.* : avivement, suture. Décollement de la paroi post. de la vessie de la face ant. du pubis. Quelques jours après, réapparition des symptômes. 2° *Cystost.* Suture impossible. On draine. La plaie restée ouverte deux mois, puis *mort*.
10	273	TUFFIER.........	Inédite	H. 60	Cancer int. grêle.	Iléo-vésicale.	Cystostomie, suture au catgut n° 3. Drainage.	*Rechute* quinze jours après.
11	274	*Id.*............	»	H. ?	Gomme syphilitique?	Sigmoïdo-vési-cale.	2 tailles puis 1 laparotomie.	1° *Cystostomie.* Impossible de découvrir l'orifice. 2° *Cystostomie.* Sans résultat bien marqué. 3° *Laparotomie.* Le malade menaçant de se suicider (*Mort* par péritonite septique).
12	267	GUYON..........	»	F. 42	Rétrécissement du rectum.	Recto-vésicale.	Cystostomie.	Suture au catgut. Sauf à la partie inférieure de la perte de substances de peur de comprendre les uretères. Sonde de Pezzer; suture de la vessie. *Rechute* le 7° jour.
13 bis	268	GENOUVILLE....	»	H. 61	Abcès péri-vésical.	Sigmoïdo-vési-cale.	Cystostomie. *In extremis.*	*Mort* le jour même.
14	271	DUPLAY.........	»	? ?	? ?	? ?	Cystostomie.	*Guérison.*
15	272	*Id.*	»	? ?	? ?	? ?	id.	*Récidive.*
16	278	DESNOS.........	»	H. 62	Néoplasme intestinal ou vésical.	Recto-vésicale.	Cystostomie.	Ballon de Pétersen. Guérison opératoire, grande amélioration, quand, *mort* au 10° jour avec intoxication iodoformique.

Dans un troisième tableau, nous avons placé les laparotomies qui, en résumé, ont donné les résultats suivants :

Laparotomie seule, 12 cas ....
- 6 échecs.
- 6 guérisons........
  - 1 abcès du petit bassin (salping.)
  - 2 appendicites.
  - 1 salpingite suppurée.
  - 1 tumeur pelvienne (diverticule Meckel).
  - 1 inconnu, probablement d'origine vésicale et de nature inflammatoire.

Laparotomie avec opération complémentaire 5 cas ....
- 3 échecs.
- 1 guérison.
- 1 amélioration.
  - Entéro-anastomose, 1 guérison.
  - Résection intestinale, 2 échecs.
  - Résection vésicale, 1 amélioration.
  - Anus iliaque, 1 échec.

Les *causes* de ces 17 cas étaient :

1 fois affection tuberculeuse..... I (typhlite) (échec).

3 fois » cancéreuse ...... I (3 cancers de l'S iliaque) (3 échecs).

13 fois » inflammatoire ....
- 3 appendicites (3 guérisons).
- 1 abcès du petit bassin (guérison) (salping.)
- 1 pelvi-péritonite (amélioration).
- 4 salpingite (3 échecs, 1 guérison).
- 1 inflammation d'un diverticule rectal (échec)
- 1 gomme syphilitique du bassin (échec).
- 1 inconnu (probablement cystite) (succès).
- 1 par tumeur pelvienne formée par un diverticule de Meckel calcifié (succès).

Soit 1 échec (tuberculose cæcale).

3 échecs sur 3 cas de cancer de l'S iliaque.

1 amélioration

7 guérisons... pour 13 cas de nature inflammatoire.

5 échecs.....

Les *causes de la mort* le plus souvent invoquées sont l'infection péritonéale ou le shock opératoire si grave, étant donné le mauvais état général du sujet.

Voici le tableau des observations succinctement résumées :

Tableau des Laparotomies.

NOMBRE	Nᵒˢ DES OBSERVATIONS	NOM DE L'AUTEUR	ANNÉE	AGE SEXE	DIAGNOSTIC	GENRE DE LA FISTULE	SIÈGE DE L'OPÉRATION	DÉTAILS OPÉRATOIRES ET SUITES
1	205	Czerny	1887	H. 48	Cancer anse sigmoïde.	Sigmoïdo-vésicale.	Laparotomie mdiane.	Il n'est pas possible de réséquer le bord de la fistule par suite de la difficulté à l'atteindre sur la face postérieure de la vessie. 3 sutures à la soie. Drain dans le Douglas. 14 jours plus tard, fèces dans l'urine; pus et matière fécale par la plaie du drain. Dix jours plus tard on fit la colotomie. (*Echec.*)
2	227	Herczel	1890	H. ?	Diverticule rectal perforé.	Recto-vésicale.	Laparotomie puis plus tard colotomie.	Il décolle le rectum de la vessie ; impossibilité de réséquer les orifices de 5^{mm} vu leur profondeur. Suture à la soie. Drain abdominal enlevé le 4ᵉ jour. Le 9ᵉ jour pus et matière fécale par cette ouverture. Fèces dans l'urine. (*Echec.*) Colotomie les jours suivants. *Mort* 8 jours après.
3	243	Terrier	1890	F. 43	Salping. suppurée ouverte dans l'S iliaque et dans la vessie.	Sigmoïdo-vésicale.	Laparotomie, drainage (aucune suture.)	Poche intermédiaire de la grosseur d'une noix est trouvée entre l'S et la vessie. Aucun orifice n'est supprimé, un drain est simplement placé entre les 2 organes. Le passage des matières cessa aussitôt. (*Guérison.*)
4	233	Boiffin	1891	H. 28	Appendicite.	Appendiculo - vésicale.	Laparotomie latérale (avec entéro-anastomose).	Tumeur volumineuse à l'origine du gros intestin. Vu l'état de faiblesse, entéro-anast. entre le côlon transverse et l'intestin grêle. Véritable résurrection en quelques jours. (*Succès.*)
5	233	Francis Heuston	1891	H. 35	Cancer sigmoïde.	Sigmoïdo-vésicale.	Laparotomie.	Vessie adhérente à l'anse sigmoïde, adhérence facilement détachée. Perforation vésicale de la grosseur d'un pois. Avivement ; double plan de sutures. Résection intestinale de 3 pouces; réunion des 2 bouts. Mort dans le collapsus le 4ᵉ jour. (*Echec.*)
6	248	Jerwell	1896	F. 17	Appendicite.	Appendiculo - vésicale.	Laparotomie.	Appendice tendu entre la face latérale droite de la vessie et le cæcum. Résection. Les

7	253	TUFFIER.........	1898	F. 52	Cancer S iliaque.	Sigmoïdo-vési-cale.	Laparotomie.	Opération par le chirurgien de garde. Hérissée de difficultés (voir l'observ.). Résection de l'S iliaque et d'une portion de la vessie. Erreur opératoire au cours de la réunion intestinale. Mort 48 h. après. (*Echec.*)
8	255	*Id.*	1898	F. 42	Pelvi-péritonite.	id.	Hystérectomie abdominale puis laparotomie.	1re *Laparot.* : Hystérectomie. abdominale supra-vaginale. Drainage. Les matières continuent à passer par la vessie. 2e *laparotomie* (2 mois 1/2 après) très pénible; recherche de la fistule. Résect. partielle de la vessie, suture. Ouverture intestinale non trouvée. Drainage. (*Grande amélioration.*)
9	274	*Id.* .... Inédite	1898	H. ?	Gomme syphilitique de l'intestin.	Sigmoïdo-vésicale.	Deux tailles et 1 laparotomie.	Laparotomie (déc. 1895). Véritable tissu gommeux entre l'S et la face postér. de la vessie. Perforation intestinale très facilement suturée. Perforation vésicale non suturée. *Mort* par péritonite dans les 48 h. (*Echec.*)
10	259	MARCY......... Inédite	F. 40	Salpingite suppurée.	Iléo-vésicale.	Laparotomie.	Adhérences entre vessie, utérus, annexes gauches et 9^{cm} d'intestin. Séparation difficile. Orif. intest. sur l'iléon de 5^{mm} avivé et suturé. Orif. vésical 2^{mm},5 valvulaire, *id.* Fermeture de l'abdomen *sans drainage*. Sonde vésicale à demeure. *Guérison (succès).*
11	265	SCHWARTZ...... Inédite	F. 38	Salpingite.	Sigmoïdo-vésicale.	Laparotomie. Hystérectomie puis 2 laparotomies, puis colotomie.	Chez une femme ayant subi déjà laparotomie et hystérectomie vaginale, nouvelle laparotomie dirigée entre la fistule vésico-intestinale, impossibilité de suturer les orifices vu la profondeur. 2e *laparotomie* 2 m. après pour faire un anus iliaque étant données les adhérences, mort 4 m. après de néphrite ascendante. (*Echec.*)
12	269	DUPLAY.........	1899	F. 44	Typhlite tuberc.	Cæco-vésicale.	Laparotomie.	Petite cavité intermédiaire au sein d'adhérences entre la vessie et le cæcum. Orifice vésical comme une pièce de 0,20, suturé. Orifice intestinal si petit qu'on ne le suture pas. Drainage avec gaze. Mort quelques jours après le succès opératoire. (*Echec.*)
13	250	BEACH...........	1896	F. 62	Tumeur pelvien. formée par un diverticule de Meckel ayant créé une communic. intest.-vésicale. (Ex. histol. fait.)	Iléo-vésicale.	Laparotomie médiane.	Laparotomie. Position de Trendelenburg. Tumeur pelvienne volume d'un œuf. Etendue de l'iléon à la vessie. L'opérateur commence par l'intestin. Suture de celui-ci, puis de la vessie. Drainage à la gaze. Cathéter vésical à demeure. (*Guérison.*)

NOMBRE	Nᵒˢ DES OB-SERVATIONS	NOM DE L'AUTEUR	ANNÉE	AGE SEXE	DIAGNOSTIC	GENRE DE LA FISTULE	SIÈGE DE L'OPÉRATION	DÉTAILS OPÉRATOIRES ET SUITES
14	256	KELLY et Mᶜ CAL-LUM (1ᵉʳ cas)..	1898	F. 60	Inconnu.	Sigmoïdo-vési-cale.	Laparotomie mé-diane.	La flexure sigmoïde adhérait au sommet de la vessie. L'intestin offre un orifice de 2ᵉᵐ. On commence à suturer la vessie au cat-gut. L'orifice intestinal à la soie. Irriga-tion saline de la cavité abdominale. Drai-nage. Cathéter vésical à demeure. (*Guéri-son.*)
15	id.	KELLY et Mᶜ CAL-LUM (2º cas)...	1898	F. 57 puis 64	Salpingo-ovarite probablement ablation des an-nexes. Consé-cutivement fis-tule.	Recto -vésicale	Laparotomie mé-diane.	Rectum adhérent à la partie supérieure gau-che de la vessie par une bride fibreuse ; suture rectale, puis suture vésicale. Mort dans les 48 heures. (*Echec.*)
16	258	KEEN	1898	H. 25	Appendicite.	Appendico-vé-sicale.	*Id.*	On avait diagnostiqué : abcès de la prostate et fait une colotomie iliaque. Devant l'é-chec, laparotomie. Appendice long, pend dans le bassin et s'incorpore dans la paroi vésicale. *Guérison opératoire.* Mort 24 jours après d'iléus.
17	281	SAVARIAUD......	1899	F. 40	Salpingite.	Sigmoïdo-vési-cale.	Laparotomie mé-diane.	Dissection pénible de l'S iliaque dans une masse fibreuse. On commence par suturer la vessie au catgut. Orifice admettant une sonde de trousse. Large perte de substance intestinale ; suture à la soie perpendic. à l'axe. Drainage. Mort le 4ᵉ jour de pé-ritonite. (*Echec.*)

Nous venons d'exposer ce qui a été fait jusqu'à ce jour pour le traitement chirurgical curatif. *Il nous reste à étudier l'ensemble des moyens que l'on peut préconiser et des voies que l'on peut suivre pour traiter la fistule vésico-intestinale.*

Nous marcherons ici sur le terrain d'autrui, car nous serons guidé entièrement par les travaux déjà publiés sur ce point.

Ces voies et ces moyens varient avec le siège, la nature et l'étendue des lésions ; le sexe influe aussi sur leur choix. Étudions-les d'abord, *en les analysant;* nous *les synthétiserons* en posant leurs indications.

L'article de M. T u f f i e r dans le *Traité de chirurgie* paraissant au moment où nous écrivons ce chapitre, nous ne pouvons mieux faire que de classer avec l'ordre qu'il adopte les procédés opératoires suivant les voies qui permettent d'aborder la lésion. Ce sont :

> la voie vaginale ;
> — vésico-vaginale ;
> — périnéale ;
> — rectale ;
> — sacrée ;
> — transvésicale ;
> — péritonéale.

— VOIE VÉSICALE —

Nous avons vu qu'elle n'a été appliquée qu'une fois par H e i m-V ö g t l i n. Nous ne ferons que résumer le procédé opératoire de l'auteur que nous avons déjà exposé; remarquons seulement qu'il n'est possible que chez la femme. D'autres reproches peuvent lui être adressés. Il suppose, pour avoir quelque chance de succès, que l'orifice fistuleux est petit ; mais alors le doigt explorateur n'en reconnaîtra pas facilement l'existence ni le siège. Malgré l'aide que peut lui donner l'endoscopie, nous pensons que c'est un procédé d'exception qui a surtout pour lui son innocuité. En voici les divers temps :

1º Dilatation de l'urètre ;

2º Introduire l'index jusqu'au niveau de l'orifice fistuleux ;

3º Glisser le long du doigt une sonde molle qu'on peut passer dans la fistule ;

4º Sur la sonde, introduire un spéculum approprié qui vient s'adapter à l'orifice fistuleux et permet de saisir avec des érignes ses lèvres, que l'on cautérise fortement au nitrate d'argent ou avec de l'acide chromique.

La voie vésicale bénéficiera grandement du perfectionnement qui sera apporté aux méthodes d'endoscopie avec éclairage interne.

— VOIE VÉSICO-VAGINALE —

Applicable seulement *chez la femme* comme le précédent et, comme son titre l'indique, ce procédé porte le nom de son auteur, de Simon qui l'a appelé « incision vésico-vaginale ». Ce procédé permet de retourner la vessie comme un doigt de gant dans le vagin à travers l'incision vaginale, de mettre sa muqueuse presque à la vulve, sous le doigt et devant les yeux.

L'incision vésico-vaginale de Simon comprend :

1º Une incision transversale de 3 centimètres faite sur la paroi antérieure du vagin à 1 centimètre et demi en avant de la lèvre antérieure du col ;

2º Une incision longitudinale partant du milieu de la précédente et se dirigeant en avant sur une étendue de deux centimètres, de manière à dessiner avec la précédente un T. Cette incision perfore le vagin et la vessie ;

3º Par l'incision saisir la muqueuse vésicale à l'aide de pinces à griffes et l'attirer dans le vagin, tandis qu'on aide cette manœuvre en agissant au-dessus de la symphyse avec l'autre main qui refoule la vessie en bas et en avant. L'orifice vésical sous les yeux, il est facile de l'aviver et de le suturer.

Pour pratiquer facilement l'incision, la paroi antérieure du vagin doit être tendue à l'aide de valves vaginales. On ne fera la suture de l'incision vésico-vaginale que lorsque la fistule vésico-intestinale sera cicatrisée ; cette suture demeure facile, car les bords de l'incision se correspondent parfaitement.

On peut toutefois se demander si ce procédé, d'ailleurs séduisant, offre dans l'exécution une facilité aussi grande que celle qui semble découler de sa description.

— VOIE PÉRINÉALE —

Nous avons répété à l'École pratique les deux procédés décrits par Zuckerkandl (1) et par Rochet et Durand (2) que, d'après Tuffier et Chavannaz, on peut utiliser pour aborder la vessie par le périnée en passant entre l'urètre et la prostate en avant, le rectum en arrière. Le malade est placé dans la position obstétricale ; l'incision est la

(1) ZUCKERKANDL. *Wien medic. Press*, 1889.
(2) ROCHET et DURAND. *Archiv. provin. de chirurgie*, 1896.

suivante : Trait transversal à 3 centimètres au-devant de l'anus, de 7 centimètres de longueur.

Aux extrémités de celui-ci un trait se portant sur les ischions, qui servent de point de repère.

Le sphincter mis à nu est laissé en arrière. Le bistouri remonte ainsi dans l'espace recto-prostatique entre le rectum et la prostate jusqu'à la vessie.

Le rectum et la prostate ne sont pas solidement unis à l'état normal. Il est indispensable de se tenir tout contre la capsule de la glande ; on dissèque ainsi dans un plan de clivage qui permet de dénuder facilement l'organe en rejetant le rectum en arrière. Ce plan de clivage n'est pas facile à trouver les premières fois ; quand on arrive à la prostate, le mieux est de poser le bistouri, et de ne se servir quedea sonde cannelée qui permet le mieux d'isoler ce plan. Cela fait, on découvre la paroi postérieure de la vessie, portion sous-péritonéale, plus ou moins étendue suivant la distance à laquelle se trouve le cul-de-sac de Douglas. Quelle que soit cette distance, ce qui en l'espèce n'offre ici qu'un intérêt secondaire, il est plus intéressant de constater que le péritoine exempt de lésion se décolle des parois vésicales, aussi bien de la vessie que du rectum. Ce point a été d'ailleurs nettement établi par les recherches de Rochet et Durand (1).

Ceux-ci, contrairement à l'opinion de Jonesco, Delbet, suivant

(1) ROCHET et DURAND. *Loco citato.*
Leur procédé a pour but de créer une cystostomie périnéale.
Il comprend les temps suivants :
1° Inciser les téguments en H.
Trait transversal à 5 centimètres en avant de l'anus.
Traits latéraux distants d'environ 5 centimètres, commençant sur les côtés du scrotum, s'écartant en arrière pour préserver la musculature de l'anus au niveau duquel elles s'arrêtent.
2° Passer entre le sphincter en arrière et le transverse superficiel en avant. Disséquer transversalement au bistouri, dans la masse musculaire et fibreuse du corps périnéal, un cathéter ayant été mis au préalable dans l'urètre et un doigt dans le rectum, l'ouverture de ces deux organes, du rectum surtout, étant à redouter. Pour cela se porter un peu en avant, reconnaître le bulbe, l'isoler et le protéger par un écarteur.
3° Le sommet de la prostate est atteint, poser le bistouri et avec la sonde cannelée rompre les adhérences prostato-rectales. Le doigt glissé derrière la prostate remonte sur la paroi vésicale qu'il faut isoler jusqu'au péritoine que l'on rejettera en arrière vers le rectum. Le dernier temps ne nous intéresse pas.

au contraire l'avis de Guelliot, n'ont jamais rencontré une union intime entre les vésicules séminales et le rectum, rendant impossible tout passage entre eux. Sur les 4 sujets de l'École pratique qui nous ont servi, nous avons pu facilement, sur 3, séparer avec la sonde cannelée les vésicules et le rectum, en suivant, comme le recommandent Rochet et Durand, la ligne médiane sur le sujet entier. Chez le quatrième sujet, l'union était si étroite que cela fut matériellement impossible : il existait à ce niveau, entre les deux organes, une masse de tissu spongieux avec de nombreuses veines à la coupe ; le sujet était, il est vrai, porteur d'une hypertrophie de la prostate avec des lésions de cystite et de péricystite.

En résumé, nous pensons que ce procédé appliqué pour le traitement des fistules vésico-rectales siégeant sur la face antérieure du rectum et postérieure de la vessie peut rendre de grands services, sans dégâts puisqu'il ménage la musculature du périnée, longe les viscères et ne coupe aucun nerf ni vaisseau important.

Parvenu sur la fistule, il faut en aviver les bords, suturer et drainer avec un tube et de la gaze interposée à la vessie et au rectum pour assurer une cicatrisation complète, de la profondeur à la superficie. Becher (1) a obtenu par cette méthode une guérison complète.

Dittel a employé le même procédé, mais a eu 4 insuccès sur 4 opérations. Karewski (de Berlin) a fait également « la taille prérectale » avec les divers temps indiqués plus haut, et la fit suivre de la sphinctérotomie avec sonde à demeure. D'après l'auteur, quand tout va bien la plaie périnéale non suturée est fermée en quinze jours environ et le trajet fistuleux, dû au drain, au bout de quatre semaines.

— VOIE RECTALE —

Nous avons vu que c'est elle qui a donné aux opérateurs le plus grand nombre de succès.

Thompson (2) se bornait à découvrir la fistule et à cautériser les bords à l'aide du thermocautère. — Il est évidemment établi aujourd'hui qu'il vaut mieux chercher l'oblitération par l'avivement direct et la suture. L'opération a été ainsi conduite quatorze fois. Sur ce

---

(1) BECHER. *Ueber die Operationen der Blasen-Mastdarmfistels.* Inaug. Dissert. Berlin, 1896.

(2) THOMPSON. *Traité pratique des maladies des voies urinaires*, 1874, p. 281.

nombre onze fois elle a été accompagnée de la sphinctérotomie, qui fut postérieure huit fois, et antérieure dans trois autres. La récidive est fréquente, et la patience du chirurgien doit quelquefois être très tenace : tel est le cas de B r o w n (1), qui après huit tentatives de suture directe par l'anus chez un enfant de 6 ans, fut obligé de pratiquer une colotomie et une cystotomie, et obtint enfin la guérison définitive de la fistule à la dixième intervention.

C'est M a r i o n S i m s (2) qui aurait, le premier, fait par le rectum la suture d'une fistule vésico-rectale consécutive à une taille.

Le malade est placé dans la position de la taille, le bassin élevé et bien soutenu, le périnée parfaitement éclairé, ou bien dans la position génu-pectorale (cas de B r i d d o n). On fait la dilatation de l'anus ; puis, des écarteurs vaginaux longs, placés latéralement, écartent les faces latérales du rectum en tendant la paroi antérieure pour effacer les replis de la muqueuse. Avec de petites pinces à griffes et un stylet on fouillera tous les points suspects : cette recherche sera quelquefois facilitée par la présence d'une modification pathologique de la muqueuse (saillie, repli), ainsi qu'en témoigne une de nos observations.

On s'aidera, dans cette recherche, de manœuvres diverses au premier rang desquelles on peut placer les injections vésicales colorées ; cela ne sera pas toujours possible. Nous ne reviendrons pas sur ce point, longuement exposé déjà.

Pour voir plus haut, la sphinctérotomie postérieure sera très utile. Si l'orifice est découvert, cette section facilitera singulièrement la suture et, d'autre part, elle aura pour effet, les jours suivants, de permettre l'écoulement facile et continu des matières par l'anus, évitant ainsi la distension du rectum par les matières et le séjour de celles-ci au contact de la suture.

Pour pratiquer sur les bords de l'orifice un avivement à la Bozeman, il sera utile d'employer les instruments usités pour les fistules vésico-vaginales. La suture à un ou deux plans sera de préférence faite au catgut pour éviter l'obligation de les retirer plus tard; on placera dans le rectum, les premiers jours, un gros drain enveloppé de gaze.

(1) BROWN. *Annales of surgery*, 1899, t. 1, p. 714-740.
(2) M. SIMS, cité par BAUER. Beitr. Steinschnitt durch den Mastdarm. *Arch. f. klin. Chirurg.* Berlin, 1862, Bd III, p. 158.

La plaie de section de l'anus sera maintenue ouverte avec de la gaze, à plat. Ce détail est très important, plusieurs échecs de cette méthode ayant été dus à une cicatrisation trop rapide de la section anale. L'incontinence des matières n'est pas à redouter, car la suture ultérieure, dans toutes les observations recueillies, a permis de rétablir l'intégrité anatomique et fonctionnelle du sphincter.

Chavannaz cite, pour mémoire et pour le rejeter, le procédé de Desault, consistant à fendre comme une fistule à l'anus toutes les portions molles, rectum compris, à partir de l'orifice fistuleux. La guérison s'établit par bourgeonnement du fond à la périphérie. Baudens opéra son malade de la sorte et le guérit en deux mois.

Becher, dans sa thèse, relate l'observation de Karewski que nous publions après lui. Dans cette observation l'auteur emploie un procédé qui n'avait jamais été appliqué aux fistules vésico-rectales. Le malade était porteur d'une large communication entre la vessie et le rectum, siégeant sur la paroi antérieure de ce dernier, juste au-dessus de la prostate et ayant résisté à deux interventions directes : « On incisa circulairement le rectum et le descendit tant que l'orifice vésical fut recouvert par la paroi rectale saine. Le segment inférieur abaissé du rectum restait devant l'anus comme un prolapsus artificiel ». — L'opération échoua, d'ailleurs, en partie et on dut recourir à une intervention nouvelle par la voie sacrée, qui guérit le patient de sa fistule.

Ce procédé rappelle celui de la fistule recto-vaginale par abaissement du rectum avec conservation du sphincter. De nouvelles applications seules pourront donner l'étendue de sa valeur.

— VOIE TRANSPELVIENNE —

Elle est *antérieure* ou *postérieure*.

On peut aborder la vessie et, par conséquent, les fistules vésico-intestinales par la face antérieure du bassin, soit en traversant les parties molles, soit en réséquant une portion de la symphise.

Le premier procédé appartient à Langenbuch (1) ; son incision a la forme d'un Y renversé. La branche verticale est sur la ligne médiane en avant de la symphyse. Les deux branches divergentes sont

____

(1) LANGENBUCH. *Deutsch. med. Woch.*, 1889, p. 179.

à cheval sur la racine de la verge. La brèche ainsi obtenue ne mesure que 4 ou 5 centimètres de hauteur sur 3 centimètres de largeur. — A notre connaissance, il n'a jamais été appliqué au traitement des fistules vésico-intestinales.

Tout aussi exceptionnels sont les procédés de Niehans (1) et celui de Helferich (2) (de Greifswald) s'accompagnant de résection osseuse. Le premier est ainsi décrit : « Une incision verticale part au-dessus du pubis sur la ligne médiane, descend jusqu'à la symphyse, contourne d'un côté la racine de la verge et s'arrête au sillon génito-crural. Dans l'angle inférieur, la branche descendante de l'ischion est exposée, puis sectionnée au ciseau. De même pour la branche horizontale du pubis, juste en avant de la veine fémorale. — La symphyse est alors fendue, et le volet ostéo-cutané ainsi mobilisé est rabattu au dehors. « L'auteur a constaté que l'on a beaucoup de jour pour aborder les parties inférieures et latérales de la vessie. Tout se passe en dehors du péritoine.

L'opération fut pratiquée une fois chez une femme atteinte de fistule vésico-intestinale cutanée par abcès pérityphlitique. Le résultat opératoire n'est indiqué dans l'article allemand qu'à ce seul point de vue.

Helferich résèque la moitié supérieure de la symphyse. Il trace une incision d'une épine pubienne à l'autre et isole au bistouri les faces antérieure et postérieure de la symphyse en conservant le périoste vers les parties latérales. D'un coup de ciseau vertical il libère ces parties latérales sans avoir besoin d'entrer dans le trou obturateur. Il achève par un coup de ciseau perpendiculaire à la face antérieure de la symphyse. — On a ainsi une large brèche par laquelle on peut décoller et relever le péritoine jusqu'au sommet de la vessie. Helferich a fait cette intervention deux fois : une première pour carie pubienne ; une deuxième pour tumeur de la vessie qu'il a enlevée, faisant ensuite aisément la suture de la paroi antérieure.

Les Professeurs Ollier et Chalot ont réglé la résection du pubis définitive ou temporaire pour aborder la vessie et la prostate ; de même, la symphyséotomie donne sur la vessie un large accès.

(1) NIEHANS. *Centralblatt für Chir.*, 1888, p. 521.
(2) HELFERICH (de Greifswald). *Annales des org. génito-urinaires*, 1886, p. 495 et *Archiv für klin. Chir.*, 1898, p. 625.

Nous n'avons pas à juger longuement ces procédés en eux-mêmes. Nous les signalons ici pour synthétiser les divers points qui se rapportent au sujet ; mais nous nous empressons d'ajouter que ces modes opératoires sont exceptionnels et ne peuvent que demeurer tels dans le traitement de la fistule vésico-intestinale, et ceci pour plusieurs raisons : d'abord, parce que d'une façon générale nous possédons de meilleurs moyens d'action ; ensuite parce que, la fistule siégeant surtout sur le sommet, la face postérieure et le bas-fond de la vessie (une seule fois sur la face antérieure), les autres voies d'accès sont mieux indiquées.

— VOIE TRANSPELVIENNE POSTÉRIEURE, OU VOIE SACRÉE —

Herczel (1), en 1890, a recommandé cette voie pour aborder la vessie en cas de fistule vésico-rectale, quel que soit son siège sur la vessie, surtout chez l'homme. Si chez la femme la cloison formée par les ligaments larges rend l'accès vésical particulièrement difficile, il sera toujours possible d'exposer par ce procédé le pourtour du rectum et de traiter directement l'orifice intestinal en l'avisant et le suturant.

Le procédé recommandé par Herczel dans les fistules vésico-rectales consiste en une incision périnéale postérieure, celle de Denonvilliers combinée avec l'extirpation du coccyx de Verneuil-Kocher ou la résection du sacrum de Kraske. Les téguments ayant été incisés du milieu du sacrum à l'anus, on fera la résection temporaire ou définitive plus ou moins étendue suivant les circonstances. Le point délicat sera la séparation du rectum et de la vessie, celle-ci ne pouvant être injectée : on se guidera sur un cathéter glissé par l'urètre.

Le rectum décollé on a, d'après l'auteur, au fond de la plaie de 6 centimètres de profondeur la face postérieure et le bas-fond de la vessie très accessible. Si la fistule est au-dessous du repli de Douglas, il faut s'efforcer de ménager celui-ci. Si elle est au-dessus, il faudrait l'ouvrir après avoir mis des clamps intestinaux afin de s'opposer à l'issue de l'urine et des matières fécales dans le péritoine. Une fois les orifices avivés et suturés, il faudrait les rendre extrapéritonéaux en suturant au-dessus d'eux les deux feuillets péritonéaux.

Ces tentatives méritent d'être faites assurément, mais sans qu'on puisse s'en dissimuler les difficultés.

(1) HERCZEL. *Beiträge zur klin. Chir.*, 1889, p. 690.

Cependant Becher a obtenu un succès en procédant de la façon suivante dans un cas où deux autres interventions avaient échoué :

« Il réséqua le coccyx de la façon typique, libéra circulairement l'intestin et extirpa la surface ulcéreuse, de même que l'orifice fistuleux. Par la translation de l'intestin à la base du coccyx, il créa un intervalle aussi grand que possible entre la vessie et l'intestin pour empêcher, grâce à lui, une nouvelle formation du trajet fistuleux. Cinq mois après, le malade sortait sans récidive de sa fistule rectale. »

C'est à Karewski que revient le mérite de l'idée de créer cet espace aussi étendu que possible entre le rectum et la vessie où pût se former entre les deux orifices de la fistule du tissu sain. Pour l'obtenir plus considérable dans un cas où tous les autres essais opératoires avaient successivement échoué, il pratiqua la résection du coccyx, mit à sa place l'intestin et obtint de la sorte une guérison parfaite.

En résumé, les procédés transpelviens antérieur et postérieur ne seront utilisés que si toutes les autres tentatives plus simples ont échoué.

— VOIE TRANSVÉSICALE —

Nous avons vu que Simon a proposé d'ouvrir la vessie par le vagin, de la renverser pour aviver et suturer la fistule. C'est un procédé transvésical ; ce n'est pas celui que nous visons dans ce paragraphe. Il n'est pas, en effet, applicable à l'homme et il n'a pas la simplicité franche et hardie de l'idée proposée par M. Le Dentu, le premier.

Cette méthode a été réglée en 1894 par M. Pousson (1). Voici le manuel opératoire tel qu'il l'a fixé :

1er TEMPS. — *Incision de la paroi abdominale et ouverture de la vessie.*
Contrairement à ses devanciers, Pousson fait l'incision verticale commune. Cependant, on peut faire une incision transversale ou bien en T renversé ; ajouter même l'ouverture de la symphyse pubienne.

L'espace prévésical ouvert, il peut être difficile de reconnaître la paroi vésicale et de relever le cul-de-sac à cause de l'impossibilité de dilater préalablement la vessie (2). Le cul-de-sac reconnu, le relever en grattant la paroi anté-

(1) POUSSON. *Arch. prov. de chirurgie*, décembre 1894.
(2) L'auteur pense qu'on pourrait, en introduisant par l'urètre dans la vessie chez la femme un ballon en caoutchouc mince, le gonfler en insufflant de l'air ou en

rieure de la vessie avant de la ponctionner directement ou sur un cathéter introduit par l'urètre.

L'ouverture de la ponction est agrandie à l'aide d'un bistouri boutonné, ou mieux encore au moyen d'un coup de ciseau et un fil de soie plate et passé dans chacune de ses lèvres pour les soulever en les écartant ; les écarteurs de Bazy, celui de Watson, pourront ici rendre de grands services.

2e TEMPS. — *Avivement.*

La vessie est ouverte : chercher l'orifice fistuleux, l'attirer au jour si possible ; sinon, l'aviver sur place avec l'arsenal ordinaire des instruments destinés à l'opération de la fistule vésico-vaginale par les procédés américains. L'avivement devra être large (un bon demi-centimètre au moins) et complète. L'opérateur s'appliquera à bien *soigner* les angles de la fistule. L'éclairage de la vessie au moyen d'une petite lampe à incandescence servira à surveiller, si cela est nécessaire, les progrès de l'avivement et à s'assurer de sa perfection.

3e TEMPS. — *Suture.*

Deux recommandations sont ici primordiales :

a) Éviter de rétrécir la lumière de l'intestin sous-jacent ;

b) Enterrer les fils soigneusement dans l'épaisseur des parois vésicales.

La suture, pour être solide, doit être faite à deux étages : l'un profond et l'autre superficiel. Elle sera faite au catgut qui se résorbera dans l'épaisseur des tissus : la portion des fils saillante dans la cavité vésicale, si elle n'est pas évacuée par l'urètre les jours suivants (ce qu'il faudra rechercher avec soin) sera extraite avec un petit lithotriteur.

4e TEMPS. — *Fermeture partielle et drainage de la vessie.*

Pour une minorité la vessie peut ou doit être fermée et abandonnée à elle-même, la paroi abdominale suturée.

Pour la majorité et à notre avis, il vaut mieux drainer avec des mèches de gaze, des drains ou mieux avec des tubes de Guyon-Périer. Cette méthode assure le repos de la vessie en supprimant ses contractions, diminue la congestion de ses parois, assure par conséquent une circulation régulière et favorise la cicatrisation de la fistule. D'ailleurs, étant donné le milieu septique où l'on opère, le drainage sera indispensable pour assurer une antisepsie renouvelée. A cette méthode nous attribuerions volontiers la plus grande part dans la réussite de l'opération.

Du sixième au huitième jour, les tubes seront supprimés et l'orifice de la vessie pansé à plat. Si, comme dans le traitement similaire de la fistule vésico-vaginale par la vessie, on redoutait une occlusion trop rapide de la vessie, il serait aisé de mettre une sonde à demeure comme on le fait dans la méthode américaine.

Après Pousson nous avons vu que M. Tuffier a tenté deux fois

injectant de l'eau et distendre ainsi la vessie, comme on le fait pour le rectum avec le ballon de Petersen.

par cette méthode la cure de deux fistules vésico-intestinales chez la femme.

— VOIE TRANSPÉRITONÉALE —

Le plan opératoire est celui-ci : aborder la lésion en libérant les adhérences qui unissent la vessie à l'intestin ; mettre à découvert chaque orifice, le fermer par des sutures ou obtenir sa cicatrisation spontanée dans certains cas par le simple drainage.

Tuffier et Dumont donnent dans ce but un ensemble de conseils qui résument les précautions pour éviter un échec. Nons ne pourrions que les affaiblir en les commentant ; aussi les reproduirons-nous in extenso.

1° L'incision de la paroi devra être placée très bas, de façon à obtenir beaucoup de jour et à ne pas être obligé de « plonger » de trop haut dans le petit bassin ;

2° Pour rechercher le siège de la fistule, recherche qui sera souvent difficile, quatre-vingt-dix-neuf fois peut-être impossible, il est absolument nécessaire de suivre, pour ainsi dire, un fil conducteur afin de ne pas être exposé à s'égarer au milieu de la masse d'adhérences et de tissus morbides qui occupent presque toujours le petit et souvent une grande partie du grand bassin. Le mieux est de se guider sur l'intestin qu'il faudra dérouler et suivre jusqu'au niveau de la fistule, en détachant prudemment et aussi loin que possible toutes les adhérences qui le fixent aux organes voisins, utérus, annexes, paroi abdominale. Arrivé sur le siège de la fistule, il faudra décoller l'intestin d'avec la vessie si ces deux organes sont directement adhérents, disséquer et extirper le trajet fistuleux, si la communication des deux réservoirs est indirecte ;

3° On procédera ensuite à l'avivement et à la suture de la perte de substance créée sur l'intestin et sur la vessie par le décollement. Ici encore, il est nécessaire de commencer par l'intestin pour ne pas s'exposer, dans le cas d'un orifice intestinal petit, à ce qui nous est arrivé, c'est-à-dire à ne plus retrouver cet orifice au moment où, la suture vésicale terminée, on voudrait le suturer à son tour. La suture de l'intestin est, d'ailleurs, plus facile que celle de la vessie, en raison de sa mobilité qui fait qu'on peut l'amener aisément dans la plaie. Au contraire, la situation profonde de la vessie, sa fixité, sa friabilité résultant d'une inflammation prolongée, font de la suture de cet organe le temps le plus difficile de l'opération. Or, il faut que cette suture soit particulièrement bien soignée pour éviter une fistule urinaire plus prompte encore à se produire, comme on sait, qu'une fistule stercorale. Quant au mode de suture à employer : points séparés à la Lembert pour l'intestin, ordinaires pour la vessie ;

4° On ne recherchera jamais la réunion immédiate de la plaie hypogastrique ; la nature des lésions, la longueur des manœuvres intra-abdominales, l'impossibilité d'une antisepsie parfaite, imposent le drainage, de préférence avec les mèches qui resteront en place au moins pendant une huitaine de jours.

____

Après cette longue *analyse* des moyens thérapeutiques que nous pouvons opposer aux fistules vésico-intestinales, nous croyons indispensable de faire une *synthèse* et de résumer aussi brièvement que possible les indications qui s'en dégagent.

Les lésions sont très variables : c'est ce qui a imposé la multiplicité des moyens proposés ou expérimentés. Mais cette richesse apparente, qui masquerait une faiblesse, peut se réduire. Nous pensons qu'en pratique et dans la très grande majorité des cas il sera possible de simplifier beaucoup la ligne de conduite à suivre.

Une communication anormale entre la vessie et l'intestin est constituée à l'état de fistule : quelle méthode devons-nous suivre pour en amener la guérison ?

Le premier soin sera, comme nous l'avons dit déjà, de faire un *examen complet du malade* et d'établir :

1° La *nature de la lésion*, d'après la maladie causale. Il faudra donc rechercher où se trouvait la localisation de celle-ci ? quelle en était la nature ?

2° Le *siège de la fistule*, et ceci par tous les moyens que la clinique nous a offerts. La détermination du siège, à notre avis, doit se borner, du moins au point de vue purement opératoire, à *savoir si ce siège est haut placé sur le tube intestinal, s'il est au-dessus de la portion supérieure du rectum ou au-dessous.*

En général l'analyse des observations nous a montré que cette certitude pouvait être acquise aujourd'hui grâce aux moyens d'investigation que nous possédons. C'est là précisément ce qui va nous permettre de simplifier les indications opératoires.

Quoi qu'il en soit, une fistule vésico-intestinale sera *toujours traitée d'abord médicalement.* Les soins médicaux, nous ne les renouvelons pas ; ils seront *immédiats, réguliers, étroitement surveillés.* Ils viseront :

1° Le soutien physique et moral du malade ;

2° La désinfection intestinale, et surtout vésicale, par le régime approprié et les lavages. Nous savons que le lavage même faiblement antiseptique arrête longtemps l'infection vésicale dans les cas qui nous occupent. Or, le plus grand danger est l'infection des voies urinaires, la cystite et la néphrite ascendante. — Nous avons vu que ces accidents sont lents à se produire. Donc avec les lavages le médecin aura le temps de poser toutes ses indications ; il pourra en même temps étudier l'évolution des symptômes en mettant une sonde rectale et une sonde urétrale à demeure ; et même faire l'essai d'une cautérisation directe par l'orifice rectal quand ce sera possible, ou par la vessie avec l'aide de l'endoscopie.

A ces moyens, si la syphilis est soupçonnée, le traitement spécifique sera ajouté ; nous croyons que ce traitement n'a pas toujours été appliqué parce que la pensée n'en est pas venue. Les succès remarquables obtenus font une loi désormais de rechercher minutieusement cette origine.

Le traitement médical a échoué. Les signes fonctionnels, l'examen cystoscopique permettent de constater aucune amélioration ; l'état général est moins brillant : il faut intervenir.

C'est ici que s'impose la distinction sur laquelle nous insistons, et que Chavannaz a nettement établie avant nous. Nous divisons les communications fistuleuses entre la vessie et l'intestin en *fistule rectale* ou FISTULES BASSES *accessibles par le rectum* et en fistules vésico-intestinales ou FISTULES HAUTES *inaccessibles par l'anus*, siégeant sur la partie supérieure du rectum ou, plus haut, sur le trajet intestinal.

Admettons l'existence d'une fistule basse. — Nous nous demanderons d'abord quelle en est la nature ? Si elle est due à un néoplasme pelvien, nous laissons à d'autres le soin d'établir les indications de l'extirpation de la lésion totale. Mais nous pensons qu'un seul traitement sera applicable : le traitement palliatif, l'anus contre nature, qu'il soit lombaire ou iliaque.

Si la lésion est tuberculeuse sans trop grande perte de substance, et, surtout, si elle est d'origine inflammatoire, le traitement chirurgical direct s'impose. Nous avons énuméré tous les procédés proposés : n'hésitons pas à choisir ceux qui ont fait leurs preuves ; c'est-à-dire : *suture directe par le rectum avec sphinctérotomie primitive, ou par le périnée, par la voie prérectale, avec sphinctérotomie secondaire.*

Si une première intervention par la suture directe rectale échoue, ou offre trop de difficultés, la voie périnéale devra être tentée, et les interventions répétées avec une ténacité et une persévérance qui n'auront pour guide et pour frein que l'état général du maladé.

Ajoutons, cependant, que chez la femme, surtout si la fistule avoisine le cul-de-sac antérieur, le procédé de Simon avec création d'une fistule vésico-vaginale temporaire peut être tenté ; mais nous lui préférons la voie plus franche de la taille hypogastrique.

Admettons une *fistule haute*, ou supposons le cas possible d'un diagnostic hésitant, l'examen rectal et général du malade n'ayant pas permis de fixer exactement le siège et la nature : dans ces cas *la laparotomie est l'intervention de choix.*

Nous la préférerons à la voie transvésicale, séduisante, d'abord parce que l'opération est plus facile à conduire si on attaque la fistule par la recherche de l'anse intestinale malade ; ensuite parce qu'en pratique dans une vessie adhérente, épaisse, indurée, sans souplesse, réduite de volume, enfouie dans les adhérences, inextensible, en un mot dans une vessie telle que les autopsies nous l'ont montrée au chapitre de l' « Anatomie pathologique », des manœuvres sont, sinon impossibles, du moins d'une difficulté extrême.

La voie vésicale est séduisante, disions-nous, mais c'est une voie d'exception, car combien suppose-t-elle de conditions essentielles. Il faut, en effet, pour que cette méthode soit réellement indiquée :

1° Que la fistule soit ostiale ou bimuqueuse, c'est-à-dire sans trajet intermédiaire. Et nous avons vu que rien dans l'examen des causes et des symptômes ne nous permettait d'induire par avance la forme des lésions ;

2° Que les manœuvres intra-vésicales soient possibles, ce qui sera loin d'être la généralité des cas.

Toutes les préférences doivent donc aller à la *laparotomie qui d'exploratrice pourra devenir curative.* Les progrès de la chirurgie abdominale ne permettent plus d'hésitation devant la gravité, très atténuée aujourd'hui, de la laparotomie, même ici où elle est particuliérement grave, car elle seule permettra de répondre à toutes les indications.

En effet, seule l'ouverture large de la cavité abdominale permet de reconnaître la longueur, la disposition du trajet fistuleux, si la communication est directe ou si elle se fait par l'intermédiaire d'une cavité interposée.

Seule elle permet de traiter à la fois la maladie causale et sa *complication*, la fistule vésico-intestinale.

Enfin par la laparotomie seule, il sera permis :

1° De *rechercher d'abord la lésion intestinale en suivant les anses ;*

2° De *décoller les adhérences* entre la vessie et l'intestin, de *libérer les organes*, et si possible *d'agir sur les orifices*, sur *celui de l'intestin d'abord*, de préférence, pour ne pas le perdre (Tuffier) puis sur celui de la vessie ;

3° Si ce résultat idéal ne peut être obtenu, on peut être conduit à pratiquer *la résection de l'appendice*, du *cæcum*, d'une portion intestinale ou celle d'une *portion de la vessie*, en faisant suivre ces résections de la reconstitution de deux réservoirs par la suture ;

4° Ou bien de pratiquer *l'exclusion de l'anse* malade, si elle ne peut être enlevée sans compromettre la vie du sujet (procédé de Hochenegg);

5° Ou bien encore, pour diminuer la gravité de l'intervention, de créer une *entéro-anastomose* entre l'anse en amont et l'anse en aval de la fistule, soit par le procédé de Boiffin, soit par celui de Lardennois;

6° Enfin la laparotomie permet toujours — ultima ratio — si les lésions sont trop étendues ou si leur nature s'oppose à une exérèse, de *créer un anus contre nature*, mais alors en toute connaissance de cause.

En définitive nous estimons, après M. Tuffier, que la laparotomie dans le traitement de la *fistule vésico-intestinale haute* n'est pas seulement, suivant l'avis de quelques auteurs, simplement « *possible et légitime* », mais *nécessaire.* « Nous pensons que, à part certaines conditions spéciales tirées surtout du siège de la fistule, la laparotomie doit entrer pour une part très grande dans l'abord des fistules vésico-intestinales : elle donne un large champ opératoire, elle permet d'explorer les lésions, de reconnaître exactement la forme, l'étendue, la nature du mal, et de lui appliquer la thérapeutique la plus efficace. » (Tuffier, *loco citato.*)

Donc, *le traitement médical à toutes les périodes de la maladie, l'intervention chirurgicale par la voie périnéo-rectale dans les fistules accessibles par le rectum, par la laparotomie dans les fistules hautes*, tels sont les moyens qui, grâce aux résultats qu'ils ont fait déjà obtenir, permettront désormais de guérir ou de soulager dans une très large mesure les malheureux affligés de l'atroce infirmité qu'est la fistule vésico-intestinale.

OBSERVATIONS

1° **Observations antérieures à 1870** (Thèse BLANQUINQUE).

Obs. 1. — PRAXAGORE, in MORGAGNI, t. II, p. 178. — *La mention la plus
ancienne de la fistule vésico-intestinale* est, à ce que je sais, celle de Praxagore
qui dit : « J'ai vu un homme qui rendait l'urine par l'anus et qui a vécu avec ce
symptôme douze ans. Et j'ai entendu de plusieurs autres cas de cette espèce. »
Cette citation se trouve dans le livre de Ruphus, d'Ephèse, intitulé : *De vesicœ
renumque affectibus* (chap. VIII).

Obs. 2. — F. SCHENCKIUS (de Fribourg). *Observationum medicarum tomus
primus*, Francfort, 1600, Lib. III, observ. 257. — *Fèces passant avec les urines
par le pénis.* — Ferrandius l'aîné écrit dans son livre *De nephritibus* :
A l'autopsie du cadavre d'un médecin illustre, Pierre de Schardos, on trouva en
dehors des pierres rénales très grandes un néoplasme (carnositas putris) du
rectum. Il perfora cet intestin et puis le col vésical, de sorte que le malheureux
malade rendait — ce qui était étonnant et peut-être jamais vu auparavant —
des fèces avec les urines par le pénis. »

Obs. 3. — BENIVENIUS (in F. SCHENCKIUS, *eod. loco*), liv. III, p. 716-717,
obs. 344.—*Urine rendue par l'anus ;* B. *de abditis*, chap. VII, dit: « J'ai vu un garçon
de 12 ans, atteint depuis six jours d'une rétention d'urine, rendre celle-ci par
l'anus. A l'examen je n'ai trouvé ni dans sa vessie ni dans son rectum, tant
que pouvait sentir le doigt, aucune perforation.

« Quelques jours plus-tard, les symptômes de rétention et du passage de l'urine
par l'anus cessèrent d'eux-mêmes.

Cardanus déclare dans ses Commentaires à Hippocrate (*Comment.* ad lib.
Hipp. *de aliment.*, lect. 42, tex. 43) avoir vu un garçon qui rendait toute son
urine par l'anus.

Obs. 4. — FABRICIUS HILDANUS. *Opera observationum et curationum med.-
chirurgicarum.* Francfort-sur-Mein, 1646, p. 136-138 (observ. 65). — David R...,
80 ans. Après avoir bu trop de vin, le 13 novembre 1606, commença à souffrir de la rétention d'urine et de la colique. Pendant douze jours, il supportait
cela patiemment, mais le 24 novembre, il se décida à s'adresser à moi.

Je le trouvai fort souffrant, tourmenté par la fièvre; au ventre on sentait une tumeur dure, tendue, rénitente, s'étendant du pubis à l'estomac. On aurait dit une grossesse. J'appliquai alors sur cette tumeur un cataplasme des plantes, racines et graines émollientes et diurétiques. Puis j'introduisis un cathéter dans sa vessie et je retirai 5 livres et 4 onces d'urine. Mon homme fut soulagé immédiatement et la tumeur diminua beaucoup.

25 novembre. Lavement doux émollient; cathétérisme. Mais je ne retire rien. La douleur et le gonflement du ventre augmentent.

Le 26. Cathéter. Je retire 6 livres d'urine. Douleur et tension cessent.

Le 27. Cathéter ramène de nouveau 6 livres d'urine.

Le 28. Cathéter retire 4 livres et 4 onces d'urine. Presque avec la dernière once d'urine vient 1 once de pus. Lavement doux, sur quoi 2 évacuations alvines qui soulagent beaucoup le malade. A 9 heures du soir le cathétérisme ramène de nouveau 4 livres d'urine. Cette urine est sanguinolente comme aussi celle retirée les jours précédents. Il m'est clair qu'un abcès s'est formé dans la vessie et que l'inflammation et la tension de la vessie causent la rupture de petites veinules.

Le 29. Le matin, lavement. A midi, cathéter ramène 4 livres 6 onces d'urine très purulente. Le soir, cathétérisme de nouveau : 4 livres 8 onces d'urine, moins purulente.

Le 30. Cathéter le matin, 2 livres d'urine très sanguinolente.

Les cataplasmes continus et les lavements, de même que les onctions du ventre et du bas-ventre firent qu'à partir du 1er décembre R... commença à rendre l'urine par les voies naturelles.

2 décembre. Ingestion de térébenthine de Venise. Onctions avec l'huile d'aneth et de camomille. Au moment du déjeuner le malade sentit de fortes douleurs. Je le fis uriner et alors il rendit non seulement l'urine, mais aussi une matière épaisse, blanche et très fétide. Le soir, lavement; dans la nuit 3 évacuations alvines.

Le 3. Le malade se sent mieux, il rend l'urine sans trop de difficulté, mais l'urine contient toujours la matière fétide et purulente. Cet état persistait jusqu'au 17 décembre, où la tumeur à laquelle j'appliquais toujours les cataplasmes diminua considérablement et l'urine commença à devenir plus claire, plus pure et moins fétide.

Vers la fin de décembre quelque constipation. Elle cède aux lavements purgatifs, mais l'urine commence à être rendue involontairement.

6 janvier, diarrhée. Eau de cannelle et vin l'arrêtent.

A partir du 9 janvier le malade se mit à rendre l'urine exclusivement par l'anus. Elle était tantôt seule, tantôt mélangée de fèces, mais elle s'écoulait involontairement. Pourtant il n'y avait pas de douleurs et seulement vers le 18 janvier les forces commencèrent à tomber. Le 30 janvier R... mourut.

AUTOPSIE. — Dans la vessie il y avait un squirre gros comme un œuf de poule, adhérant fixement surtout au col. *La cavité vésicale communiquait en outre par une ulcération ronde avec la cavité du rectum.* Les parois vésicale et rectale étaient livides, rein petit, foie dur et cirrhotique.

Obs. 5. — Fabricius Hildanus. *Eod. loco* (obs. 47). — Il y a deux ans, une femme, paysanne, tomba de l'arbre et se fit des blessures des organes génitaux. Transportée chez elle, elle fut traitée par des cataplasmes. Sa plaie guérit, mais la guérison fut suivie d'oblitération du vagin. Depuis ce temps, elle ne rend jamais l'urine par le méat urinaire, mais par l'anus; non avec les fèces, mais séparément. Il y a quatre mois, souffrant beaucoup de douleurs utérines et de constipation. elle vint me consulter et me demander si, après une opération, elle pourrait rendre l'urine par les voies naturelles. Mais je lui ai dissuadé l'opération qui serait très risquée et peut-être infructueuse et je lui ai conseillé de se contenter du passage de ses urines par l'anus. Évidemment il y avait, à mon avis du moins, une blessure simultanée de la vessie et du rectum.

Obs. 6. — N. Tulpius. *Observationes medicæ.* Amsterdam, 1652, p. 353-5, chap. xxxviii. — *Cancer de la vessie.* — On parle rarement dans les livres médicaux du carcinome vésical. Je l'ai observé une fois.

Un marchand de Brabant souffrait, étant enfant, du calcul vésical. On l'enleva par la *taille rectale* et, depuis ce temps, il *rendait l'urine toujours par le rectum.* A l'âge de quarante ans, ce passage des urines par une voie insolite commença à lui être douloureux ; les douleurs au moment de la miction peu naturelle se propageaient aux lombes ; en outre, il souffrait d'un ténesme insupportable au col vésical. Après dix ans de telles misères, il s'adressa à moi.

Il avait de la fièvre, de l'anorexie et un tel dégoût des aliments qu'il éprouvait des nausées à leur seule mention. Le laudanum seul le soulageait, deux grains lui assuraient un repos relatif pendant deux et trois jours. Enfin, il mourut de faim et de prostration.

A l'autopsie, je trouvai autour du méat urinaire un carcinome bosselé qui remplissait, en outre, une partie de la vessie et s'étendait au rectum.

Obs. 7. — J. Rhodius. *Observationum medicinalium centuriæ tres.* Padoue, 1657, 2ᵉ cent., observ. 90. — *Urine émise par l'anus.* — En 1630, un moine atteint d'une obstruction de l'urètre se mit à rendre l'urine par le rectum. Mais, après l'ablation du corps obstruant (?), l'urine s'écoula de nouveau par la voie ordinaire.

Benoît Silvaticus note un pareil cas, 2ᵉ cent., cas. 95, p. 116.

Obs. 8, 9 et 10. — In T. Bonet. *Sepulcretum, sive anatomia practica.* Genève, 1679. — Iᵒ Pierre Asselinæus rapporte le cas d'un malade qui rendai *avec les urines les noyaux de raisin* et les débris de laitue, de même que les particules provenant d'autres aliments. A l'autopsie on trouva que toute sa vessie était *ulcérée* et remplie de pus.

IIᵒ Fabrice de Hilden dit (centur. 5, observ. 47) qu'il a vu un *vieillard* rendre *toute son urine par l'anus*; et ceci sans aucun inconvénient. Après sa mort on trouva le conduit urinaire autour du sphincter fermé par un squirrhe.

IIIᵒ David N. *rendait l'urine par l'anus.* A l'autopsie on trouva le col vésical et le rectum *ulcérés,* et la vessie communiquant avec le rectum.

Obs. 11. — J.-N. Binninger. *Observationum medicinalium centuriæ quinque.* Montbelgardi, 1673, p. 370-373 (3ᵉ cent. ; 98ᵉ et 99ᵉ observations). — *Les arêtes de poisson rendues avec l'urine.* — M. Ponnier, de Montbéliard, fut pris, au mois d'août 1663, d'une mélancolie très profonde. Cet abattement d'esprit fut suivi, après quelques jours, d'une néphrite aiguë. Depuis ce temps-là il se mit à rendre presque tous les jours, avec l'urine, de petits calculs. Parfois ils s'arrêtaient dans les uretères pour entrer dans la vessie le lendemain ; dans ce cas ils provoquaient une forte douleur. J'observais aussi souvent, chez mon malade, de la constipation ; les prunes de Damas, le séné et le fenouil en avaient ordinairement raison. (C'est l'observation 98, l'observation 99 en constitue la suite.)

En 1666 je vis chez lui un autre symptôme bien curieux. Il commença à rendre avec l'urine des fèces et des débris d'aliments. Ainsi, le 25 avril 1666, il me dit avoir trouvé dans son urine des morceaux de croûte de pain intacts. Au même mois il mangeait un poisson ; trois heures après, il m'en montra les arêtes qu'il venait de rendre avec l'urine ; leurs forme et couleur étaient bien nettes. J'en fus émerveillé et je crois que c'est l'affection calculeuse qui a contribué à former cette communication entre l'intestin et la vessie.

Obs. 12. — J.-V. Meekeren, chirurgien d'Amsterdam. *Observationes medico-chirurgicæ.* Amsterdam, 1682, cap. CCLXXI, p. 118-119. — *De urinæ per podicem excretione.* — Les ulcères du col vésical prennent parfois une extension considérable. J'ai vérifié ce fait sur un juif portugais, Abraham Montsant. Il a eu autrefois une blennorrhagie ; cette maladie très intense chez lui provoqua un endolorissement du périné entier et, enfin, un ulcère du rectum. La conséquence de cet ulcère était la perforation de la paroi de la vessie et du rectum, et le *passage de l'urine par l'anus.* J'ai vu bien des fois mon malade uriner de cette façon.

Tous les moyens employés par moi et par les autres médecins et chirurgiens juifs et chrétiens échouèrent ici.

Obs. 13. — Wagnerus. *Miscellanea curiosa,* 1685, page 159. In Cripps (résumée in Chavannaz, obs. n° 1). — Souffrait de calculs vésicaux.

Pendant six mois, les fèces passèrent par le pénis. Mort à 50 ans.

Obs. 14. — R. Wagner. *Acad. Cæsareo-Leopoldinæ naturæ curiosorum epheme-rides.* Francfort, 1712, t. I, p. 363-5 (2ᵉ cent., obs. 70). — *Lombrics issus de la vessie d'un jeune homme.* — N. Albinus, jeune prêtre de Flensburg (au Slesvig) rendit plusieurs fois des lombrics par l'anus. En 1700, au mois d'avril, il en remarqua pendant la miction un sortant de son pénis ; il le retira de sa propre main. Bientôt sentant ses forces dépérir et souffrant beaucoup de la dysurie et strangurie, il m'écrivit une lettre où il me pria de le sauver. « Il faut, écrit-il, que je me plaigne non seulement des lombrics que j'ai rendus vivants par l'anus et par l'urèthre ; mais, en outre, je sens une telle violence des gaz dans ma vessie, et ces gaz me font souffrir tellement que je crains que ma vessie éclatera si on n'y porte aucun remède. La région qui entoure la vessie est très dure et douloureuse ; l'urine est très purulente. Je suis tellement abattu que je ne peux quitter le lit, même pour un quart d'heure. »

J'allai donc voir le malade. J'observai alors qu'au moment de la miction des gaz sortaient avec bruit de son pénis, qu'une matière purulente se trouvait dans la vessie, et que la même matière sortait par l'anus.

Je prescrivis les balsamiques, les lavements et applications de cataplasmes chauds sur la région vésicale enflammée. Malgré tout, le malade allait de mal en pis et mourut le 3 juin.

Le corps fut ouvert le même jour. Je trouvai dans l'hypochondre gauche un abcès ; une partie des muscles voisins était sphacélée ou suppurait. La gangrène atteignait aussi la peau abdominale.

Le péritoine près de l'abcès était ulcéré et adhérait au côlon. Bientôt je vis à la partie du *côlon* située auprès de cette adhérence une large *perte de substance*. La *vessie* présentait un *pareil orifice* dû à l'ulcération ; ainsi l'intestin communiquait avec la vessie urinaire.

Obs. 15. — J.-A. Lospichler. *Academiæ Cæsareo-Leopoldinæ naturæ curiosorum ephemerides*, t. I, p. 130-131. Francfort et Leipzig, 1712. 1er cent., observ. 58. — *Baies de genièvre trouvées dans une vessie.* — Un vieillard de 60 ans me dit que depuis plusieurs années il souffrait de douleurs graves au moment de la miction. Ce symptôme était accompagné d'une pesanteur dans le périnée et, en outre, le malade remarqua qu'il rendait avec les urines une matière blanche visqueuse et tenace, d'une odeur assez fétide.

Ces symptômes, et puis l'examen extérieur de la région vésicale me firent penser que le pauvre homme était atteint d'un calcul vésical. Mais la prostration de ses forces excluait tout procédé sanglant.

Je perdis le malade, pour quelque temps, de vue ; ensuite j'appris qu'on lui conseilla de manger contre sa maladie des baies de genièvre. Il suivit le conseil, sans éprouver cependant aucune amélioration de ses symptômes.

Ses forces diminuaient progressivement, et il finit par succomber.

A l'autopsie je trouvai les urétères tellement dilatés que le pouce y pouvait entrer facilement.

La dilatation était due naturellement à l'urine stagnante. Dans la vessie il y avait beaucoup de matière blanchâtre et visqueuse et, en outre, une pierre colorée en noir. Étonné de cette couleur, je fis laver la pierre et me persuadai alors que son noyau était dur et blanchâtre et que la coloration noire provenait des baies de genièvre qui s'étaient déposées au pourtour du calcul. Quelques-unes étaient tout à fait rondes, d'autres mâchées.

(L'auteur n'a pas cherché la fistule qui faisait communiquer la vessie et l'intestin et, cependant, il devait y en avoir une. La substance visqueuse et fétide était probablement d'origine fécale.)

Obs. 16. — Ch.-G. Reusner. *Acad. Cæs.-Leop. nat. curios. ephemerides*, t. III (cent. 5 et 6), p. 21-22 (obs. 3). Francfort, 1717. — *Urine excrétée par l'anus.* — Le 6 décembre 1710, je fus appelé chez le fils d'un noble du duché de Liegnitz (Sibérie). Le malade, âgé de 7 ans, fut effrayé par quelqu'un et tomba dans les convulsions très violentes. Après s'être calmé il ne se plaignait de rien ni ne se rappelait de ce qui s'était passé. Seulement des maux de tête et une fatigue lui restèrent. Mais, le lendemain, une ischurie s'installa.

Elle dura six jours. On ne pouvait trouver pendant ce temps aucune tumeur périnéale, aucune rénitence dans la région circumvésicale ; mais les convulsions se répétaient tous les jours. Le cathéter n'a jamais amené d'urine.

Le septième jour, le malade rendit par l'anus une quantité assez considérable d'urine absolument semblable à l'urine naturelle dans les couleur et odeur, non mélangée de fèces. Cette miction peu ordinaire n'était accompagnée d'aucune douleur.

Elle se répétait 3-4 fois tous les jours jusqu'au 6 janvier 1711.

Les convulsions persistaient. Le 6 janvier, le garçon commença à rendre l'urine par le pénis, sans qu'on ait pu indiquer la cause de cette amélioration. Toutefois il faut ajouter que je traitais pendant ce temps continuellement les convulsions d'après la méthode recommandée par la faculté de Marbourg depuis 1597. Ces convulsions cessèrent aussi quelque temps après la disparition de la miction anale.

OBS. 17. — J.-A. MORASCH. *Acad. Cæs.-Leopold. naturæ curios. ephemerides*, 1722, t. V, p. 352-3. — *Un calcul vésical.* — Un noble, âgé de 69 ans, souffrait depuis plusieurs années d'une hématurie intermittente. Souvent l'urine contenait des graviers ; parfois, elle était pure ; puis, après la moindre émotion revenait l'hématurie. En outre, il sentait à la région pubienne une douleur gravative, exaspérée par les mouvements du corps. Je diagnostiquai le calcul vésical.

Dans les derniers mois de la vie son mal s'aggrava et le sang s'écoulait presque constamment avec l'urine qui contenait, en outre, des graviers. Cette *urine* sanglante et graveleuse *se mit ensuite à couler aussi par l'anus.* Manque d'appétit, soif extrême, amaigrissement progressif accompagnaient ces symptômes. Aucun remède ne pouvait en avoir raison et le malade s'éteignit le 28 août 1720.

A L'AUTOPSIE je trouvai dans la paroi vésicale, un peu au-dessus du col, à droite, un gros *calcul* qui *perforait* en même temps *la vessie et le rectum.*

OBS. 18. — J.-R. ZVINGER, prof. à l'Univ. de Bâle. *Acta helvetica physicomedica*, I, Bâle, 1751, p. 13-21. — *Mictus cruentus in tabem desinens.* — Un homme, âgé de 50 ans, très intelligent et laborieux, menant une vie sobre, commença à éprouver vers 1731, sans cause appréciable, quelque difficulté d'uriner. L'urine produisait une cuisson au moment de la miction ; en outre, elle était toujours plus ou moins sanguinolente. Quelques jours après, le malade consulta Zvinger. Aucun symptôme ne faisant supposer la présence d'un calcul, Zvinger posa le diagnostic d'une cystite.

Prescriptions hygiéniques, lavements, et un traitement dirigé contre la cystite apaisèrent un peu l'hématurie et rendirent le sommeil meilleur. Mais bientôt les symptômes anciens revinrent. Alors les antispasmodiques, les clystères, les fomentations, les bains de siège furent appliqués. Aucune amélioration ne fut obtenue malgré tout cela : l'urine était toujours sanguinolente, le sommeil inquiet ; de temps en temps venaient la dysurie et une angoisse très pénible. En outre, il y avait ténesme vésical et rectal, tension hypogastrique. Chaque miction constituait de vrais tourments pour le malade ; après un court espace de repos, venait de nouveau le besoin d'uriner accompagné de souffrances.

Ceci durait deux mois. A ce temps le malade commença à perdre l'appétit, sa soif augmenta, le pouls fut accéléré, le soir la fièvre se mit à s'installer. Enfin, les forces tombèrent complètement et on ne put déjà relever l'état général du malade. Un électuaire de quinine agissait bien pendant quelque temps, mais son action s'épuisa vite. Vers la fin d'octobre une tumeur dure apparut dans la partie moyenne de la région hypogastrique.

Le malade mourut le 29 novembre. Or, durant tout le mois de novembre *il rendait l'urine*, parfois sanguinolente, parfois jaune, *par l'anus*.

A L'AUTOPSIE qui ne pouvait être, vu le désir de la famille, qu'assez superficielle, on trouva que cette tumeur n'était rien que la vessie très augmentée et dont les parois avaient subi une forte hypertrophie. Il n'y avait dans la vessie ni calculs, ni pus, ni sang. Le rectum ne fut pas examiné ; d'ailleurs, la vessie elle-même (surtout le col) ne le fut pas trop. C'est pourquoi la fistule vésico-rectale ne put pas être trouvée.

OBS. 19. — MORGAGNI. *De sedibus et causis morborum*. Venise, 1761, t. II, p. 179. Lettre 42, article 46. — Dans ma jeunesse j'ai vu aussi un cas où l'urine passait par le rectum. Il s'agissait d'un jeune prêtre de mœurs les plus exemplaires, assidu et studieux. Un jour il vint me voir et me dit qu'il avait remarqué que son *urine s'écoulait par le rectum*. Je ne le croyais pas, mais le lendemain je fus le témoin de ce fait. Alors je lui demandai s'il n'avait aucun vice de conformation, s'il ne souffrait pas dans le ventre ou le bas-ventre, s'il n'avait pas reçu de coup ; s'il n'avait pas eu d'abcès, d'inflammation du bas-ventre, d'hématurie ou de miction purulente. Rien de tout cela, pas de lithotomie antérieure et pourtant l'urine s'écoulait tantôt par l'urètre, tantôt par l'anus, et ceci souvent dans la même journée. De l'anus elle sortait tantôt seule, tantôt avec les fèces.

Ceci dura jusqu'à la mort qui s'ensuivit beaucoup de mois après et qui était due à une maladie intercurrente. J'étais absent à ce temps et ainsi je n'ai pas pu apprendre par l'autopsie à quoi était dû le symptôme susmentionné.

OBS. 19 *bis*. — B. S. ALBINUS. *Academicarum annotationum libri octo*. Leyden, 1761, p. 83-84. Livre VIII, chap. XIII. — *De emissione urinæ per anum*. — Un noble seigneur, traité par un médecin amsterdamois du premier rang (en même temps mon élève), le Dʳ Hovius, excrétait l'urine et par l'urètre et par l'anus. Je l'ai vu pendant la miction : l'urine passait d'abord abondamment par l'urètre, puis en quantité non moins considérable par l'anus. Après avoir introduit le doigt dans son rectum j'ai trouvé une ulcération qui faisait communiquer la vessie avec l'intestin.

Pendant l'expulsion de l'anus le malade souffrait cruellement et, bien qu'il fût un homme courageux, il se tortillait des douleurs. Je suppose que l'ulcération a été provoquée par une diarrhée dysentérique.

La seule chose que j'aie pu faire était de rendre l'urine moins irritante et l'anus moins irritable.

Obs. 20. — Anthony Fothergill. *Med. and Philosph. comment.*, 1784, II, p. 194, cité par Cripps (résumée in Chavannaz, obs. n° 2). — Diarrhée, flatulence. Depuis quelques mois grandes difficultés pour uriner ; efforts douloureux. Gaz sortent en sifflant. Cela dura deux mois. Dix jours avant la mort, gaz en grande quantité et fèces par l'urètre. Ténesme.

Obs. 21. — J.-P. Frank. *Oratio academica de vesica urinali ex vicinia morbosa œgrotante*, in *Dilectus opusculorum medicorum*, rédigé par Frank. Ticini, 1786, t. II, pagination à part. — N. Eichhaendler, pharmacien à Bruchsal, 50 ans. Il souffrait déjà depuis longtemps des hémorrhoïdes. Le flux hémorrhoïdal apparaissait dans les derniers temps moins régulièrement, ce qui le faisait souffrir atrocement. Mais il cachait son mal ; après quelque temps il remarqua qu'il n'urinait presque pas et que ses selles étaient devenues plus liquides. Enfin épuisé, affaibli, cachectique, il me consulta en 1780.

Je lui trouvai la fièvre hectique, le ventre gonflé, les pieds œdématiés. Il rendait involontairement par l'anus un liquide fétide, sentant l'urine et, cependant, parfois quinze jours se passaient sans qu'il rendît une seule goutte par l'urètre. Souvent des gaz très fétides sortaient de son pénis et ceci avec un bruit ; d'autres fois le malade émettait par l'urètre une urine très fétide, troublée, très peu abondante ; d'autres fois l'urine passait exclusivement par l'anus : elle était mélangée de pus et tellement odorante qu'après l'émission la chambre entière en était imprégnée et personne ne pouvait rester auprès du malade.

J'introduisis le doigt dans le rectum, mais je ne pus trouver l'orifice fistulaire. Ceci me le fit présumer plus haut. Je ne voyais pas de moyen de guérir mon malade, et en effet il mourut bientôt. Malheureusement je n'ai pas pu faire son autopsie.

Obs. 22. — J.-B. Frank. *Eod. loco.* — Prêtre vénitien, Victor D..., âgé de 73 ans. Après un long voyage il se sentit très affaibli. Bientôt vint la perte d'appétit, difficulté de respirer, douleur à l'hypochondre droit et descendant jusqu'à l'ombilic. A l'hypochondre gauche se développa une tumeur facile à palper. Ces symptômes tourmentèrent notre malade pendant deux mois.

Puis il fut pris d'une dysenterie ; tantôt plus forte, tantôt presque nulle, elle ne disparut pas depuis.

Puis un nouveau symptôme apparut. Le malade commença à rendre par l'urètre, sans aucune douleur ni prurit, une matière épaissé, grisâtre, très fétide.

Il vint à ma clinique le 31 mai.

A l'examen son pouls est mou, faible, un peu accéléré ; respiration rapide, langue saburrale, haleine fétide, voix faible, peau sèche, ventre mou. Ses fèces étaient grises et très fétides. Urine. peu abondante, mais avec beaucoup de substance grise, très semblable à ses fèces et présentant la même odeur. _

Il s'agissait pour moi d'une communication vésico-intestinale due à un ulcère.

Je prescrivis au malade quelques remèdes légèrement purgatifs et le gardai à ma clinique.

1ᵉʳ juin. Pouls plus élevé, à peine fébrile ; langue plus propre ; fèces abondantes, prennent la coloration jaunâtre ; urines très semblables aux fèces diluées.

Le 3. Rétention d'urine, pas de gonflement au pubis.

Le 4. Rétention continue.

Le 5. Urines sortent par l'urètre. Je prescris un lavement de quinine, espérant qu'il ressortira par l'urètre. Non. Lavement butyrique ne reparut pas non plus dans les urines. J'injectai alors dans la vessie de l'eau colorée en rouge : elle sortit par l'anus.

Le 8 et le 10, le malade eut une forte hémorrhagie rectale, suivie le 10 de la mort.

AUTOPSIE. — Ventre très contracté et vide. Mésentère ni foie ne présentent rien d'anormal, aucune tumeur. L'iléon descendait profondément, mais était sain. Le *côlon* très rétréci au niveau de la flexure sigmoïde ; à ce niveau et au-dessus existait un diverticule qui avait la forme d'un sac et le volume du poing. La vessie adhérait à ce sac. Les cavités vésicale et colique communiquaient l'une avec l'autre moyennant un court conduit. Uretères trois fois aussi gros qu'ordinairement, reins augmentés de volume.

Les médicaments astringents avaient probablement provoqué l'inflammation, après quoi se développa l'adhérence et la perforation.

OBS. 23. — J. HILL. *Medical and philosophical reports*, 1784, t. II, p. 194 (rés. selon CRIPPS, p. 25, cas 2). *Communication entre l'intestin et la vessie.* — Une dame d'âge moyen devient fort constipée au printemps 1749. Au mois de mai elle ne rend ni les selles ni les urines pendant huit jours. Durant cette période elle éprouvait des douleurs horribles et quoiqu'elle vomît constamment, son ventre prit un volume surprenant. Aucun moyen ne réussissait.

Après huit jours, elle rendit un peu d'urine, mais celle-ci était mélangée à une quantité considérable de fèces. Puis elle alla à la selle et son ventre diminua beaucoup.

Elle vécut encore pendant trois mois. Pendant ce temps, elle n'émettait pas une seule goutte d'urine qui ne fût mélangée aux fèces. Un autre symptôme curieux : tous ses gaz passaient par l'urètre.

Vers la fin du troisième mois, le ventre commença à augmenter graduellement. Il était très distendu au moment de la mort (août 1749). On ne permit pas de faire l'autopsie.

OBS. 24. — STÉPHEN SOUDELL. *Mem. of med. Soc. of London*, 1792, p. 497 (cité par CRIPPS) (résumée in CHAVANNAZ, obs. 3). — 60 ans. Flatulence, selles plus fréquentes. Trois mois après, fréquence de la miction. Douleurs dans les hanches et quelquefois dans le pénis et les testicules. Urines troubles déposant un sédiment d'abord blanc, puis brun. Deux mois plus tard, gaz, grains et peaux de groseille par l'urètre. Mort huit mois après le début.

A L'AUTOPSIE : Une portion du côlon adhère fortement au fond de la vessie ; une ouverture admettant plusieurs doigts fait communiquer les deux organes.

OBS. 25. — J. JOHNSTONE. *Mem. of med. Soc London*, 1792 (cité par CRIPPS) (rés. in CHAVANNAZ, obs. 4). — Depuis plusieurs années, calcul vésical. Un morceau de calcul passe dans les selles ; il en vient d'autres. Les douleurs qui tourmentaient le patient disparurent et il redevint bien portant. L'auteur pense que la perforation s'est oblitérée.

OBS. 26. — JOHNSON. *Mem. of Soc. London*, 1792 (cité par CRIPPS) (rés. in CHAVANNAZ, obs. 5). — 63 ans. Diarrhée depuis plusieurs années. La diarrhée augmente, le patient a 21 selles par jour et rend du vent avec l'urine. Dans les deux ou trois dernières semaines il n'urina pas, l'urine passait probablement avec les selles. Les accidents étaient sans doute dus à un ulcère du rectum ayant perforé la vessie.

OBS. 27. — MILFORD. *Mem. of med. Soc. Lond.* 1792, p. 600 (cité par CRIPPS). — *Med. and Surg. history of the War of the Rebellion*, II, article Wounds of the bladder et wounds of the rectum. (rés. in CHAVANNAZ, obs. 6). — 62 ans. Amaigrissement, douleurs. Urine normale. Six mois plus tard, après une période de constipation, les fèces passent avec l'urine. A partir de ce moment, fèces liquides et gaz par l'urètre. Mort un mois après le premier passage des fèces dans l'urine.

A L'AUTOPSIE : L'iléon par une de ses portions adhérait à la vessie ; à ce niveau, ouverture anormale. Inflammation très marquée de l'intestin tout entier. L'intestin était obstrué au niveau du point malade.

OBS. 28. — A. BONN. *Verhandelingen van het genootschap ter bevordering der Heelkunde te.* Amsterdam, 1793, p. 223-296. — *Remarques sur la rétention d'urine.* — La ponction de la vessie par le rectum n'est pas sans inconvénients ; je citerai un fait de ma pratique personnelle.

P. W., un monsieur de 60 ans, qui rendait depuis longtemps l'urine en un jet fort mince, eut enfin en 1776 une rétention d'urine qu'on ne put faire cesser par aucun moyen. Alors je lui fis une ponction rectale qui le soulagea immédiatement. L'urine passa pendant une vingtaine de jours exclusivement par la canule laissée à l'orifice recto-vésical, puis une partie s'écoula par l'urètre. La canule fut enlevée, mais lorsque je vis quelques jours plus tard mon malade, il me dit que son urine s'écoulait en très petite quantité par l'urètre, mais qu' la plus grande partie se rassemblait au rectum et que lorsqu'il y en avait beaucoup, il ressentait un besoin irrésistible d'aller au cabinet sous peine de rendre ses urines immédiatement.

Il vécut ainsi dix ans, jusqu'à 1786. Pendant tout le temps il allait bien et ne se plaignait pas de cette aviculaire façon de rendre les urines.

Obs. 29. — A. Bonn. *Eod. loco*, p. 237-238. — Joseph Weilbrecht décrit in *Commerc. literar Novimbergense*, 1733, le cas suivant :

Un soldat russe entra à l'hôpital de Pétersbourg à cause d'une rétention complète d'urine.

Il avait souffert auparavant de maladie vénérienne (?)

Une ponction sus-pubienne le soulagea complètement. Toutes les fois qu'on introduisait la canule, l'urine contenait des matières épaisses purulentes. Le malade n'éprouvait aucune douleur à l'endroit de la piqûre.

Il mourut le onzième jour. A l'autopsie on trouva que les *parois du col vésical, du sphincter vésical et du rectum* étaient tout à fait *ulcérées et nécrosées.*

C'est évidemment cette suppuration qui causa la mort du soldat.

Obs. 30. — S. Agnew. *The medical repository*. New-York, 1806, p. 27-33. — *Le cas d'une maladie extraordinaire de l'intestin et de la vessie.* — Le 16 janvier 1803, je fus appelé chez un monsieur âgé d'environ 50 ans. Il me dit qu'il était souffrant depuis un an. A différentes époques de l'été dernier il avait des douleurs intestinales et parfois une diarrhée concomitante. Ses douleurs devinrent dans les derniers temps plus fréquentes et plus intenses, traversant, comme il disait, la partie inférieure de son abdomen et de ses flancs. Ses selles étaient irrégulières, son appétit diminué, son esprit déprimé, pouls petit et faible et tout l'organisme débilité. La nuit qui précéda mon arrivée il avait eu de grandes douleurs. Dans sa vie antérieure je ne pouvais trouver aucun excès qui pourrait m'expliquer son malaise. Je lui prescrivis du fer, de la quinine et du mercure, et j'obtins des résultats assez favorables. Cependant, le 10 mars, il m'appela, m'avertissant qu'il avait une rétention d'urine et des douleurs considérables. Je ne pus pas le voir le jour même, mais je lui envoyai du nitre avec l'ordre de s'en servir immédiatement. Le lendemain matin je l'ai trouvé délivré de la rétention de l'urine. Il me dit qu'il qu'il éprouvait un ténesme dès qu'il souffrait de la rétention d'urine ou de l'ischurie. Supposant que ces douleurs venaient de l'affaiblissement général, je prescrivis au malade un traitement tonique.

Le 19 mars je fus appelé de nouveau. Le malade me dit d'avoir passé la nuit au milieu des tourments horribles. En examinant son urine je fus tout étonné et tout confus de découvrir que ses fèces passaient maintenant par l'urètre. Elles rendaient l'urine extrêmement fétide. Il me dit que toute la nuit précédente les fèces suivaient le même chemin.

Jamais auparavant je n'ai vu de cas pareils. Je n'en trouvais pas dans mes livres médicaux ; j'appelai un autre collègue, le Dr Annan, qui ne connaissait pas non plus ce cas et qui me conseilla de m'adresser par écrit au professeur P. Physick, de Philadelphie. Je le fis ; il me répondit que Desault avait décrit plusieurs cas pareils et que lui-même *en avait vu* et entendu parler de deux chez l'homme. Chez la femme, le passage des fèces par le vagin serait plus fréquent. Comme traitement, il me recommandait des bougies qui m'aideraient à combattre le rétrécissement rectal et faciliteraient de cette façon la formation de l'orifice fistulaire dans la vessie.

Le docteur Rash, de Philadelphie, qui joignit sa lettre à celle du docteur Physick, ajoutait encore que le père du professeur d'anatomie d'Édimbourg, M. Monro, était mort de la même affection.

Je suivis le conseil du docteur Physick ; mais les bougies n'amenèrent aucune amélioration chez mon malade. Il eut encore plusieurs attaques de douleur, les fèces continuaient à passer par l'urètre ; enfin son abdomen devint énormément gonflé, sa vessie dilatée, une inflammation avec fièvre, frisson et délire se déclara et, le 22 mai, le malade succccomba à une gangrène de l'intestin et de la vessie.

Il était atteint d'hémorroïdes et je pense que celles-ci ont constitué le point de départ de la maladie. Elles durent amener l'inflammation et le rétrécissement du rectum et celui-ci aboutit à la suppuration et à l'ulcère qui perfora la vessie.

Obs. 31. — Dr Brückmann, de Brunswick : *Archiv für mediziniche Erfahrung*. Berlin, 1813, p. 192-196. — *Abcès vésico-rectal entraînant le passage des gaz et des excréments avec l'urine.* — Un homme d'à peu près 50 ans, jouissait d'une bonne santé jusqu'à 40 ans. A ce temps, il attrapa une fièvre quarte qui le tourmentait pendant un an. Elle céda un peu ensuite, mais le malade commença à souffrir du foie, puis à se plaindre d'une faiblesse de tous les organes abdominaux et surtout ceux du bas-ventre. Un saut de sa voiture, au moment où les chevaux s'emportèrent, provoqua une hernie double du testicule gauche,

Au moment où je le vis pour la première fois, il souffrait d'une constipation opiniâtre qui ne cédait qu'à la rhubarbe. Quelque temps après il commença à se plaindre de douleurs internes du côté gauche, au-dessus du pubis, au point qui correspondait à la vessie et où on pouvait trouver au palper une petite tumeur dure. Le voisinage de la hernie influait sur l'augmentation des douleurs, En même temps il y avait une légère fièvre et des nausées répétées.

Bientôt l'abcès s'ouvrit, du pus et un peu de sang sortit avec l'urine. Mais en même temps nous remarquâmes qu'après la miction, des gaz sortaient de l'urètre. Quand on comprimait légèrement l'abcès avec la main, le malade sentait des gaz passer de là à la vessie.

Bientôt je m'aperçus que l'abcès communiquait aussi avec le rectum, car tous les jours l'urine contenait des excréments faciles à reconnaître par l'odeur et les autres propriétés. Le sphincter vésical n'y était pas atteint, car le malade ne se plaignait jamais du ténesme, ni ne rendait involontairement l'urine.

Au périnée on ne trouva aucune trace d'abcès. Aucune opération chirurgicale ne pouvant y être entreprise je me bornai à donner au malade plusieurs fois par jour des clystères des meilleures plantes médicales cuites dans l'eau calcaire, mais même eux ne pouvaient pas lui assurer une liberté du ventre complète.

20 février 1763. Depuis trois semaines, ni les gaz ni les excréments ne passent par l'urètre. Le malade ne sent que de la cuisson au col vésical, au moment où il urine, et il n'y a même pas de pus dans son urine. Le temps montrera si la fistule s'est fermée réellement.

OBS. 32. — RABOUAM. *Bulletin de la Faculté et de la Société de médecine de Paris*, 1820, t. 72, p. 200-206. — *Péritonite chronique avec perforation de la vessie et de l'S du côlon.* (Résumée.) — Femme de 24 ans, entra à l'Hôtel-Dieu le 26 avril 1820. Depuis huit jours environ, elle éprouvait des douleurs lombaires, des coliques, des vomissements, de l'anxiété, de l'inappétence et de la céphalalgie. Tout cela survint à la suite de la suppression inexpliquée des règles.

20 sangsues à la vulve, à 4 reprises ; bains de siège, lavements irritants. Tout cela employé pendant huit jours amena quelque soulagement ; mais à l'époque menstruelle, les règles ne vinrent pas et les anciens accidents se renouvelèrent avec plus d'intensité.

Le ventre se tuméfia, devint très douloureux ; nausées, vomissements, hoquets, constipation, chaleur à la peau, petitesse et fréquence du pouls ne cédèrent que peu à peu. Cependant les forces diminuèrent progressivement et le marasme s'établit. Dans les derniers jours de la maladie (elle mourut le 22 mai) les douleurs reparurent et les vomissements augmentèrent. On remarqua aussi, la veille de sa mort, que ses urines étaient troubles et contenaient une matière purulente grisâtre tout à fait inodore.

AUTOPSIE. — Péritoine qui revêt la face postérieure des parois abdominales, le foie et l'estomac piquetés et épaissis. Grand épiploon adhérent, à 3 centim. du pubis, à la paroi antérieure de l'abdomen, de manière à former au-dessus une cavité sans communication avec l'excavation pelvienne ; il formait au-devant de la masse intestinale, ensevelie sous lui, une espèce de membrane composée d'une matière albumineuse concrète, granulée et comme tuberculeuse. Les circonvolutions intestinales collées à lui et entre elles, au moyen d'une matière analogue. Après avoir incisé cette adhérence du grand épiploon, j'arrivai dans un foyer à moitié rempli d'une matière aqueuse, grisâtre, contenant des flocons albumineux en suspension. Gros comme un œuf, ce foyer avait pour paroi : en avant, paroi abdominale ; en arrière, anses inférieures de l'iléon adhérentes entre elles ; en haut, adhérences du grand épiploon à l'abdomen ; à droite, anse de l'iléon ; à gauche, une partie de l'S romaine du côlon ; en bas, sommet et face postérieure de la vessie.

A la partie postérieure et supérieure de la vessie (laquelle contenait un liquide analogue à celui du foyer, et dont la muqueuse était épaissie et noirâtre) on voit une ouverture de la largeur d'une pièce de 2 francs, aux bords noirâtres. Toutes les parois du foyer étaient recouvertes d'une couche épaisse de matière albumineuse, concrète, granulée.

Après avoir détruit les adhérences des anses inférieures de l'iléon aux parties inférieures et postérieures de la vessie et antérieures de l'utérus ; après avoir relevé ces anses, on pénétra dans un autre foyer un peu moins ample, contenant une matière jaunâtre, demi-liquide, sentant les fèces. Il avait pour parois, en avant, face postérieure des anses de l'iléon ; en arrière, partie supérieure du rectum ; latéralement, ligaments larges ; en bas, utérus ; en haut, fin de l'S romaine du côlon. Toutes ces parties étaient recouvertes d'une couche de matière albumineuse granulée dont l'épaisseur était considérable, surtout entre le rectum et l'utérus.

Frappé de la présence des fèces, Rabouam chercha l'ouverture par laquelle elles s'étaient épanchées. Il trouva à la partie inférieure de l'S romaine du côlon, une ouverture grande comme 2 francs, aux bords irréguliers, amincis. La face extérieure de cette portion du côlon était tapissée de la matière albumineuse sus-décrite.

A l'intérieur de cette portion intestinale, on voyait deux petits orifices arrondis, communiquant avec deux petits foyers correspondants et creusés au milieu de cette matière albumineuse. Muqueuse du rectum et du gros intestin était rouge, boursouflée, celle de l'intestin grêle et de l'estomac blanche. La fin de l'iléon était rétrécie de sorte qu'un stylet ordinaire la traversait avec peine.

OBS. 33. — BEHRE. *Heidelberger klinische Annalen*, t. I, 1825, p. 453-65. — Etwas über Mastdarm blasenschnitt. — Pendant mon séjour à Paris, en été 1823, j'ai vu Dupuytren opérer deux fois des calculs vésicaux par le rectum.

Le premier malade était un garçon de 6 ans, assez robuste, dans lequel la pierre s'était fixée au col vésical. Dupuytren fendit, le 2 avril, d'abord le sphincter anal, puis fixa avec l'index gauche la pierre, coupa la paroi rectale et vésicale, élargit l'incision moyennant un bistouri caché de Frère Côme et retira la pierre à l'aide d'une cuiller.

Le malade alla bien jusqu'au 12 avril, jour où il éprouva de fortes douleurs dans la région épigastrique droite.

Les douleurs s'étendaient jusqu'au bassin et étaient accompagnées de fièvre. L'application de 12 sangsues apaisa considérablement ces symptômes. Le 18 novembre, le malade ne souffrait plus.

L'urine passait encore en partie par le rectum, en plus grande partie par l'urètre. La guérison faisait des progrès, mais la plaie opératoire ne voulait pas se fermer malgré l'application de la pierre infernale. De sorte que le 10 mai, le malade, qui quittait ce jour l'hôpital, avait encore une petite fistule vésico-rectale à travers laquelle s'écoulaient quelques gouttes d'urine. Le reste de l'urine sortait d'ailleurs en jet par l'urètre.

OBS. 33 *bis*. — BEHRE. *Eod. loco*, p. 455-456. — Le 20 mai, Dupuytren opéra de la même façon un autre garçon, âgé de 14 ans, et souffrant aussi d'un calcul vésical. Le malheureux succomba, six jours après, à une péritonite. L'urine s'écoulait pendant ce temps la plupart par le rectum, mais les quelques gouttes qui étaient sécrétées par l'urètre n'étaient pas mélangées de fèces.

OBS. 34. — RICHERAND et CLOQUET (1826). *Journal des Progrès*, V. II, 1828 (cité par MONOD in *Dict. Dechambre*, article : Fistules urinaires). — *Fistule vésico-rectale, traumatique (coup de feu) ; survie de plus de 30 ans.* — Un jeune soldat, âgé de 16 ans, reçut une balle qui entra au milieu de la fosse iliaque droite et ressortit au milieu de l'aine gauche. Il eut une hémorragie considérable, et fut emporté sans connaissance du champ de bataille. Le pus, qui s'écoula de la plaie postérieure, n'était mêlé ni d'urine ni de matières fécales; mais l'ouverture antérieure donnait abondamment issue à ces dernières. Après un an, la plaie de la fosse iliaque se ferma; l'autre se cicatrisa quelques mois plus tard, et le malade, se considérant comme guéri, fit plusieurs campagnes. Une incommodité prouvait cependant l'existence d'une communication entre la vessie et le rectum ; beaucoup de vents sortaient par la verge après l'émission de l'urine, mais ce ne fut qu'*une vingtaine* d'années après l'accident qu'il commença à rendre des excréments par la verge lorsqu'il était affecté de diarrhée. Un peu plus tard, une portion d'os s'engagea dans l'urètre, et le malade parvint, dans l'espace de quinze jours, à l'expulser en retenant son urine qu'il éjaculait ensuite avec force ; ce corps étranger avait quatre lignes de longueur sur deux de largeur. Si l'urine était retenue longtemps, elle sortait par le rectum.

Trente ans après l'accident (en 1826), ce sujet fut sondé, et MM. Richerand et Cloquet, qui firent cette exploration, reconnurent bien la présence d'un calcul dans la vessie ; mais ils cherchèrent vainement dans l'intestin l'orifice de la fistule. Le malade était faible et dans un grand état d'amaigrissement ; il éprouvait, en outre, de vives douleurs; cependant, il ne voulut jamais consentir à l'extraction du calcul et il continua ses occupations.

Obs. 35. — BOYER. *Traité des maladies chirurgicales*, 1826, t. IX, p. 55. — *Fistule vésico-colique* de « cause non déterminée ». *Autopsie.* — Un homme adonné dès sa jeunesse à la boisson, sujet à des maux d'estomac et à la jaunisse, mourut à l'âge de soixante ans. Depuis plusieurs années il rendait des matières fécales avec les urines : six semaines avant sa mort, il n'en était passé aucune partie par l'anus ; toutes étaient sorties par l'urètre. M. Garlich, chirurgien à Marlborough, fit l'ouverture de l'abdomen. Il trouva l'épiploon endurci, épaissi et rempli d'humeur gélatineuse ; les intestins adhérant au péritoine en différents endroits ; sur le diaphragme et sur le foie, plusieurs kystes qui contenaient une humeur lymphatique. La partie supérieure de la vessie, la fin du côlon et le péritoine formaient une masse de parties unies et adhérentes entre elles.

La vessie étant ouverte, on voit à sa partie supérieure une large ouverture qui communiquait dans le côlon, vers l'endroit où cet intestin se continue avec le rectum. Les parois du côlon et de la vessie dans ce lieu étaient très épaisses, et cet intestin se trouvait fort rétréci au-dessous de cette ouverture. La communication de ces deux viscères fit connaître pourquoi les matières fécales ne sortaient point par l'anus ; le rétrécissement de la partie inférieure du côlon rendait leur passage plus facile par le trou de la vessie que par le rectum. Les autres parties de la vessie, l'urètre et le rectum étaient dans l'état le plus sain.

Obs. 36. — SALMON. *Lancet*, 1831-32, I; p. 881. — *Cas extraordinaire de rétrécissement de l'S iliaque chez une femme avec communication de l'intestin avec la vessie : passage des fèces, etc., par l'urètre.* — Femme de 59 ans : souffre continuellement au niveau de l'ombilic : diarrhée continuelle (la malade va jusqu'à dix fois à la selle par jour); elle remarque que son urine contient des matières fécales. Traitée par l'opium, la douleur et l'insomnie s'atténuent; mais le mal fait de tels progrès que la malade meurt, cinq mois après le début des accidents.

Autopsie. — Péritoine du côlon et de la vessie très épaissi et adhérent fortement, de couleur verdâtre. Rectum sain, utérus normal présentant seulement un petit polype verruqueux. Urètre dilaté et enflammé. Le bas-fond de la vessie a disparu; reste de l'organe légèrement enflammé.

Immédiatement au-dessus de l'S iliaque, le côlon est distendu par des matières fécales; quant à l'anse sigmoïde, elle était rétrécie au point de ne pas laisser passer le petit doigt; elle adhérait fortement à la vessie à laquelle elle était reliée par des brides péritonéales : le côlon était ulcéré et communiquait ainsi avec la vessie dont le bas-fond n'existait plus. L'aspect était tel que l'auteur croit que la perforation est due à une inflammation aiguë, et non à une affection chronique.

Les viscères étaient normaux.

Obs. 37. — Mercier. *Gazette médicale*, 1836, p. 258. — Bég..., 53 ans, entre à l'hôpital le 14 septembre 1834, pour une rétention d'urine traumatique.
Il y a deux ans, il eut une hématurie à la suite d'une chute sur le périnée ; il se forma dans cette région un abcès que l'on ouvrit ; plus tard, il éprouva de la difficulté à uriner, des fistules se formèrent au périnée.

Dupuytren lui passe des bougies et laisse des sondes à demeure. Il entre à Bicêtre, le cours de l'urine étant rétabli. A ce moment, il est porteur de six fistules périnéales, par lesquelles l'urine passait presque intégralement.

Ayant eu en décembre une nouvelle crise de rétention, on laisse une sonde à demeure dans son urètre. Au bout de six jours, il présente des signes d'entérocolite intense, douleurs dans le bassin, ténesme rectal.

En même temps, il rendit des matières d'odeur urineuse par cette voie et mourut trois jours après.

Autopsie. — Adhérences entre les organes du petit bassin, notamment entre le rectum et la vessie intimement unis au-dessus de la prostate. — La muqueuse vésicale est enflammée, chagrinée; entre les deux uretères se trouve un orifice de deux lignes de diamètre et de quatre lignes de longueur faisant communiquer la vessie et le rectum. Cet orifice est tapissé par la muqueuse vésicale qui s'arrête à une ligne de la muqueuse intestinale.

Au niveau du bulbe de l'urètre, rétrécissement linéaire transversal sur la paroi inférieure du canal ; en arrière de ce rétrécissement, deux orifices fistulaires allant au périnée.

Obs. 38. — Mercier. *Loco citato.* — Joul..., 76 ans, rétention d'urine il y a dix ans, qui dure quelques jours. Depuis, même accident à deux ou trois reprises. Depuis trois ans, bonne santé ; il entre (mai 1834) à Bicêtre avec une fièvre intense et une rétention complète avec envies fréquentes; cependant sondage facile toutes les trois heures. Les urines sont rouges, contiennent de petits caillots.

12 juin, douleur vers la fosse iliaque gauche, puis survient vers l'anneau inguinal de ce côté, une petite tumeur dure et douloureuse qui devient rouge et qu'on incise ; il s'écoule un pus verdâtre d'odeur fétide avec gaz. Le malade décline. Il rend par l'anus un liquide verdâtre avec odeur très forte, la veille de sa mort.

AUTOPSIE. — La portion supérieure de l'S iliaque adhère à la paroi postérieure de la vessie. Ces adhérences rompues, on trouve un grand foyer s'étendant transversalement depuis l'ouraque jusqu'à l'artère ombilicale gauche.

Ce foyer contient un pus jaune verdâtre, fétide et communique avec l'S iliaque qui présentait une ulcération de sept lignes de diamètre. Cette ulcération intéressait les 2 tuniques externes ; il ne restait plus au fond que la muqueuse qui présentait une ouverture de 2 lignes.

Une sonde, introduite dans la vessie, donne aussi écoulement à du pus ; au moyen d'une légère pression sur la vessie, on fait sortir de ce même liquide par une petite ouverture d'une ligne et demie de diamètre, située à un pouce du sommet de la vessie sur sa face latérale.

La muqueuse vésicale est de couleur ardoisée. Au niveau de la fistule la paroi est percée comme à l'emporte-pièce ; non loin de là étaient d'autres trous qui se terminaient en culs-de-sac tapissés par la muqueuse.

Enfin il existait une communication entre le foyer et l'abcès de l'aine, par un trajet qui suivait le cordon.

OBS. 39. — GLEN. *London medical Gazette*, vol. XVIII, 1836. — *Case of recto-vesical fistula*. — Mme D..., 27 ans ; un accouchement difficile il y a deux ans. Bientôt après, elle sentit de la douleur et de la sensibilité au niveau de l'hypogastre : elle sentait une irritation de la vessie, fièvre élevée ; on rechercha en vain un calcul vésical. Les troubles nerveux s'accentuèrent au point qu'il y eut du délire, lequel d'ailleurs ne tarda pas à disparaître. Mictions fréquentes et très douloureuses, ce qui fit penser à une maladie de rein, la malade ayant déjà eu plusieurs poussées inflammatoires de cet organe. On essaya toute espèce de traitement avec des alternatives de santé relative et de prostration. Il y a un an, son état empira et bientôt elle émit des matières fécales avec l'urine : le diagnostic s'imposait : il y avait une fistule vésico-intestinale ; quelques mois après elle mourut.

AUTOPSIE. — Les intestins montrent les lésions de l'inflammation chronique. Utérus normal, ovaire droit, 5 ou 6 fois son volume normal. Ces organes adhèrent fortement l'un à l'autre ; on enleva la vessie, l'utérus et une portion du rectum. Parois de la vessie amincies, muqueuse couverte de petites taches noires, surtout dans le bas-fond où se trouve l'orifice fistuleux. La fistule aboutissait au rectum ; son trajet était le suivant : partie de la paroi gauche du rectum, elle passait par-dessus l'utérus, à côté de l'ovaire malade et de là elle gagnait le bas-fond de la vessie.

Il semble, dit l'auteur, que les efforts de l'utérus dans l'accouchement difficile aient déterminé l'inflammation de cet organe (?) qui, se propageant à l'ovaire, avait produit des adhérences et des abcès; d'où la fistule.

Obs. 40. — J. Rolph. *Lancet*, 1837, I, p. 370, résumée d'après Cripps, p. 32, cas 9. *Communication entre le rectum et la vessie.* — Marie Sh..., 19 ans, a eu un accouchement difficile, durant quatre jours. Le cinquième jour sortit un énorme morceau des tissus nécrosés. Quelques jours après, on reconnut à l'examen qu'il y avait une large communication entre le rectum, le vagin et le col vésical, due à ladite mortification. On lui dit qu'on ne pouvait rien lui faire et on l'envoya mener le reste de ses jours en une condition *lacrymabilis dictu*.

Obs. 41. — H. J. Johnson. *Medico-chirurgical review*, 1837, t. 26 p. 197-200. — *Ulcération du cœcum, fistule vésico-intestinale consécutive.* — L'été dernier, je fus appelé auprès d'un commerçant. Il se plaignait surtout des mictions trop fréquentes. Il devait uriner toutes les demi-heures (toujours un peu plus d'une once); de plus, la miction était précédée d'une douleur dans la vessie et le périnée; accompagnée d'une douleur cuisante au bout du pénis ; suivie de la même douleur jusqu'à ce que les dernières gouttes de l'urine s'étaient écoulées. Et justement ces dernières gouttes ne pouvaient être éliminées qu'avec difficulté. Il n'avait pas remarqué d'arrêt de jet pendant la miction, mais 1 ou 2 fois, l'urine était teintée de sang.

Il toussait, avait une respiration bronchique dans chaque lobe supérieur, pectoriloquie au-dessous de la clavicule droite, respiration accélérée et visage pâle et émacié. Je ne pouvais pas douter : il était tuberculeux. Pouls rapide ; prédisposition à la fièvre hectique ; tantôt constipation, tantôt liberté du ventre presque diarrhéique.

L'urine était pâle, trouble et acide. L'acide nitrique y révéla l'existence de l'albumine ; mais en outre il y avait un précipité de flocons blancs opaques, ressemblant un peu à l'adipocire. (Je regrette beaucoup de ne pas l'avoir examinée avec plus de soin.)

Le cathéter introduit dans la vessie ne put pas découvrir de calcul.

L'anamnèse se présentait de la façon suivante : le malade était traité déjà depuis quelques mois à cause de ses symptômes phtisiques par son médecin (D'r Thompson). Il se sentait mieux, lorsque — deux mois après ma première visite — il sentit le besoin d'uriner fréquemment. Les autres symptômes d'irritation de la vessie apparurent en même temps. Ce qui est curieux c'est que depuis ce moment les symptômes thoraciques devinrent moins prononcés.

Les symptômes ordinaires des maladies de la vessie faisant défaut, je pensai que l'irritabilité cystique était secondaire et devait être attribuée plutôt au rein. Cependant la brusquerie du début de la maladie, le dépôt anormal dans l'urine et la sensibilité de la vessie à la pression, au-dessus du pubis, me parurent difficiles à expliquer.

J'appliquai des sangsues à l'hypogastre et prescrivis une combinaison de la teinture de jusquiame avec opium et potasse liquide. Ces médicaments, la pos-

ture couchée, diète et soins de l'intestin amenèrent une amélioration. Sensibilité à la pression disparut, polliakiurie diminua.

Cependant, tous les moyens employés pour diminution de l'irritabilité
échouèrent. Les narcotiques seuls étaient de quelque utilité : le malade urinait
4 à 5 fois par jour (autant de fois en nuit) et rendait 200 à 250 grammes de
liquide. L'irritation vésicale variait d'un jour à l'autre sans cause apparente.
Une fois le malade se levait 2 à 5 fois par nuit, une autre fois 9 à 10. La quantité d'albumine variait de même : parfois nulle elle s'élevait le lendemain.

Mais en somme il y avait une amélioration des symptômes vésicaux. Malgré
cela le malade devenait de plus en plus faible. Il mourut deux mois et demi
après ma première visite.

Autopsie. — Les deux sommets pulmonaires nettement tuberculeux, reins
tout à fait sains, uretères aussi.

Vessie. Au premier moment saine. Pas d'inflammation, pas d'hypertrophie
des parois. Mais à la *paroi antérieure*, à la jonction du tiers supérieur et du tiers
moyen, il y avait un orifice fistulaire gros comme un pois. La muqueuse des
bords de cet orifice était visiblement injectée et l'orifice lui-même paraissait le
résultat évident d'une inflammation. Cet orifice communiquait avec un conduit
dans le tissu cellulaire entre la vessie et le point d'insertion pubien des muscles
abdominaux. De ce point, le conduit passait dans le tissu cellulaire entre les
muscles du côté droit et le péritoine de la fosse iliaque droite où il aboutissait à
une espèce d'abcès, formé en partie par la membrane cellulaire, en partie par le
cæcum dont la paroi était en grande partie détruite par l'ulcération. Donc
l'intestin communiquait avec la vessie moyennant le conduit détruit. La
muqueuse du côlon, de l'iléon et de la valvule iléo-cæcale, de même que d'une
partie du côlon ascendant, était en état d'ulcération.

Pas d'autres symptômes morbides.

La nature réelle de ce cas intéressant ne laisse aucun doute.

L'ulcération de la muqueuse du cæcum en était le début ; puis l'extension de
cette ulcération dans la fosse iliaque droite donna un abcès fécal. La suppuration continua à se frayer le chemin et arriva enfin à la vessie. Pourquoi ce
chemin fut-il choisi ? Pourquoi la petitesse de l'orifice vésical était-elle si consi
dérable ? Je ne saurais le dire.

Obs. 42. — Hingeston. *Guy's Hospital reports*, 1841, octobre. *Fistule
vésico-recto-iléo-colique. Durée de la fistule : quatre ans. Autopsie. Squirre du
rectum ?* — La santé de M... fut bonne jusqu'au 5 mai 1835. A cette époque,
il fit une chute, se démit l'épaule ; et, bien que la luxation n'offrît pas de grandes
difficultés, la santé commença dès lors à décliner. Le 20 septembre de la même
année, il eut une pleurésie du côté droit, avec fièvre, hémoptysie, etc. Le
2 décembre, au milieu de la nuit, nouvelle hémoptysie abondante. M... maigrit
et s'affaiblit. Au mois de mai 1836, il eut une bronchite chronique, avec anorexie ; très souvent il avait eu de la diarrhée qui semblait plus utile que nui-
sible ; en outre, il était sujet aux bronchites. Dans une quinte de toux il lui

survint, en septembre 1836, une hernie inguinale droite. On appliqua un bandage. Pendant la dernière année de sa vie, le malade s'en dit guéri ; et, en effet, à l'autopsie on trouva l'orifice du sac herniaire si solidement uni qu'il résistait à l'introduction d'une sonde.

Au mois de janvier 1837, M... eut une atteinte de la grippe qui sévit à Londres. Sa faiblesse, à cette époque, exigea l'emploi des toniques, des préparations ferrugineuses. Ce fut au mois d'avril de la même année que les premiers symptômes de la fistule vésicale se manifestèrent, mais ils furent méconnus et pris pour ceux de la strangurie ordinaire et amendés par l'administration de la potasse et du laudanum. L'émission des urines fut douloureuse du 29 avril au 25 mai. En 1838 la strangurie augmenta, et enfin la véritable nature de l'affection fut révélée par la présence et l'odeur des matières fécales dans l'urine. Pendant les mois de février et de mars, le malade devint extrêmement faible et épuisé, des fèces en dissolution coulaient par l'urèthre, mêlées de gaz et d'urine ; les garde-robes étaient irrégulières. Il survint des troubles de la circulation et du système nerveux. Les opiats, le repos, une alimentation pultacée, des lavements, une température égale maintenue le jour et la nuit, furent la base du traitement qui soulagea un peu le malade, et la fistule diminua. Au mois de juin, récidive combattue par des moyens à peu près identiques ; les fèces reprirent à peu près leur cours ; rarement elle tachaient l'urine et le seul signe de la persistance de la fistule était, par intervalles, le passage soudain de gaz par l'urètre. En 1839, la maladie parut tout à fait guérie. Au mois de février 1840, la santé générale était bien améliorée ; et la fistule semblait fermée quand survint une hémoptysie, et on reconnut l'existence d'une caverne au sommet du poumon gauche. A cette époque, les fèces reparurent dans l'urine, et des symptômes de péritonite se manifestèrent. Toutefois, au mois d'août 1840, les accidents de la fistule ne se montraient plus ; mais l'amaigrissement était extrême ; le côlon était énormément distendu par des gaz ; une ascite se développa, puis une diarrhée séreuse, de l'hydropisie, de l'insomnie et la face devint hippocratique. Le 3 avril, on fit la paracentèse, et l'on retira trois pintes de liquide, un collapsus fatal s'ensuivit et le malade mourut le 15 avril, à l'âge de 60 ans. Pendant l'anasarque et l'ascite, l'urine n'avait été ni alcaline, ni albumineuse ; elle rougissait le papier de tournesol, et était à peine sensible à l'acide nitrique. Le liquide de l'ascite était albumineux et coagulé par l'ébullition.

Autopsie. — Habitus extérieur : maigreur générale, œdème des extrémités inférieures. L'abdomen est distendu ; on suit très bien le trajet du côlon, au-dessous des téguments en travers de l'ombilic. Le ventre est saillant ; l'épigastre donne un son tympanique, et l'hypogastre de la matité.

Abdomen. — En ouvrant le ventre, on vit le côlon extrêmement distendu dans sa portion transverse et dans sa portion sigmoïde. Le foie était développé ; l'épiploon contracté était tiré vers la fosse iliaque droite, et adhérent aux parois abdominales, au-dessus de l'orifice interne du canal inguinal, qui n'était dilaté d'aucun côté. Le péritoine était partout épaissi et injecté, surtout au point cor.

respondant à la ponction, ainsi que dans les deux fosses iliaques, où les intestins étaient maintenus par de nombreuses adhérences. Il y avait épanchemen
de lymphe plastique dans le petit bassin et à la surface des intestins ; le tissu
de ceux-ci était très friable ; leur intérieur ne contenait que peu de fèces et
beaucoup de gaz. Il y avait un épanchement liquide dans la cavité péritonéale.
La courbure sigmoïde du côlon, juste au-dessus du rectum, l'iléum et le cæcum,
avec son appendice, adhérait en masse au fond de la vessie, et était maintenue
par un épaississement général des tissus environnants. Le foie, noir et congestionné, descendait au-dessous des hypochondres ; les reins paraissaient sains,
mais congestionnés, et le gauche contenait dans sa substance corticale un kyste
de la grosseur d'un pois ; la rate était grosse, noire et ramollie.

On enleva la vessie avec les intestins qui lui étaient adhérents et on constata
les lésions suivantes : le côlon était hypertrophié, surtout dans sa tunique musculeuse, il égalait en volume le bras d'un homme ; il adhérait avec une circon-
volution de l'iléum et l'appendice cæcal au fond de la vessie. Le trajet naturel
des fèces était empêché par un rétrécissement qui commençait en bas dans le
rectum, à environ un doigt de long de l'anus (juste à la base du triangle formé
par les vésicules séminales), et s'étendait en haut de deux pouces à peu près,
en permettant à peine l'introduction du petit doigt. A la section, l'intestin
paraissait squirrheux en ce point, et les glandes mésentériques, ainsi que les
tissus environnants étaient indurés et augmentés de volume. Immédiatement
au-dessus de ce rétrécissement, les tuniques de l'intestin étaient criblées d'ulcérations et de perforations aboutissant à un canal qui séparait la vessie de l'intestin. Ce canal était un abcès contenant des fèces, situé sous la portion réfléchie
du péritoine, entre la vessie et l'intestin. Son tissu était dégénéré ; l'intérieur
était tapissé d'une membrane noirâtre et rempli d'une sécrétion mucoso-puru-
lente. Cette poche s'ouvrait en avant dans le fond de la vessie, en haut dans le
côlon, en bas dans le rectum, et en arrière dans l'iléum, après avoir traversé le
côlon. A l'orifice de cette fistule, dans la vessie, existait une excroissance ou
épaississement fongueux, disposé en forme de soupape. Dans le réservoir urinaire, les rides de la muqueuse étaient injectées, et la tunique musculeuse était
considérablement hypertrophiée.

OBS. 43. — WARNECKE (de Cologne). *Medicinische Zeitung ;* Berlin, 1842,
t. XI, p. 20-21. — *Guérison spontanée d'une fistule recto-vésicale.* — J. Adam N...,
60 ans, d'une constitution forte et jusque-là jamais malade, remarqua, au commencement de décembre 1839, qu'il urinait avec difficulté, que le jet d'urine
était souvent interrompu et que la miction était acccompagnée d'un ténesme
douloureux. En outre, l'urine était peu abondante et brune.

Cet état empira graduellement, le malade ressentit bientôt une pesanteur et
une douleur dans la profondeur du bassin ; il éprouvait du ténesme à chaque
miction et défécation. D'autres sensations désagréables s'y joignirent : lourdeur
de la tête, anorexie, pesanteur à l'estomac, sommeil inquiet, toux. Dans la
nuit du 25-26 décembre, le malade eut des nausées, des coliques, un fort besoin

de défécation, et ensuite dix selles mélangées de sang et de pus ; il en fut soulagé.

Le lendemain il eut de nouveau quelques selles liquides, mélangées de pus ; mais il ne rendit aucune goutte d'urine et n'éprouvait pas le besoin d'uriner.

Cet état persistant, et le malade ne rendant pas l'urine pendant les deux jours suivants, on m'appela (29 juin 1840). Je trouvai le malade extrêmement amaigri, aux traits souffrants. Langue recouverte d'un épais enduit jaune, pas d'appétit, soif très forte. L'air expiré était très fétide, semblable à celui qu'expirent les personnes qui ont eu des vomissement fécaloïdes. Température augmentée, pouls petit, de 98 pulsations, bas-ventre un peu gonflé, sensible, mais nulle part douloureux à la pression. Depuis quatre jours pas une goutte d'urine n'était sortie par les voies normales. Mais les selles étaient au nombre de 3-4 par jour et parfois il rendait par l'anus, ce dont je me persuadai personnellement, une urine claire, et non mélangée d'excréments. J'introduisis l'index dans son rectum et j'ai pu sentir l'orifice par lequel l'urine passait dans le rectum.

D'après ces symptômes je diagnostiquai chez le malade une fistule vésico-rectale consécutive à un abcès formé entre la vessie et le rectum. Mon pronostic était sombre.

Je conseillai au malade d'être constamment couché sur le ventre pour empêcher de la sorte l'écoulement de l'urine par le rectum.

Le lendemain, le malade (dont l'état général n'était pas changé) me dit qu'il avait éprouvé, vers 4 heures du matin, une envie d'uriner et qu'il rendit environ deux tasses d'urine par les voies normales. L'urine me fut montrée, elle était d'un rouge fort et avait laissé un dépôt visqueux au fond et aux parois du pot de chambre.

Ce fait rendit le courage au malade et lui inspira une grande confiance dans mon traitement ; aussi suivit-il avec soin toutes mes prescriptions et garda même la position peu commode sur les genoux et les coudes pendant quarante-huit heures. Il se coucha sur le côté — et cela sur mon ordre — seulement le 1er février. Pendant ce temps, il rendait assez l'urine (trois fois par vingt-quatre heures) par les voies naturelles et le changement de position n'y produisit aucun changement.

A partir de ce jour le malade allait de mieux en mieux. Le 15 février, il se trouvait si bien que je considérais la continuation de mes visites comme superflue.

Enfin je remarquerai que ce cas me semble aussi propre à servir comme indication dans le traitement des fistules vésico-vaginales. A-t-on à traiter une fistule récente, alors la position ventrale du malade peut seule, en empêchant le passage de l'urine par la fistule, contribuer beaucoup et peut-être le plus à l'occlusion de la fistule. Ainsi on pourrait se passer d'opérations.

Obs. 44. — J. P. Frank. *Traité de médecine pratique*. Traduit du latin par J. Gondareau. Paris, 1842. Chapitre : Rétention d'urine, t. II, p. 131. — Une autre *femme*, affectée de rétention d'urine au quatrième mois, fut plusieurs fois soulagée par le cathétérisme ; enfin, l'introduction de la sonde devint impossible, il se déclara des douleurs dans l'abdomen, les *matières* fécales coulèrent involontairement avec *les urines*. A l'autopsie, nous trouvâmes un squirrhe considérable du mésentère adhérent au fond de la vessie, avec une érosion du rectum, par laquelle les excréments passaient dans le réservoir urinaire.

Du même auteur (eod. loco), t. II, p. 138. — Nous avons observé trois cas de fistules urinaires qui établissaient une communication entre la vessie et le rectum ; de sorte que les vents et les matières fécales sortaient par l'urètre.

Du même (eod. loco), t. II, p. 369 (chapitre : *Calculs urinaires*). — On a vu la paroi postérieure de la vessie s'enflammer, tomber en suppuration et la pierre passer de la cavité de cet organe *dans le rectum*. Le médecin de Pergame qui a commenté Hippocrate s'exprime de la manière suivante dans le livre *De locis affectis* : « Quelques malades, dans de violents efforts pour aller à la selle et au milieu de douleurs intenses, ont rendu par l'anus des pierres calleuses semblables à celles qui se forment dans la vessie ; mais je n'ai jamais été témoin de ce fait, et je ne connais personne qut l'ait observé. »

Obs. 45. — Tavignot. Expérience, 1842, p. 321 (résumée in Chavannaz, observ. n° 65). — 65 ans. Dysenterie à 16 ans. Hémorrhoïdes. Depuis dix-huit mois, constipation, amaigrissement. Depuis quinze jours, le patient est obligé de presser sur l'hypogastre pour uriner. Au toucher, tumeur rectale à 6 ou 7 centimètres au-dessus de l'anus.

Le 4 août, petite eschare brunâtre autour du méat urinaire avec tuméfaction œdémateuse du prépuce ; depuis deux ou trois jours, bouillie noirâtre avec les urines ; par l'urètre, gaz tantôt inodores, tantôt fétides. Les gaz passent quand il urine en allant à la selle. Le 8 août, il se détache de l'urètre une eschare de quatre à cinq pouces. Mort.

Autopsie. — Cancer de l'S iliaque avec perforation de trois centimètres. Sur la vessie, perforation de la grandeur d'une pièce de 50 centimes. Cancer du rectum. Un peu de rougeur de la muqueuse du bas-fond de la vessie.

Obs. 46. — W. Kingdon. *Med. chirurg. Review*, 1842, juillet. — *Un cas de fistule vésico-intestinale*. — Un garçon de 7 ans souffrait, au commencement de l'an 1836, de rétention d'urine datant depuis plus de huit jours. Après cela un lombric se montra à l'orifice de l'urètre ; il fut extrait par l'enfant même et la miction revint. Un an plus tard, exactement la même chose se répète. Les lombrics sortent par l'urètre encore au mois d'octobre 1838 et aux mois de janvier et d'avril 1839. Après les sorties répétées des lombrics par l'anus, suivirent les phénomènes suivants : douleur violente dans la région de la vessie, urine purulente ; puis passage de cette urine avec les selles, fièvre élevée et continue, dépérissement, épuisement extrême et, le 15 novembre 1839, mort.

Autopsie. — Appendice vermiforme est descendu dans le petit bassin ; un pouce au-dessus de son extrémité inférieure il adhère à la partie supérieure et latérale de la vessie, un peu au-dessus de la jonction de l'uretère et de la vessie.

Celle-ci était petite et contractée autour d'un corps dur reconnu pour une pierre, long de 1 cent. 1/2 et ayant de 2 cent. 3/4 de circonférence. Les parois vésicales étaient très épaisses et s'opposaient presque entièrement au passage de l'urine dans la direction de l'urètre. La muqueuse de la vessie était ulcérée en deux endroits, juste au niveau de l'orifice de l'urètre ; un peu au-dessus il y avait deux orifices fistulaires séparés par une étendue bien mince ; à travers eux la vessie communiquait avec l'intérieur de l'appendice vermiforme.

Les deux uretères étaient très dilatés et les deux reins, plus volumineux qu'à l'état normal, étaient tellement remplis de pus qu'à peine un morceau de tissu sain y restait.

Le Dr Kingdon divisa la pierre avec soin et trouva au centre une grande épingle. La pierre ne fut pas diagnostiquée pendant la vie.

Obs. 47. — C. Worthington. *Médico-chirurg. transactions*, 1844, p. 462. (d'après Cripps, p. 32-34, cas 11). — *Communication entre l'iléon et la vessie.* — Marie F..., 65 ans, a commencé, il y a quatre ans, de ressentir des douleurs obscures dans le ventre. Il y a deux ans, des symptômes vésicaux se développèrent. Ils augmentèrent graduellement ; l'état général s'empira. On soupçonna un calcul vésical. Au moment de son admission à l'infirmerie de Lowestoft, elle était fort émaciée.

Les symptômes principaux étaient : pollakiurie douloureuse ; urine sanglante, visqueuse, d'une fort mauvaise odeur et parfois contenant des fragments d'une matière étrange.

On fit le diagnostic de maladie maligne, et la malade mourut quelques semaines après.

Autopsie. — L'iléon présente un néoplasme qui semble avoir commencé à se former autour d'un rétrécissement. La vessie fut trouvée partiellement remplie par des matières féculentes ; elle contenait aussi des portions des aliments non digérés, des groseilles, des noyaux de fruits et autre matière végétale. Au fond vésical il y avait une ouverture qui le faisait communiquer avec l'iléon adhérent ; elle était assez large pour permettre l'entrée du bout de doigt.

Obs. 48. — Barth. *Bulletin de la Société anatomique de Paris*, 1848, t. XXIII, p. 313-314. — *Fistule vésico-vagino-rectale.* — Femme, 42 ans, célibataire, entra en avril à l'infirmerie de la Salpêtrière dans un état de cachexie très prononcée. Elle était pâle, décolorée, éprouvant depuis un temps indéterminé des pertes sanguines par intervalles et un écoulement blanc fétide continu. Membres inférieurs infiltrés de sérosité. Au toucher vaginal on sentait, dès l'entrée de ce conduit, des inégalités formées par des sillons et des bosselures ; plus haut le vagin était rétréci, aux parois épaissies et indurées de sorte qu'on n'osa pas franchir ce rétrécissement de peur de déterminer quelque déchirure.

A l'hypogastre, au-dessus du pubis, tumeurs faciles à circonscrire en haut, plongeant dans le bassin en bas.

On crut reconnaître un cancer de l'utérus avec tumeurs fibreuses de la matrice et dégénérescence du tissu cellulaire du bassin. Plus tard vint de l'incontinence d'urine; l'œdème des membres inférieurs augmenta surtout à gauche. Un écoulement fétide se fait incessamment par le vagin. Il s'y joignit de la diarrhée et la malade succomba, le 7 août, dans un marasme avancé.

AUTOPSIE. — Utérus tout à fait déformé par fibromes multiples ; col utérin intact, nulle part on ne voit de cancer.

Le tiers supérieur du vagin était sain également, si ce n'est que les parois étaient épaissies. Les deux tiers inférieurs du vagin étaient ulcérés et présentaient dans toute leur étendue une surface d'un gris noirâtre, inégale, offrant des saillies et des dépressions. Vers la partie inférieure deux trajets fistuleux s'ouvraient du vagin sur le périnée. Un peu plus haut, sur la face postérieure existait une perforation *vagino-rectale* qui pouvait admettre l'extrémité du doigt auriculaire. En avant l'ulcération avait détruit la presque totalité du col de la *vessie.* Ce réservoir *communiquait largement avec le vagin,* et sa surface interne était d'un gris ardoisé.

Le rectum était aussi profondément ulcéré dans tout son pourtour sur la hauteur de 6-8 millim. jusqu'à un centimètre environ de l'anus où il présente son aspect naturel.

Foie très volumineux, pesant 5 livres, jaune pâle, très gros. Sur l'os coronal, large carie avec un séquestre sous forme de lamelle mince détachée de la table externe du crâne. Cette carie pénètre en un point jusqu'à la surface intérieure du crâne, et au-dessus de la lame criblée de l'ethmoïde on trouve une matière purulente verdâtre de la consistance d'un miel épais. Sur les cuisses, plusieurs pustules et ulcérations d'ecthyma.

Barth se demande si la véritable nature de cette affection (ulcérations syphilitiques) n'aurait pu être constatée par une exploration plus approfondie, notamment par le toucher rectal.

OBS. 49. — GUERSANT, in BARTH *(loco citato)* (page 314-5). — Un jeune enfant rendait ses urines par le rectum. M. Guersant explora le rectum et ne trouva rien. A l'aide d'un spéculum anal il trouva une végétation rouge au centre de laquelle était une petite ouverture donnant issue à l'urine.

OBS. 50. — PENNELL. *Medico-chirurg. transactions,* 1850, volume XXXIII (résumée in CHAVANNAZ, n° 49). — Chez un malade atteint de rétrécissement du rectum, l'auteur vit, peu de temps après le début de la fistule, toutes les matières fécales passer par l'urètre.

OBS. 51. — CURLING (J.-B.). *Med. Times and Gazette,* 1852, p. 615 (cité par CRIPPS, rés. in CHAVANNAZ, obs. 8). — Constipation depuis deux ans. Obstruction intestinale complète pendant plusieurs jours avec passage des fèces dans l'urine. Douleurs, vomissements. Urine épaisse passant avec difficulté.

Colotomie. — Douze jours après, les fèces cessèrent de passer par la vessie ; il y avait parfois seulement un peu de vent par l'urètre.

Mort cinq mois après la colotomie.

Obs. 52 et 53. — W. Coulson. *Diseases of the bladder and prostate gland.* Londres, 1852. — M. Wilson (*Lectures on the urinary organes*, p. 317) dit : Je garde la vessie et l'iléon d'une personne que j'ai traitée autrefois. Ces deux organes subireut une adhérence quinze ans avant sa mort. A cet endroit se forma une large ulcération et pendant ces quinze ans les fèces passaient facilement par la vessie.

La malade mourut à l'âge de 68 ans. Comme c'était une femme, les fèces ne devinrent pas le noyau d'un calcul vésical (grâce à la brièveté de l'urètre).

L'*ulcération de la vessie et du rectum* n'est pas très rare. Je fus appelé auprès d'un monsieur, âgé de 62 ans, qui rendait les fèces par l'urètre. Il se plaignait d'un besoin fréquent d'uriner et de fortes douleurs au bout du pénis après la miction. Des gaz s'échappaient de son urètre. L'urine était ici acide et albumineuse, et contenait beaucoup de matière féculente et de mucus.

Il était clair qu'il y avait une communication entre la vessie et quelque portion de l'intestin. Les fèces sortaient, d'ailleurs, dans la plus grande partie par l'anus.

Le traitement suivi consistait en suppositoires et autres sédatifs qui devaient épargner à la vessie et au rectum les irritations. En effet, les symptômes fistulaires cessèrent après quelque temps, et la santé générale s'améliora.

Alors, soudain, vint une hémoptysie et, après elle, le passage des fèces par l'urètre et l'amaigrissement.

Depuis ce temps l'équilibre ne fut pas rétabli. Tympanisme, ascite ; diarrhée séreuse, anasarque se suivirent coup sur coup et le malade mourut en quelques mois. Quelques semaines avant la mort, le passage des fèces par la vessie cessa presque entièrement.

Autopsie. — Vessie et intestins furent extraits et examinés de plus près. Côlon hypertrophié, gros comme le bras d'un homme, adhérent à une anse de l'iléon et l'appendice cæcal au fond de la vessie. Le cours naturel de ce canal était interrompu par un rétrécissement commençant en bas dans le rectum, exactement à la base du triangle formé par les vésicules séminales et s'étendant en haut sur un espace de 2 centimètres. Il n'admettait que le petit doigt. Les parois intestinales au-dessus de lui éiaient parsemées d'ulcérations et d'orifices qui conduisaient à un canal séparant la vessie de l'intestin. Ce canal, c'était en réalité un abcès fécal situé au-dessous de la portion réfléchie du péritoine, entre la vessie et l'intestin. Il était tapissé d'une membrane foncée et rempli d'une sécrétion muco-purulente. Il s'ouvrait en avant dans le fond vésical, en haut dans le côlon, en bas dans le rectum, en arrière à travers le côlon dans l'iléon ; de sorte qu'il y avait un faux passage par lequel le cours naturel du côlon était detourné. L'orifice vésical de la fistule était marqué par une excroissance fongueuse qui simulait une valvule. Donc il y avait ici une étrange déformation : côlon, rectum et iléon conjointement avec l'abcès fécal avaient une entrée commune dans la vessie.

Dans *un autre cas* que j'ai eu dans ma pratique, il y avait communication entre le fond vésical et le côlon, juste au-dessus d'un rétrécissement de l'S iliaque. Le malade se plaignait d'une douleur profonde de la partie inférieure de l'abdomen, s'étendant du pubis à la symphyse sacro-iliaque gauche. Ceci datait, disait-il, depuis un an. Cette observation est le cas 46 (le seul de Coulson communiqué par M. CHAVANNAZ).

PEACOCK, in COULSON, *eodem loco*, p. 141–142. — Homme, 38 ans, tombe d'une voiture ; les roues lui passent sur la partie inférieure de l'abdomen. Le jour même de l'accident, il se sent très bien ; le lendemain, impossibilité d'uriner ; le cathéter ramène une urine sanglante. Dès lors commencent de fortes douleurs dans l'hypogastre. Cathétérisme pendant quelques jours, puis le pouvoir d'uriner revient. Urines redeviennent normales.

Cependant, les forces du malade tombent et il meurt dix-sept jours après l'accident au milieu de symptômes typhoïdes. Deux jours avant la mort, rétention d'urine. Cathéter ramène un liquide très foncé et fétide.

AUTOPSIE. — Épiploon fortement adhérent aux parois abdominales ; l'intestin grêle présente aussi des adhérences entre lui, puis entre lui et les corps de la cavité pelvienne. Tous ces symptômes datent de loin.

La vessie présente, à la paroi postérieure, une fissure par laquelle deux doigts peuvent passer et qui conduit dans une cavité circonscrite en haut par l'intestin, en bas par le rectum, latéralement par la cavité pelvienne et remplie d'urine fétide, mélangée de lymphe et de tissu cellulaire gangrené.

Du côté du rectum, ce liquide a probablement provoqué une ulcération, car la paroi du rectum présente un orifice béant, gros comme un franc.

La longue survie à l'accident a été possible seulement grâce aux adhérences qui ne permirent pas à l'urine de passer au péritoine et de provoquer une péritonite foudroyante.

OBS. 54. — E. COCK. *Remarks on surgical operations for retention of urine. — Medico-chirurg. transactions*, 1852, t. XXXV, p. 153-186. Cas 17. — M. G. H..., âgé de 50 ans, me consulta au mois de mars 1851. Il me dit qu'il y a dix-sept ans il a eu une attaque de rétention sans avoir souffert préalablement de quelque maladie urinaire. On le cathétérisa, ce qui amena une grande perte de sang due à la dilacération de l'urètre. Depuis ce temps il souffre d'un rétrécissement urétral considérable et rend l'urine par un jet très mince.

Après avoir essayé de différentes façons et sans succès de vaincre le rétrécissement, je ponctionnai la vessie par le rectum (le 3 avril). Le malade fut très soulagé ; je laissai la canule en place pendant dix jours. Mais, après l'extraction de celle-ci, l'urine continuait à s'écouler en très grande partie par le rectum. Une partie s'en allait par l'urètre ; l'intolérance dont se plaignait le malade auparavant disparut et il put garder l'urine pendant plusieurs heures. Vu cette amélioration, je lui permis de quitter Londres vers la fin d'avril.

Il revint à Londres au mois de décembre et me consulta de nouveau.

Il m'informa que pendant la miction une grande partie de ses urines passait par l'orifice recto-vésical et que son urètre était au même état qu'au moment de son départ.

9 janvier 1852. J'introduis un très mince cathéter en argent dans sa vessie et je le remplace le lendemain par un instrument flexible (le 30 janvier 1852) : on peut lui introduire un cathéter moyen ; l'urine a cessé de couler par le rectum. Mais je ne crois pas que ce canal se formera et il faudra au malade un emploi fréquent des bougies pour ne pas uriner par l'anus.

Cock a encore plusieurs cas où l'urine coule par l'orifice recto-vésical (dû à la ponction) pendant un temps assez long. Ainsi au cas 7 cela dure trois semaines ; cas 18, deux semaines ; cas 40, un mois.

Obs. 55. — Moore. *Lancet*, 1853, p. 384 (cité par Cripps) (rés. in Chavannaz, obs. 9). — 64 ans. Aspect cachectique. Urinait toutes les heures ; urines épaisses, ammoniacales. Évacuation par l'anus à chaque miction.

Il attribuait sa maladie à un coup reçu sur le ventre vingt ans auparavant ; il n'était cependant malade que depuis six semaines ; trois semaines après l'admission, urines mêlées de sang. Dans les quatorze derniers jours, pouls jamais au-dessous de 120. Mort dans le coma.

Autopsie. — Jéjunum fortement adhérent à la vessie et, entre les deux, communication admettant une sonde n° 12. Trou rond avec bords épais et froncés. Parois vésicales très épaissies.

Moore pense que l'adhérence pouvait exister depuis longtemps et avoir été causée par le traumatisme ; une inflammation récente avait amené la perforation.

Obs. 56. — Moore. *Ibidem* (in Chavannaz, obs. 10). — Communication entre le rectum et la vessie résultant d'un abcès ouvert dans les deux cavités.

Obs. 57. — Simpson, d'Edimbourg. *Contributions to obstetric pathology and practice*. Edimb., 1853. — La malade, âgée de 23 ans, non mariée, fut atteinte de fièvre et de graves inflammations dans l'aine et le pelvis ; ces symptômes ayant duré pendant plusieurs semaines, la malade fut soulagée par l'écoulement d'une matière purulente par le rectum. Un peu plus tard, elle était si bien rétablie qu'on crut pouvoir la marier ; mais depuis elle souffrit beaucoup d'irritation et d'inflammation avec leucorrhée et cessation des menstrues. Elle ne devint jamais enceinte ; plusieurs années après son mariage, la vessie fut prise d'une vive irritation ; il survint une diarrhée assez abondante, puis du pus se mêla aux urines. Au moment de la mort, qui eut lieu quatre ans après, de petites portions de matières féculentes passèrent de temps en temps par l'urètre avec l'urine, ce qui mettait une communication entre le canal intestinal et la vessie. Par le toucher rectal on découvrit, aussi haut que le doigt pouvait atteindre, une ouverture fistuleuse située sur la paroi antéro-latérale ; une sonde put y être introduite assez profondément. Il existait en ce point un notable épaississement et de nombreuses adhérences. Aucun traitement ne put soulager cette malade ; elle mourut, peu de temps après, d'une courte maladie que le D* Miller pensa être une affection urétrale.

Dans cette observation, Simpson fait remarquer qu'une matière féculente et des gaz passèrent des intestins dans la vessie ; mais la malade ne s'aperçut jamais que l'urine passât de la vessie dans l'intestin. Peut-être le passage a-t-il eu lieu sans qu'elle pût les reconnaître distinctement. Dans le cas contraire, il est probable que le trajet fistuleux avait une disposition valvulaire qui permettait le passage dans un sens et non dans l'autre.

OBS. 58. — SIMPSON. *Contribution to obstetric and practice.* Edimb., 1853. — L'auteur cite en abrégé l'observation suivante que lui communique un de ses anciens élèves, le Dr Heslop (cas rapporté dans le journal trimestriel de Dublin, 1850, p. 220).

Dans ce cas, l'ovaire gauche fut trouvé, après la mort, de la grosseur d'une orange, adhérant immédiatement au rectum et à la vessie. La cavité élargie de l'ovaire contenait une matière molle, pultacée, mêlée de matières fécales et de détritus gangréneux ; elle communiquait en arrière avec la partie inférieure de l'S du côlon, en avant avec la vessie. Dans ce cas, le trajet fistuleux entre le canal urinaire et le canal intestinal semblait être formé au moyen de l'ovaire altéré. Pendant un an avant la mort, l'air et les matières fécales y passaient. La malade avait, en outre, un calcul dans le rein et une hypertrophie du foie.

OBS. 59. — SALZER et REULING. *Deutsche Klinik*, 1855, t. 7, p. 368-368. — *Pérityphlite. Fistule vésico-intestinale.* — Elisa S..., 35 ans, entra à la clinique médicale le 13 mai 1853. Bien portante jusqu'à son accouchement (normal) qui a eu lieu il y a deux ans. Depuis ce temps, troubles menstruels et anémie. Peu de jours avant l'entrée à l'hôpital, ayant mangé trop copieusement, l'indigestion qui s'ensuivit accompagnée d'une légère fièvre, l'obligèrent à se rendre à la clinique.

État actuel. — La malade n'est pas très fortement bâtie ; peau et muqueuses pâles, pouls 92, température de la peau élevée. Langue saburrale, diminution d'appétit, soif augmentée, nausées. Ventre un peu gonflé et sensible. Cœur, poumon, foie, rate normaux. Urine rougeâtre, poids spécifique 1018, d'ailleurs normale.

Diagnostic. — Catarrhe gastro-intestinal fébrile. Huile de ricin, diète. Mais comme après huit jours la fièvre augmentait toujours et que dans ce temps la malade vomit plusieurs fois un liquide verdâtre, amer, on examina de nouveau son abdomen. Alors on découvrit dans la région iliaque droite une tumeur grosse comme un œuf de poule, très sensible à la pression et pouvant être nettement délimitée par la percussion. Son emplacement correspondant exactement à l'appendice vermiforme, on porta le diagnostic d'une pérityphlite et chercha à amener la régression de la tumeur moyennant saignées locales répétées et cataplasmes continus. Aussi l'opium fut administré pour apaiser autant que possible les mouvements péristaltiques. Pour faciliter les selles : lavements.

Malgré ce traitement, la tumeur augmentait au cours des semaines suivantes et enfin elle devint nettement proéminente. Aussi les douleurs à son pourtour devinrent plus intenses et se propagèrent jusqu'au fémur. droit, de sorte que la malade ne pouvait trouver nulle part de repos et ne pouvait dormir. Manque d'appétit continu, vomissements de temps en temps, constipation opiniâtre, alternant avec la diarrhée ; enfin la fièvre continue l'épuisèrent considérablement.

Ces symptômes opiniâtres nous firent présumer un corps étranger, enclavé dans l'appendice vermiforme ; mais, vu l'état de la malade, on ne pouvait songer à l'opération. Un fort œdème des jambes apparut et seulement le traitement symptomatique était possible. A cet égard, la teinture d'opium (une cuillerée à café le soir) était très efficace.

Le 6 août, donc dans la douzième semaine de sa maladie, la malade eut un frisson qui se répéta encore deux fois les deux jours suivants. Une péritonite générale éclata après. Comme cause on diagnostiqua une perforation du procès vermiforme avec entrée des fèces dans la cavité péritonéale. En même temps, on découvrit à la malade une pleurésie gauche, dont le développement ajouta aux autres symptômes une forte dyspnée.

La malade perdit de plus en plus ses forces et mourut le 16 août.

Autopsie. — Dans la cavité pleurale gauche une quantité assez considérable de sérum mélangé de gros flocons fibrineux, lobe pulmonaire inférieur gauche presque entièrement comprimé. Emphysème partiel des lobes supérieurs. Dans les bronches un peu de mucus aqueux. Au cœur, traces d'inflammation, myocarde très flasque. Dans la cavité abdominale, beaucoup de liquide trouble, purulent.

Adhérences nombreuses entre tous les organes du bas-ventre ; les plus fortes sont celles de la région cœliaque. Là on trouva entre les anses intestinales une cavité parfaitement délimitée par les adhérences cellulaires et remplie de matières fécales liquides qui y entrèrent par un orifice de la paroi du cæcum, orifice gros comme un noyau de cerise.

De ce foyer s'étendait un long conduit fistulaire jusqu'à la vessie, à la paroi postérieure de laquelle apparut un orifice gros comme une pièce de 50 centimes. A travers cet orifice, les fèces étaient entrées dans la vessie.

Muqueuse vésicale très rouge et infiltrée de sang décomposé autour de la perforation. L'appendice vermiforme, à peine trouvable au milieu des adhérences nombreuses, présentait aussi une perforation grande comme un pois et dont un autre conduit fistulaire allait au foyer fécal décrit. La sonde introduite se heurta dans le canal de l'appendice vermiforme à un corps dur : un grain de plomb, comme il se montre à l'examen.

Naturellement on ne pouvait rien dire de la nature du corps étranger avant l'autopsie. Quant à la fistule, elle ne pouvait être reconnue, car dans les derniers jours de sa vie, la malade rendait ses urines et ses fèces involontairement.

Obs. 60. — Sturm. *Deutsche Klinik*, 1854. — *Fistule vésico-colique attribuée par l'auteur à l'inflammation ulcéreuse d'une varice vésicale* (?). — Un homme de 40 ans, jusque-là d'une bonne santé, à l'exception de quelques légers accès

d'hypocondrie, ressentit, en 1844, les premiers signes d'une affection hémorrhoï-
dale, selles irrégulières, constipation, douleurs dans la région du sacrum, gon-
flements veineux autour de l'anus ; bientôt après, des élancements douloureux
d'une nature toute particulière et revenant par accès de courte durée s'étendent
de la racine du pénis à la couronne du gland, d'ailleurs pas d'autres troubles
dans sa santé. En décembre 1844, le malade remarque que pendant l'émission de
l'urine, et quelquefois même sans uriner, il s'échappe du gaz par le pénis ; un
peu plus tard, il retrouve dans son vase de nuit des fragments d'amandes qu'il
avait mangées la veille et qui sont rendus avec l'urine, puis des morceaux de
matières fécales dont la quantité va en augmentant et obstrue par intervalle le
conduit de l'urètre. Les évacuations cessent peu à peu d'avoir lieu par l'anus ;
ni le cathétérisme de la vessie, ni celui de l'intestin ne font découvrir une fistule
qui établisse une communication entre la vessie et l'intestin. En 1845, Dieffen-
bach est consulté, ses prescriptions sont sans effet ; le seul soulagement que le
malade éprouve est dû à l'ingestion de grandes quantités d'eau. L'aspect est
bon, l'appétit intact, l'amaigrissement ne fait que des progrès très lents, les forces
se soutiennent assez bien ; cependant les douleurs s'exagèrent et finissent par
devenir si intolérables, qu'elles déterminent de véritables accès d'agitation
maniaque. En avril 1845, péritonite terminée par la mort. La maladie avait
duré seize jours.

Autopsie. — En ouvrant l'abdomen, il s'écoule une grande quantité d'un
liquide brunâtre, infect, mêlé de flocons purulents. Le côlon ascendant et descendant a contracté des adhérences avec les autres intestins et avec le mésentère épaissi. Le foie, la rate, la vésicule biliaire, sont recouverts de fausses membranes résistantes ; leur texture n'est pas altérée, le côlon ascendant est distendu
par les gaz et renferme beaucoup de matières fécales ; la portion descendante est,
à sa partie inférieure, si fermement adhérente à la vessie et aux organes environnants, qu'on ne peut la détacher ; à 8 pouces environ au-dessus de l'anus,
adhérence de l'intestin avec la vessie encore plus intime, du diamètre de 2 pouces,
et au milieu de laquelle s'ouvre un orifice d'un pouce de diamètre par lequel
s'établit la communication entre la vessie et l'intestin. La vessie contient un
liquide fécal jaunâtre, sa membrane muqueuse est épaissie, bleuâtre, marbrée,
couverte d'un mucus jaunâtre, et parsemée de dilatations variqueuses très saillantes. Pas de diminution de calibre du côlon ou du rectum ; les replis muqueux
du rectum sont très développés, et immédiatement au-dessus du sphincter anal,
on voit une couronne de veines dilatées. Pas de traces de tubercules ou de produits cancéreux.

Le Dr Sturm attribue la fistule à l'inflammation ulcéreuse d'une varice vésicale
qui aurait d'abord provoqué une adhérence locale, et plus tard amené la perforation.

Obs. 61. — J. van Geuns. *Nederl. Weekbl. u. Geneesk.* July 1859. — *Perforation du côlon avec formation d'une fistule colico-vésicale.* — La malade dont il
s'agit entra le 7 février 1854 à l'hôpital et y mourut le 28 du même mois. *L'autopsie*

montra les lésions suivantes: Dans l'estomac, au niveau de sa grande courbure, il existait 2 ulcères ronds avec des bords nettement tranchés, mais non encore perforés. La paroi de l'intestin était très mince, mais nulle part elle ne présentait de traces d'ulcération. Le cæcum et le côlon ascendant étaient très distendus ; par contre, les côlons transverse et ascendant était très rétrécis et parsemés de petits ulcères irrégulièrement arrondis. A l'union du côlon descendant et de l'S iliaque il y avait un ulcère avec des bords tranchants, échancrés ; à partir de ce point la paroi intestinale était épaissie par une infiltration dure, grise, siégeant entre la séreuse et la muqueuse. Celle-ci ne formait qu'une vaste excoriation ininterrompue depuis le point où siégeait l'ulcère jusqu'à quelques centimètres au-dessus de l'anus. Par suite des fortes adhérences de sa portion dégénérée et hypertrophiée, l'intestin, là où il était arrivé au contact de l'utérus, s'était enroulé et coudé de telle façon que sa lumière s'était tellement rétrécie qu'elle laissait à peine passer, au niveau de la courbure, le manche (tuyau) d'une plume.

Près de ce rétrécissement l'intestin présentait 2 perforations communiquant toutes deux avec un trajet fistuleux qu'on pouvait sentir en dehors du tube intestinal et qui était limité par le corps utérin d'une part, par la séreuse intestinale d'autre part. Les orifices intestinaux qui s'ouvraient dans ce trajet étaient en forme d'entonnoir ; autour d'eux la muqueuse intestinale formait des plis concentriques. En outre il existait une 3e perforation de l'intestin immédiatement au-dessous de la coudure ; c'était une ouverture arrondie laissant passer le pouce et faisant communiquer le trajet fistuleux avec le gros intestin. Enfin à un centimètre au-dessous de cette ouverture se trouvait la perforation qui faisait communiquer l'un avec l'autre l'intestin et la vessie.

Ici la vessie et l'intestin étaient en contact ; l'orifice était en forme d'entonnoir et acceptait la tige d'une plume moyenne. La dernière portion de l'intestin, quelques centimètres au-dessus de l'anus, n'était ni ulcérée ni même épaissie.

En dehors de la perforation qui siégeait sur son fond, la vessie ne présentait rien d'anormal. L'utérus était gros et dur, le col était gros, l'orifice interne était fermé ; le vagin était lisse et sans ulcération ; les ovaires étaient mous et non dégénérés.

Autopsie. — Il résulte tout d'abord que les ulcérations du côlon ascendant avaient amené le rétrécissement considérable de sa partie inférieure, ou si l'on veut, que le rétrécissement avait été consécutif à l'exulcération. La partie malade dut donc subir de plus en plus l'influence nocive du passage difficile du bol fécal ; aussi leur ulcération devint-elle de plus en plus grande, la dégénérescence envahit des couches de plus en plus profondes de la paroi intestinale, tant qu'à la fin il se fit des perforations. Toutefois auparavant il s'était déjà formé des adhérences avec les organes voisins, en sorte que rien ne put s'épancher dans la cavité péritonéale. Le trajet fistuleux n'avait qu'un orifice dans la vessie ; il en avait trois dans l'intestin. Les ulcérations du côlon transverse et de la partie supérieure du côlon descendant permettent de penser que l'exulcération a précédé le rétrécissement. La distension dy cæcum et du côlon ascendant nous font supposer que l'obstacle au passage des matières étendait son influence jusque très en amont du rétrécissement. — Les ulcères de l'estomac semblent n'être apparus que plus tard. L'atrophie de l'intestin grêle qui se manifestait jusque dans la valvule de Kerkring, montre que tout le tube intestinal souffrait de l'exulcération du gros intestin. Quant à savoir si cet état des choses remonte loin, l'histoire de la malade nous apprend qu'en 1849 (5 ans auparavant) elle avait été atteinte du choléra et que depuis cette époque elle n'a plus jamais été complètement bien portante, souffrant continuellement de diarrhée ou de constipation ; la grande étendue des lésions de la muqueuse, la chute de l'épithélium et les selles semblables à de l'eau de riz que présentaient la malade pourraient faire croire à l'origine cholérique de l'affection... Cependent il n'existait pas d'hypertrophie et de dégénérescence des plaques de Peyer, ainsi qu'on le rencontre dans le choléra ; en outre, dans cette maladie il est très rare que le gros intestin soit atteint ou tout au moins ulcéré. D'autre part, la malade semblait avoir été syphilitique. Le genre de vie qu'elle avait mené, des ulcérations et des cicatrices brun foncé qu'elle présentait sur les cuisses, la dégénérescence du foie et de la rate, des reins, tout le faisait penser. On peut donc admettre que les ulcérations intestinales dues au choléra avaient été compliquées par le fait de la syphilis de la malade ; c'est ainsi que seraient apparus successivement : ulcérations, rétrécissement et finalement perforation.

En dehors des adhérences au niveau des ulcérations intestinales. il existait encore d'autres traces d'un processus inflammatoire exsudatif : c'étaient des adhérences entre le foie et le diaphragme et des exsudats dans la cavité utérine. Les symptômes occasionnés par la fistule vésico-intestinale au cours de la vie de la malade, trouvent leur explication dans le résultat de l'autopsie.

Le rétrécissement intestinal n'était pas si complet que des matières fécales ne pussent encore y passer. Comme ces dernières toutefois pouvaient pénétrer directement dans le fistule, il est très possible qu'elles aient pris les deux chemins pour passer de la partie supérieure du gros intestin dans le rectum. Un examen attentif des fèces fait supposer que très probablement les matières qui passaient par la fistule s'échappaient de préférence par la vessie.

Obs. 62. — W. Adams. *Société médicale de la partie septentrionale de Londres*, séance du 14 février 1855. *Lancet*, 1855, I, p. 343. — *Communication entre la vessie, l'S iliaque et l'iléon.* — La malade, âgée de 54 ans, vint sous l'observation d'Adams au mois de janvier. Elle se portait toujours bien, jusqu'à ce qu'il y a deux ans elle commençât à souffrir de la dyspepsie et de malaise général. Dans la dernière année elle maigrit beaucoup. Son intestin fonctionnait bien et les selles étaient toujours plus ou moins liquides. Son état ne changea pas jusqu'au 10 février.

Ce jour-ci l'urine devint soudain épaisse et très fétide, une matière visqueuse, mélangée avec des particules nécrosées et blanchâtres, se déposa au fond. L'air passait aussi par l'urètre avec un sifflement marqué.

La malade n'éprouvait aucune souffrance, mais dépérissait graduellement et s'éteignit le 20.

Autopsie. — Corps très amaigri. Vessie adhérait par son fond à l'iléon en avant, au côlon en arrière. La paroi antérieure de l'iléon et la paroi postérieur du côlon circonscrivaient la 1re en avant, la 2e en arrière, une cavité du volume d'une orange qui communiquait avec la vessie par son orifice admettant 2 doigts. Aux parois supérieure et interne de la cavité il y avait des orifices du côlon entourés d'un morceau libre mais irrégulier de la muqueuse. L'orifice inférieur était beaucoup plus étroit et admettait avec difficulté le bout du doigt.

Sous la muqueuse de l'iléon dans la paroi antérieure de la cavité, il y avait une masse néoplasmique grosse comme la moitié d'une noix. Dans la paroi postérieure se trouvaient trois masses pareilles et indurées ; parmi elles la paroi intestinale était très envahie par le néoplasme.

Au microscope il y avait dans ces masses : 1) beaucoup de cellules sphériques possédant des noyaux. Quelques cellules étaient caudées (?) ; 2) fibres ; 3) substance granuleuse grasse (?).

Obs. 63. — Giessler. *Monatschrift*, p. 263. Bd XXI, parue in thèse Marburg, 1856 (obs. analysée). — Il s'agit d'une femme qui, environ un an après le début de sa deuxième grossesse, perdit, avec tous les symptômes d'une péritonite, par le rectum du pus ainsi que des os de fœtus âgé de 7 mois. Quelque temps après apparurent de violentes douleurs pendant la miction. Le cathéter dévoila dans la vessie des os qui furent expulsés par l'urètre. La défécation se faisait tantôt par le rectum, tantôt par la vessie. Les douleurs devinrent insupportables et la malade mourut d'épuisement, dans un collapsus de plus en plus accentué, environ trois semaines après la perforation de la vessie.

A l'autopsie on trouva une cavité qui était formée par l'adhérence de la vessie, de l'utérus et du rectum, cavité dans laquelle le fœtus avait été situé et qui s'était ouverte à la fois dans le rectum et dans la vessie.

Obs. 64. — Pitha (*Virchow's Handbuch der speciellen. Pathologie und Therapie*, t. VI, 1856, p. 163) cite le titre d'un travail de Fuchs « Sur une tumeur colloïde du cæcum ayant perforé à la fois la paroi intestinale et la paroi vésicale », travail paru dans *Nederl. Weckbl.*, octobre 1851, mais dont Pitha ne nous donne pas l'analyse.

Obs. 65. — G. A. Malcolm. *Dublin Hosp. Gar.*, 1856, p. 94 (cité par Cripps). Résumée in Chavannaz, obs. 11. — Cystite pendant trois ans ; gaz par l'urètre presque à chaque miction. Mort.

Autopsie. — La muqueuse de la vessie présentait plusieurs points ulcérés ; communication entre la vessie et la flexure sigmoïde.

Du côté intestinal, large ouverture avec des bords fongueux.

Fistule valvulaire du côté vésical, et qui empêchait le passage de l'urine dans l'intestin.

Tuberculose pulmonaire double avec cavernes.

Obs. 66. — Brooke. Société pathologique de Londres, séance du 17 février 1857. *Medical Times and Gazette*, 1857, I, p. 272. — *Spécimen d'ulcération de la vessie.* — Le malade, atteint de phimosis congénital fermé, succomba à l'épuisement dû à l'extravasation de l'urine. Le périnée a été librement incisé. Un conduit pathologique faisait communiquer le rectum et la vessie. Il y avait une ulcération autour du col vésical et d'une partie de l'urèthre. Les reins étaient désorganisés et suppurés.

Obs. 67. — J.-I. Banks. *Dublin Times and Gazette*, 1863, I, p. 398. (cité par Cripps, résumée in Chavannaz, obs. nº XII). — 25 ans. Diarrhée dysentérique ; douze selles par jour, sanglantes, muco-purulentes avec ténesme. Ces symptômes continuent pendant deux ans. Il est alors renvoyé des Indes. En débarquant, grande douleur dans la miction ; le patient ne peut uriner que par gouttes. Quelques jours plus tard, matières et gaz dans l'urine.

Évacuations à caractères dysentériques. Il vécut près de deux ans.

Autopsie. — La partie moyenne du rectum est stricturée au point de ne pas admettre une sonde. Au-dessus de l'obstacle, dilatation du rectum.

Vessie enflammée et ulcérée avec orifice en arrière des uretères admettant une grosse sonde.

Obs. 68. — H. Thorp. *Dublin hosp. Gazette*, 1858, p. 101. (D'après Cripps, p. 39, cas 19.) — *Communication entre l'intestin et la vessie.* — Femme, 45 ans, mère de 3 enfants, se trouve soudain dans l'impossibilité de vider sa vessie. Après l'introduction du cathéter, sort avec les urines une quantité d'air sifflant. Ceci dure plusieurs jours. Le cathéter était nécessaire, la vessie semblait résonnante.

La malade recouvra petit à petit le pouvoir de vider sa vessie, mais pendant les 4 ans entiers, où elle se trouvait sous l'observation du Dr Thorp elle souffrait de la pollakiurie.

A l'œil nu on n'a jamais vu de fèces dans l'urine.

Obs. 69. — Mc Dermott, in Dick. *Medical Times and Gazette*, 1859, t. I, p. 591. — J'ai eu un malade chez lequel l'air passait aussi de l'urètre. Ce malade était un officier : après de fortes fatigues il fut pris de douleurs abdominales violentes. A l'examen j'ai trouvé chez lui une hypersensibilité morbide générale, avec irritabilité de la vessie. Les calmants avec petites doses d'oxyde d'argent le guérirent et alors le passage de l'air disparut aussi. Le cas a été publié, il me paraît, par mon ami Dr Aldridge, auquel j'ai communiqué mon observation.

Obs. 70. — Sydney Jones. *Path. Soc. trans. London*, X, p. 131 (cité par H. Cripps ; rés. in Chavannaz, obs. nº 14). — 64 ans. Fèces dans l'urine depuis un an ; la diarrhée augmente leur quantité. Vent par l'urètre.

Fréquentes difficultés dans la miction par suite de matières s'arrêtant dans l'urètre. Mort d'infiltration d'urine.

AUTOPSIE. — La flexure sigmoïde était stricturée sur une longueur de trois pouces. Sa muqueuse plissée offrait des diverticules dont l'un était ulcéré.

Dans la vessie, calcul de la grosseur d'une fève formé de matières fécales recouvertes de phosphates.

OBS. 70 *bis.* — CH. HAWSKINS. *Med. Chir. Trans.*, 1858, p. 441 (cité par H. CRIPPS, rés. in CHAVANNAZ, obs. XIII). — En février 1855, il commence à passer tous les jours avec l'urine des matières ayant deux pouces de long; pas d'autres troubles.

En 1856, les matières cessent de passer, mais des symptômes vésicaux apparaissent. Un calcul est alors lithotritié.

Après un troisième écrasement, rétention d'urine soudain soulagée par le passage de l'urine dans le rectum.

Pendant quelques mois, les matières fécales passent par le pénis et l'urine par le rectum. Quatre mois plus tard, pas de douleurs, le patient urine librement.

Par deux fois quelques fèces dans l'urine qui le reste du temps est tout à fait claire.

OBS. 71. — H. DICK. *Medical Times and Gazette*, 1859, I, p. 565 et 591. — *Passage d'air par l'urètre.* — J'ai en traitement un malade atteint d'un rétrécissement urétral notable. Ce rétrécissement est accompagné du symptôme suivant : Toutes les fois que le malade va au cabinet, une matière écumeuse sort de son urètre et avec elle une quantité d'air dépourvue de mauvaise odeur. Le malade sent avant cela une cuisson dans l'urètre. D'où vient cet air ? Puisqu'il n'est pas fétide, je ne peux pas affirmer qu'il est dû à une communication avec les intestins. On a rapporté chez les femmes les cas de la sortie par l'urètre de l'air venant de l'utérus ; mais chez l'homme quelle source faut-il supposer ? Je serais bien obligé à un des lecteurs de votre journal pour la communication d'un cas semblable.

OBS. 72. — DEMARQUAY. *Mon. des sciences méd. et pharm.*, 1860, p. 906. (Rés. in CHAVANNAZ, obs. n° 56.) — 79 ans. Souffre de catarrhe de la vessie avec rétrécissement de l'urètre. En janvier, diarrhée. On donne 4 grammes de sous-nitrate de bismuth ; les urines deviennent tout à fait noires. On décèle dans l'urine des corpuscules noirs dont les réactions sont celles des sels de bismuth. Quelques gaz s'échappent par la sonde. Quelque temps après, matières fécales avec l'urine. Une injection vésicale colorée ne passe pas dans le rectum. Rien par le toucher rectal.

Mort un mois environ après le début de l'affection.

OBS. 73. — DEMARQUAY. *Loco citato* (citée in BLANQUINQUE, p. 28-30; résumée in CHAVANNAZ, obs. n° 70). — 44 ans. Rétrécissement de l'urètre depuis douze ans. Fièvre ardente ; le patient ne peut plus rendre que quelques gouttes d'urine, mais a chaque jour un certain nombre de garde-robes liquides. Ulcération sur la paroi antérieure du rectum. Mort.

Autopsie. — Vessie très petite, à colonnes avec dépôt purulent et pseudo-membraneux. Dans le lobe gauche de la prostate, abcès du volume d'un petit œuf de poule, à pus épais comme tuberculeux. La portion prostatique de l'urètre dilatée forme comme une sorte de vessie supplémentaire. Au niveau du -bulbe l'urètre cesse d'exister. Toute la partie inférieure du rectum est le siège d'une inflammation violente avec ulcération. A 10 ou 12 centimètres de l'orifice anal, deux ulcérations avec décollement de la muqueuse très ramollie en ces deux points. Au centre d'une de ces ulcérations, trajet fistuleux allant vers la vessie, où il s'ouvre par deux orifices situés à 2 cent., 5 ou 3 centimètres des orifices des uretères. Néphrite suppurée, abcès de la grosseur d'une tête d'épingle à une lentille.

Obs. 74. — Martin-Magron et Soulié. *Mémoires de la Société de Biologie*, année 1860, p. 202. — *Hématocèle péri-utérine communiquant avec l'intestin et la vessie.* — P..., âgée de 18 ans, d'un tempérament lymphatico-nerveux, d'une constitution chétive, habite Paris depuis le 24 décembre 1859. Elle a été réglée à l'âge de 10 ans ; à l'âge de 14 ans, elle a eu pour la première fois un rapport sexuel qui a été suivi d'une grossesse. Elle est accouchée à huit mois d'un garçon qui a vécu neuf jours. La grossesse et l'accouchement n'ont rien présenté de particulier. Pendant trois années, cette jeune fille a vécu dans la continence, puis s est livrée au désordre. Dans le mois de novembre 1859, elle est prise tout à coup, au moment de ses règles, de douleurs dans la région hypogastrique. Ces douleurs, d'abord légères, allèrent peu à peu en s'augmentant. M. Martin-Magron voit la malade le troisième jour : elle est couchée sur le dos, la figure anxieuse, le pouls fréquent, dur et petit. Nausées, envies de vomir ; le ventre est tendu, très douloureux à la pression dans la région hypogastrique, surtout au niveau de la fosse iliaque gauche ; la miction est difficile ; constipation ; les règles sont arrêtées. Traitement : quinze sangsues loco dolenti, cataplasmes, bains purgatifs. Après huit jours, les douleurs ont diminué, l'exploration de l'abdomen est devenue plus facile : on sent comme un empâtement dans la fosse iliaque gauche et dans le petit bassin ; la malade se refuse à l'exploration vaginale. Traitement : frictions avec l'onguent napolitain, plusieurs cataplasmes, bouillon.

Après quinze jours, les douleurs ont à peu près cessé, la malade se lève, elle se plaint d'un sentiment de gêne dans le bas-ventre avec difficulté d'uriner et d'aller à la garde-robe. En déprimant la paroi antérieure de l'abdomen au-dessus du pubis, on sent dans le petit bassin une tumeur molle, grosse comme une orange ; le toucher vaginal fait reconnaître en arrière et sur les côtés du col de l'utérus une saillie arrondie, dépressible, évidemment en rapport avec la tumeur signalée dans le petit bassin.

La malade se rétablit peu à peu en conservant cependant une difficulté dans la miction et dans la défécation.

La tumeur n'a pas changé de volume.

Dans le mois de juin 1860, la jeune fille est prise de douleurs sourdes d'abord, puis très aiguës, ayant leur siège principal dans la cavité pelvienne et irradiant vers la fosse iliaque droite. La fièvre est intense. Nouvelle application de sangsues, cataplasmes, frictions mercurielles.

Après huit jours les douleurs ont diminué, mais la fièvre persiste, la santé générale commence à s'altérer, perte d'appétit, envie presque continuelle d'uriner. La tumeur est à peu près la même qu'auparavant. Un jour, à la suite de douleurs très vives, les urines sont rendues troubles, noirâtres et exhalant une odeur des plus désagréables.

Le surlendemain, elles sont moins colorées, et laissent déposer une matière qui, par l'agitation, se délaye dans le vase sous forme de nuage. Une exploration attentive du petit bassin apprend que la tumeur a disparu, du moins on ne distingue plus comme auparavant sa forme et ses limites. Quelques jours après ce changement survenu dans les urines, la malade rend par l'urètre un lambeau de tissu de 2 pouces de long et d'une ligne et demie de large, puis elle s'aperçoit que des gaz s'échappent par le méat urinaire pendant la miction.

Ce fait est bien constaté par les assistants. A partir de ce moment, la jeune fille va de mal en pis, elle ne mange presque plus, la diarrhée est permanente, la maigreur est effrayante. Le 24 septembre, la malade entre à l'hôpital de la Charité dans le service de M. Malgaigne, suppléé par M. Depaul.

A ce moment le ventre est déprimé, pas douloureux, si ce n'est au-dessus du pubis où, par la pression, on détermine une sorte de gargouillement. La malade rend toujours des gaz en urinant. Le toucher vaginal, auquel elle se résigne difficilement, ne laisse sentir aucune tumeur. On cherche à relever les forces par des toniques, on combat la diarrhée par des lavements, etc. P... meurt dans le marasme le plus complet le 15 octobre ; depuis quelques jours, elle ne rendait plus de gaz en urinant, et le bruit aérique que l'on entendait au-dessus du pubis avait disparu.

AUTOPSIE, pratiquée par M. Soulié, interne de service, en présence de MM. Martin-Magron et Guéniot. — Au moment où on veut détacher la paroi intérieure de l'abdomen, on s'aperçoit qu'au niveau du petit bassin elle a contracté des adhérences avec une masse intestinale composée du cæcum, de l'S iliaque et d'une portion d'intestin grêle. En opérant avec précaution, on trouve dans l'épaisseur même de la paroi abdominale une cavité pouvant loger une noisette, à fond gris noirâtre et dont les connexions seront ultérieurement indiquées.

En détruisant avec soin les adhérences qui unissent les différentes portions d'intestin signalées plus haut, on pénètre dans une poche qui occupe la plus grande partie du petit bassin et se prolonge à gauche vers la fosse iliaque.

Cette cavité, pleine d'un liquide jaunâtre, ayant l'odeur de la matière fécale, est limitée en avant et en haut par la masse intestinale dont il a été question, en avant et en bas par une portion de la face postérieure de la vessie, plus bas encore par l'utérus et les ligaments larges (avec la trompe et l'ovaire du côté droit) qui ont été refoulés vers le plancher du petit bassin ; en arrière par le rectum, et sur les côtés par la portion des parois latérales du pubis, qui sont en arrière des ligaments larges.

La poche dont nous venons de limiter les contours présente trois ouvertures : la première communique avec la cavité signalée dans la paroi abdominale, la seconde débouche dans la vessie, la troisième dans la partie inférieure de l'intestin grêle, à 2 pouces au-dessous du cæcum. L'ovaire gauche, réduit à une bandelette de tissu fibreux, est rempli par un kyste sanguin gros comme une noix ; la trompe de ce côté est dans l'état normal ; l'ovaire droit est comme réduit en bouillie, la trompe droite a l'épaisseur du petit doigt et présente à la face externe une excoriation large comme l'ongle, à bords déchiquetés, la muqueuse est rouge, boursouflée, granuleuse. Les veines du plexus ovarique ne sont point variqueuses ; l'utérus est sain. La vessie présente sur sa paroi postérieure une saillie analogue à l'ampoule de Water, au sommet de laquelle est un orifice qui conduit dans la poche que nous avons décrite. Le rectum est couvert dans toute son étendue d'ulcérations analogues à celles que l'on rencontre dans la dysenterie chronique ; quelques brides ligamenteuses brillantes, établissent des adhérences entre le foie et le diaphragme. Le cœur et les poumons sont sains.

L'époque de l'apparition des douleurs, la marche de la maladie, les faits constatés à l'autopsie, nous portent à croire que dans le cas que nous venons de rapporter, il y a eu hématocèle intra-péritonéale résultant d'une hémorrhagie ovarienne, puis, six mois après, inflammation ulcérative de la poche, et. par suite, communication de celle-ci avec les organes environnants.

Obs. 75. — Boinet. *Soc. méd. de Paris*, 1860. In Blanquinque (rés. in Chavannaz, obs. 50). — 37 ans, souffrant du bas-ventre depuis des années. Il s'aperçut un jour qu'il rendait des gaz par l'urètre. Les douleurs continuaient toujours, et au bout de quelque temps, le malade rendit par l'urètre des grumeaux rouges qui étaient de la viande mal digérée. Ce passage n'était pas continuel et jamais l'urine ne reflua dans le rectum. Au bout d'un an, même état.

Obs. 76. — Willshire. *The Lancet*, 13-20 avril 1861. — Homme de 33 ans. Il a pris froid, dit-il, et a eu une inflammation d'intestin. Trois semaines auparavant, il eut une rétention d'urine ; on fit le cathétérisme, on trouva du pus dans l'urine ; depuis ce moment jusqu'à son entrée à l'hôpital, celle-ci a été mélangée de matières fécales.

Au premier examen on constate des évacuations dysentériques dont l'existence remonterait déjà à quelque temps.

D'après la forme et la couleur de la matière urinée, on pense que la communication entre la vessie et l'intestin siège sur le côlon. Quand le malade s'accroupit, l'urine s'écoule normale ; si au contraire il se tient debout pendant la miction, il rend l'urine mélangée de fèces et de gaz.

Émaciation comme chez les phtisiques ; sueurs profuses ; fièvre hectique ; toutefois rien aux poumons.

Il sort de l'hôpital sur sa demande. Suites inconnues.

Obs. 77. — Tungel. *Archiv für klin. Chirurgie*, 1861, v. I, p. 334-355. — *Fistule vésico-intestinale*. — V. Pl..., homme 56 ans, adonné à toutes les joies de la vie et surtout à celles de la table, remarque chez lui une tendance vers la constipation et une diminution d'appétit consécutive. Il consulte dans ses voyages les différents médecins de l'Europe, qui attribuent tout à la pléthore abdominale.

Cependant il ne suit pas leurs prescriptions, et avec le temps la constipation devient de plus en plus opiniâtre. Gonflement de l'abdomen et manque d'appétit l'accompagnent. L'idée lui vient alors qu'il souffre d'un rétrécissement de l'intestin, malgré cela il ne se soigne pas. En hiver 1853, il remarque que le pus s'écoulait de son rectum et que la miction lui est difficile ; le malaise augmentant, il s'adresse enfin au Dr Schrötter.

Celui-ci observa chez lui le passage des gaz et des fèces avec l'urine et l'envoya chez moi.

J'ai trouvé le malade très amaigri, d'une teinte terreuse, d'un facies souffrant. Respiration fétide, langue rouge-brun et sèche, peau chaude et sèche, pouls faible et très accéléré. Pas d'appétit, soif ardente, insomnie. Ventre un peu distendu ; à travers les parois abdominales minces on sent distinctement les anses intestinales distendues, la percussion donne un son mat ; de temps en temps, aussi à la suite de pression ou de friction, des mouvements péristaltiques violents se font dans les intestins, on peut les sentir et les entendre.

Dans la région vésicale la pression est douloureuse, le ventre dur. Dans la région inguinale gauche, ganglions gonflés et douloureux. Dans le rectum, large et très volumineux, le doigt ne peut sentir ni un rétrécissement ni un orifice fistulaire ; très haut à la paroi antérieure du rectum, le bout du doigt atteint un durcissement qu'on ne peut pas délimiter en haut. Il est homogène et se confond avec les tissus environnants. Paroi rectale peu mobile. Prostate gonflée et sensible à la pression.

Cathéter trouve une résistance passagère au bulbe de l'urètre et au col vésical. La vessie est contractée et ne se laisse pas distendre par la pression du cathéter. Injection d'eau s'écoule par le rectum. Ce symptôme était tout à fait nouveau pour le malade, car il avait rendu souvent les fèces avec l'urine, mais jamais l'urine ne sortait par le rectum. L'urine était dans un état de décomposition putride, mélangée avec beaucoup de mucus, avec des fèces liquides et des morceaux de fèces dures, foncées. Elle empesta toute la chambre. A la miction des gaz sortaient de l'urètre.

Le malade raconta que parfois les fèces manquaient dans l'urine et qu'alors sa fièvre était moins forte. Ses forces, dit-il, commencèrent à tomber dès que les excréments se mirent à passer avec l'urine.

Le diagnostic n'était donc pas difficile. Le siège de la fistule devait être au fond vésical, vu que le doigt ne pouvait en atteindre l'orifice rectal, et que jamais l'urine ne sortit de l'anus. Comme cause, j'admis le rétrécissement au point où la flexure iliaque se transforme en rectum. L'idée du cancer était exclue vu l'état général du malade. Au-dessus du rétrécissement se forma probablement un abcès, ainsi que semblerait le prouver la sortie du pus du rectum peu avant les symptômes de la perforation de la vessie.

Cet abcès amena la communication avec la vessie. Le passage des fèces dans la vessie et la cystite consécutive produisirent la fièvre qui épuisa le malade.

Pour le sauver il fallait empêcher le passage des fèces dans la vessie, et comme on ne pouvait pas penser à un traitement direct, il n'y avait qu'à faire un anus artificiel au-dessus de l'orifice fistulairé.

Opération, 26 mars 1854. — Incision longue de 3 centim. à travers la peau, le fascia transversalis et tissu cellulaire. Le carré des lombes devait être aussi incisé pour rendre possible la dénudation de l'intestin.

La portion intestinale dénudée fut fixée par deux ligatures conduites à travers les bords de la plaie et l'intestin.

Je réunis ensuite les bords de la plaie par des sutures boutonnées et les enduisis de collodion pour les garder de l'action des fèces. C'était un mauvais procédé, car en même temps les sécrétions de la plaie furent retenues, et celles-ci sont pour l'organisme non moins dangereuses que les matières fécales.

L'intestin était contracté, ce qui rendait difficile son ouverture, un morceau de fèces s'y trouvant. Les bords de la plaie intestinale furent maintenant fixés par quelques sutures aux bords de la plaie abdominale, et je devais procéder aux injections dans l'intestin pour en évacuer la partie située plus bas, lorsque l'état alarmant du malade me força d'interrompre l'opération.

Le malade fut porté dans son lit; après le réveil il émit de l'urine claire, sans fèces. Mais il s'opposa à l'injection dans l'anus artificiel. Déjà le soir son état ancien : fièvre, soif, manque d'appétit — revint. De l'anus artificiel ne sortait rien, la muqueuse y était rouge-bleu et sanguinolente.

L'abdomen mou, on y sent l'intestin rempli de fèces. Pas de tympanisme.

L'urine était foncée, fétide, mais ne contenait des fèces que le 3ᵉ jour. Le 4ᵉ et le 5ᵉ jour une sécrétion purulente de la plaie se joint aux symptômes précités. Seulement maintenant le malade permit de faire l'injection; elle n'a pas eu d'effet. Le lendemain il prit de l'huile de ricin, les fèces sortirent abondamment.

Malgré sa situation dangereuse, le malade se conduit encore mal et ne permet de changer les pansements qu'en ma présence. Le 5 avril son état était très mauvais, mais le 6ᵉ juin la plaie commença à se déterger et le patient alla mieux.

Les fèces continuaient à passer à travers l'urètre et je tremblais d'avoir fait l'anus trop bas. Le 8 avril, j'administrai donc au malade, à titre d'essai, de l'huile de ricin; elle parut dans l'anus artificiel, mais non dans l'urine. La plaie allait toujours mieux et j'espérais déjà la guérison du malade, lorsque le 11 avril il eut un accès d'oppression terminé deux jours après par la mort.

Autopsie. — Pas de liquide dans la cavité abdominale, péritoine ni rouge ni recouvert d'exsudat ; une grande portion de l'épiploon adhérente en avant et à droite à la paroi abdominale. Au milieu du côlon descendant, l'intestin est rétracté en arrière ; d'ailleurs aucune modification pathologique à l'intestin ni à l'entourage. Au-dessus de l'anus artificiel, un peu de fèces solides dans le côlon ; en dehors de cela le côlon descendant et transverse ne contenait que des gaz. Au-dessous de l'anus artificiel l'intestin était contracté, mais contenait encore des fèces solides.

La flexure sigmoïde était adhérente à la vessie et à une portion de l'iléon ; là se trouvait une cavité formée par une péritonite enkystée et avec laquelle communiquait aussi bien la flexure sigmoïde que la vessie.

L'orifice dans les deux organes était petit, surtout celui dans la vessie qui apparut contractée et dont la muqueuse était pigmentée au fond vésical. Les parois de la cavité abcédée étaient gris-noire, ulcérées à maints endroits, des conduits sinueux s'étendaient jusque dans la couche musculeuse de l'intestin et de la vessie. La communication entre l'intestin et la vessie était donc indirecte, produite seulement par l'intermédiaire de l'abcès péritonéal.

Au col vésical la muqueuse était recouverte au caput gallinaginis d'un exsudat purulent ; la prostate gonflée contenait plusieurs foyers purulents fermés qui eux seuls constituaient un danger considérable pour la vie du patient. Ni à la muqueuse du rectum, ni à celle de la flexure iliaque, ni même dans la proximité immédiate de la perforation il n'y avait la moindre modification pathologique.

Obs. 78. — D. Gibb. *The Lancet*, 1861, I, p. 384. — Fistule faisant communiquer la vessie avec l'intestin grêle. — Au mois de novembre 1852, exerçant alors au Canada, je fus appelé auprès d'une jeune femme originaire du pays, primipare et souffrant d'une diarrhée chronique. D'une constitution délicate, d'un tempérament nerveux, elle était très hystérique.

La diarrhée avait un peu cédé au traitement institué, lorsque tout à coup elle fut frappée d'une péritonite aiguë bien accusée et accompagnée de vomissements incoercibles. La constipation s'établit. La fièvre était forte ; la douleur abdominale généralisée, très vive, réclama l'administration de larges doses d'opium. Cependant les symptômes les plus sérieux existaient toujours, quand la malade se plaignit d'une grande irritabilité de la vessie qui la forçait à uriner à chaque instant.

Ces accidents avaient lieu à la troisième semaine de la maladie. La douleur devint plus vive, se localisa dans l'hypogastre. Des fomentations opiacées, et plus tard un vésicatoire, donnèrent un peu de soulagement ; on vit alors un abcès s'ouvrir dans l'intestin et le pus sortir en grandes quantités par les garde-robes.

L'affection vésicale semblait être une vive inflammation chronique de la membrane muqueuse, et la malade se trouva fort bien de l'emploi de l'infusion de buchu (plante diurétique originaire d'Afrique et préconisée contre la cystite et la néphrite chronique), de la décoction d'uva ursi et de jusquiame, cette dernière à hautes doses. Les organes génitaux étaient irrités, rouges et œdématiés ; la diarrhée était très vive. Des lavements avec amidon et jusquiame donnèrent un bon résultat.

Trois ou quatre jours après l'ouverture de l'abcès, l'urine offrit une odeur fécale bien caractérisée ; sa couleur était celle des matières du petit intestin :

les fèces étaient toujours mélangées à l'urine, jamais à l'état solide et ne contenaient jamais de gaz.

Ces accidents formidables cédèrent peu à peu, et il ne resta plus que des attaques passagères de douleurs hypogastriques affectant la forme de tranchées.

L'auteur eut alors de nombreuses consultations avec MM. Culloch, professeur d'accouchement à M. Gill Collège et Montrorf ; ces deux praticiens crurent devoir s'arrêter à l'emploi de légers purgatifs et de doux apéritifs. Sous l'influence de ce traitement la quantité des fèces diminua peu à peu dans l'urine, et finit par disparaître. L'état général se releva ; la malade devint fraîche et forte, et put reprendre ses occupations ordinaires.

L'auteur ne perdit pas sa malade de vue. Pendant plusieurs mois il put constater que l'urine était rendue très claire et tout le portait à croire que la guérison était définitive lorsqu'il rentra en Angleterre.

Obs. 79. — Canton. *Lancet*, 1861, I, p. 361. (Citée par Cripps. Rés. in Chavannaz, obs. n° 15.) — 33 ans. Refroidissement. Trois semaines après, difficulté de la miction, pyurie, souvent fèces dans l'urine.

D'après la couleur, les matières semblaient venir de l'intestin grêle, mais elles avaient l'odeur fécale. Urine normale quand le patient est couché ; gaz et matières dans la miction debout.

Rien aux poumons, mais sueurs profuses et émaciation.

Obs. 80. — Edward Wells. *Brit. med. Journ.*, 1861, II, p. 658. (Citée par Cripps. Rés. in Chavannaz, obs. n° 16.) — 59 ans. Diarrhée, douleurs dans l'abdomen et la vessie ; urines déterminant au passage une sensation de brûlure. Un mois plus tard, vents et matières fécales par l'urètre ; vomissements. Mort.

Autopsie. — Intestin grêle fortement adhérent au péritoine pariétal au-dessus du pubis et aussi à la face postérieure de la vessie.

En séparant les adhérences, abcès communiquant avec la vessie et l'intestin. Les autres viscères abdominaux sont sains.

Obs. 81. — Eble. *Würtemb. Correspond. Bl.*, Bd VII, n° 36. *Monatschrift f. Geburtsk. u. Frauenkr.* 1863, Bd XXI, p. 259. — Il s'agit d'une jeune fille de 20 ans qui, ayant soulevé un lourd fardeau et s'étant en même temps fortement refroidie, fit une psoïte qui se termina par suppuration. L'évacuation de la vessie et de l'intestin ne pu se faire au début que grâce à des purgations et au cathétérisme. Environ six semaines après il sortit du rectum un mélange de sang, de pus et d'urine. Celle-ci depuis cette époque ne s'écoule plus jamais par sa voie naturelle ; même par le cathétérisme on ne ramenait plus de la vessie qu'une urine très rare ou même nulle. Ce mode d'évacuation contre nature de l'urine se continua pendant quelques semaines. Puis peu à peu l'état général de la malade s'améliora, il s'écoula moins d'urine et de pus par le rectum ; enfin cet écoulement s'arrêta tout à fait en même temps que l'urine recommençait à passer dans l'urètre. Quant à savoir si la guérison fut définitive, on ne le put faute de renseignements sur la malade.

Obs. 82. — Bainbridge. *Medical Times and Gazette*, 1863, I, p. 397. — *Résumé de 2 cas de fistule vésico-intestinale dont un compliqué de fistule de la paroi abdominale.* — Mme L..., 43 ans, mariée depuis 20 ans, sans enfant. Ménopause il y a quelques années. Il y a 3 ans fut soignée pour dyspepsie et troubles de la miction. Le 24 février 1851 elle vint consulter l'auteur : elle se plaignait de douleurs sourdes dans la région lombaire et d'une douleur vive à la pression au-dessus du pubis ; avant, pendant et après les mictions elle souffre d'une douleur « cuisante », les mictions sont d'ailleurs peu abondantes. Elle dit que son urine laisse déposer un précipité épais ; elle répète que ce dépôt contient des parcelles alimentaires, de la pomme de terre, de la viande, des pépins de fruits provenant de la confiture dont elle fait une grande consommation. L'auteur hésite à accepter les dires de la malade ; comment en effet supposer qu'une irritation due à une fistule vésico-intestinale n'entraînerait pas de plus graves désordres que ceux qu'on note actuellement ? Pouls faible à 66 ; langue humide, luisante en son centre. Un peu de constipation. On prescrit un lavement d'eau savonneuse.

Le lendemain la malade apporte ses urines dans lesquelles l'auteur reconnaît sans peine des parcelles alimentaires tenues en suspension dans un nuage épais de mucus. D. = 1022, réaction faiblement acide. Les parcelles alimentaires étaient si facilement reconnaissables que l'auteur put dire que la malade avait mangé la veille du bœuf et du pain noir.

26 février. Je visite la malade : elle se trouve mieux ; il y a moins de précipité dans son urine ; les mictions ont été moins « brûlantes ». Elle se plaint de maigrir, ce qui lui arrive d'ordinaire pendant l'hiver, car elle ne se porte bien que lorsqu'elle travaille dehors en été. J'eus la plus grande difficulté à lui faire donner les renseignements dont j'avais besoin ; c'est ainsi qu'elle ne me parla pas d'un abcès qu'elle avait eu il y a 12 ans et qui s'était ouvert par la paroi abdominale entre l'ombilic et le pubis : la cicatrice persistait encore ; je la découvris par hasard et c'est ce qui me permit de connaître cet antécédent si important.

Je revis la malade tous les jours jusqu'au 22 mars ; ce jour-là je la vis avec le Dr Bennett, appelé en consultation sur la demande de la malade ; il arriva à la même conclusion que moi, c'est qu'il y avait communication directe ou fistuleuse entre la vessie et l'intestin, de plus que la maladie était incurable, que les indications étaient d'éviter la constipation, de défendre les aliments crus, enfin de maintenir les forces.

1er janvier 1853. Depuis le 22 mars, la malade a consulté de nombreux médecins sans obtenir la moindre amélioration ; elle me revient alors en me disant que c'est moi qui la soulage le plus. Elle me dit alors que depuis plusieurs mois il s'était reformé un nouvel abcès au siège de l'ancien. En examinant la paroi abdominale je trouvai qu'il s'ouvrait au dehors par une fistule du diamètre d'une plume d'oie qui laissait écouler de la bile, des matières purulentes et fécales, ce qui excoriait la paroi avoisinante. A l'examen de l'urine je trouvai du pus, de l'albumine, de la bile et des parcelles d'aliments. Ses souffrances étaient telles que je dus employer de grandes quantités de morphine : sa combinaison avec le carbonate de magnésie me rendit particulièrement service.

Le 12 mai la malade mourut de cachexie.

AUTOPSIE. — A grand'peine j'obtins la permission d'examiner l'abdomen : paroi absolument dépourvue de graisse, ressemblant à du parchemin et adhérant en de nombreux endroits à la tunique séreuse de l'intestin ; les anses intestinales sont tellement agglutinées qu'elles sont absolument inséparables, sauf par une dissection prolongée ; je n'eus pas le temps de la faire et je ne pus dès lors savoir dans quelle portion la fistule avait son point de départ. Ma conviction est que fistule abdominale et fistule vésicale s'ouvraient dans l'iléon. Vessie presque vide, épaissie, opaque : orifice fistuleux siégeant dans la région antéro-postérieure (?) et un peu à gauche : l'orifice est entouré d'un rebord irrégulièrement festonné. J'injectai de l'eau qui ressortit par l'orifice abdominal, ce qui prouvait l'existence d'une fistule vésico-abdominale. Vessie adhérant fortement à l'utérus très fibromateux ; à l'utérus adhèrent également les ovaires dont le droit est accolé au bas-fond de la vessie. Au-dessus du pubis il existe un vieil abcès entre les couches musculaires, contenant du pus en décomposition. Estomac mince et congestionné, reins et foie congestionnés ; vésicule biliaire pleine.

OBS. 83. — F. BAINBRIDGE. *Eodem loco*, p. 398 (cité par M. CRIPPS ; rés. in CHAVANNAZ, obs, n° 19). — 56 ans. Précédemment inflammation intestinale. Matières fécales semblables à des tuyaux de pipe passaient par l'urètre.

Mort cinq semaines après le début de l'affection. La fistule devait siéger sur le rectum.

OBS. 84. — BAINBRIDGE. *Gazette médicale de Paris*, 1864, p. 285. — Mc Whinnie a observé un cas de fistule vésico-intestinale produite chez un médecin de 35 ans, qui s'en aperçut par le passage de quelques gaz par l'urètre. Pendant plusieurs années l'urine ne cessa d'être mélangée de temps en temps de matières intestinales ; le passage de gaz par l'urètre était très fréquent.

Pendant longtemps aussi la santé générale ne parut pas se ressentir beaucoup de la présence de cette fistule. Plus tard des accidents d'obstruction intestinale se produisirent à plusieurs reprises et c'est à des accidents de ce genre que le malade succomba finalement au bout de *quatorze ans* seulement. M. Whinnie négligea malheureusement l'autopsie, de sorte que la cause resta inconnue.

BAINBRIDGE. *Eod. loco.* — Il s'agit d'une fistule vésico-intestinale qui persista pendant assez longtemps, deux ans environ. Elle était due probablement à un foyer purulent intra-péritonéal ouvert à la fois dans la vessie et dans l'intestin.

La malade succomba d'ailleurs à des accidents indépendants de sa fistule.

OBS. 85. — W. PRICE. *Brith. med. Journ.*, 1863, I, p. 419 (cité par H. CRIPPS ; résumé in CHAVANNAZ, obs. n° 17). — 54 ans. Douleur dans la fosse iliaque gauche suivie d'amaigrissement. Rétention d'urine, puis urine avec matières fécales. Deux jours plus tard, l'irritabilité de la vessie devient insupportable ; matières plus abondantes avec grains de raisins et pulpe d'orange. Rien par l'anus jusqu'au onzième jour. Mort treize jours plus tard ; les douleurs étaient arrivées à n'exister qu'au moment de la miction.

AUTOPSIE. — Squirrhe du rectum ; au-dessus, ulcération de la grosseur d'une fève communiquant avec la vessie. Inflammation péritonéale avec effusion du pus dans l'abdomen.

OBS. 86. — QUIQUEREZ. *Osterreichsche Zeitschrift für practische Heilkunde,* 1863, p. 947-9. — *Un cas de tuberculose intestinale avec l'ouverture d'un abcès de l'intestin grêle dans la vessie.* — Homme, phtisie prononcée. Six semaines avant sa mort il remarque le passage de l'air par l'urètre au moment de la miction. L'urine s'écoule d'abord avec quelque peine en un jet ininterrompu ; puis vient une petite quantité d'urine écumeuse, avec grandes bulles, puis un peu d'air qui s'élance avec un bruit qu'on peut entendre à quelques pas de distance. Ceci se répète à chaque miction.

Ce fait, de même que l'odeur fécale de l'air sortant, firent penser à une communication de l'intestin avec la vessie. Le siège de la communication ne pouvait pas être précisé. Quiquerez opinait pour le rectum vu la fréquence plus grande des fistules à ce niveau.

AUTOPSIE. — On trouva l'intestin grêle modérément distendu par l'air et les masses fécales liquides ; 1 demi-centim. au-dessus de la valvule cæcale une anse intestinale longue de 1 centim. adhérait au sommet vésical moyennant une masse exsudative dure traversée de foyers purulents. Au tiers inférieur de l'iléon, de même que dans la portion ascendante et oblique du côlon, nombreux abcès tuberculeux.

Un de ces abcès présentait à l'adhérence précitée un orifice grand presque comme un sou. Cet orifice constituait le commencement d'un conduit court, entouré d'exsudats durs et aboutissant dans la vessie moyennant deux orifices gros comme une lentille et séparés par un éperon de muqueuse vésicale saine.

OBS. 87. — M. WHINNIE. *Med. Times and Gazette,* 1863, I, p. 28 (cité par H. CRIPPS ; rés. in CHAVANNAZ, obs. n° 18). — Sujet âgé. Pendant neuf ans, gaz pendant la miction sans aucun autre accident ; urines claires. En avril 1849, il sort par l'urètre un os de perdrix et, de temps en temps, des matières fécales. L'urine ne passe pas dans l'intestin. Rien au toucher rectal. Pendant plusieurs années, crises d'obstruction intestinale ; les gaz seuls passaient par l'urètre. Entre les attaques d'obstruction, le sujet était très bien. Le 23 août 1862, obstruction intestinale. Mort vingt-deux ans après le début de l'affection.

L'auteur croit que la mort est due à une péritonite secondaire.

OBS. 88. — ED. MARTIN. *Un cas de fistule vésico-intestinale* observé à la Clinique gynécologique de l'hôpital de la Charité, à Berlin. — Femme B..., âgée de 48 ans, a été toujours régulièrement réglée, toutes les quatre semaines depuis sa seizième année; elle a eu cinq enfants, le premier à l'âge de 27 ans, le dernier à l'âge de 40 ans. Les accouchements auraient toujours été difficiles; cependant, jamais ils ne nécessitèrent l'aide d'un médecin.

Jusqu'aux cinq derniers mois qui précédèrent son entrée à la Clinique générale (27 avril 1862), la malade avait toujours été bien portante, à part quelques crampes d'estomac qui apparaissaient de temps à autre. Vers la Noël 1861, la femme fut atteinte, sans raison apparente, d'une inflammation du bas-ventre qui la cloua pour plusieurs semaines sur son lit et qui occasionna de violentes douleurs dans les deux régions inguinales et des mictions difficiles. Les douleurs irradiant vers le détroit inférieur étaient si violentes la nuit qu'elles enlevèrent à la malade tout sommeil et tout appétit; aussi son état devint-il très précaire et à son entrée à l'hôpital était-elle extraordinairement amaigrie et affaiblie. La langue était peu chargée, les selles passablement rares : on ne trouva pas de fièvre. L'utérus était repoussé en arrière dans la concavité du sacrum par une tumeur douloureuse à la pression, que le doigt percevait dans le cul-de-sac vaginal antérieur, en avant du col utérin. Par le fait que l'hystéromètre pénétrait dans la direction normale, il devenait évident que la tumeur ne pouvait être en avant de la portion vaginale du corps utérin; la longueur de la cavité utérine dépassait la normale de trois quarts de pouce. L'orifice utérin avait la forme d'une fente transversale; les lèvres du col étaient un peu tuméfiées et rouges. La tumeur située entre l'utérus semblait être un peu plus étendue à droite; cependant, il était impossible de déterminer exactement ses limites supérieures à l'aide de la palpation bimanuelle. L'examen de l'urine ne donna pas seulement une grande quantité de pus, de mucus et d'albumine; mais le microscope dévoila en outre, dans le sédiment noir verdâtre considérable qu'elle laissait déposer, des débris très nets d'aliments tels que, par exemple, des fibres rougeâtres de choucroûte, des fragments de choux verts et même de la graine de cumin provenant du pain qu'elle avait mangé.

Après cette découverte, il ne pouvait plus subsister aucun doute sur l'existence d'une communication entre l'intestin et la vessie; en outre, la tumeur qu'on sentait à travers le cul-de-sac vaginal antérieur montrait bien qu'il y avait là dans le repli vésico-utérin un exsudat adhérent à la fois à la vessie et à l'intestin et qui devait être considéré comme le vestige d'une inflammation du bas-ventre dont avait été atteinte la femme. Afin d'obtenir un bol fécal aussi dur que possible dont les fragments ne pussent passer que difficilement à travers la fistule, j'ordonnai un régime composé de bouillies. En outre, pour combattre l'irritation des organes génitaux internes, je fis faire des injections vaginales de décoction de graine de lin mélangée à de l'eau blanche et appliquer des compresses d'eau tiède sur le bas-ventre.

Le 2 août, on constata que la tumeur avait considérablement diminué et qu'elle n'était plus douloureuse; l'urine déposait encore, il est vrai, mais beaucoup moins; le sédiment était fait presque exclusivement de corpuscules de pus et ne contenait plus que de rares particules de débris alimentaires. La malade s'était, en outre, bien remontée.

P.

Le 8 septembre, elle se trouvait si bien qu'elle demandait son billet de sortie de l'hôpital.

Le 10 juillet 1863, la femme venait à la Clinique gynécologique de l'hôpital de la Charité. Peu de temps après sa sortie de l'hôpital, elle aurait de nouveau ressenti des douleurs continuelles pendant la miction ; dans ces derniers temps, elles auraient encore augmenté. En outre, depuis quelque temps elle se plaignait de tousser. Elle avait considérablement maigri et s'était beaucoup affaiblie, Au niveau des deux sommets pulmonaires on trouva de la *matité*. La toux était très irritante : elle amenait quelques rares crachats gris. Dans la région inguinale droite on put constater une tumeur à peu près grosse comme le poing qu'on percevait, en outre, à travers le cul-de-sac vaginal en avant et à droite du museau de tanche ; ce dernier était atrophié. On était obligé de sonder la malade toutes les heures : l'urine contenait de nouveau de grandes quantités de matières fécales. On donna de nouveau à la malade un régime composé de bouillies ; malgré cela elle tomba bientôt dans le collapsus et la mort survint au bout de quelques jours, le 20 juillet.

Autopsie. — Amaigrissement considérable. Rétraction de la paroi abdominale ; elle est rouge ; le tissu graisseux est d'une couleur jaune d'or intense.

Dans la cavité abdominale le côlon transverse est situé immédiatement au-dessus de la symphyse pubienne ; plus haut, on trouve l'estomac qui est fortement dilaté et dont la limite inférieure atteint à trois travers de doigt au-dessous de l'ombilic ; l'intestin grêle rétréci, est recouvert par l'estomac ; dans le petit bassin on trouve une petite quantité de liquide jaune, assez clair. Le cæcum a glissé dans le petit bassin ; il est adhérent au côté droit de la vessie. L'utérus est attiré du côté de ces adhérences de telle sorte que son bord gauche s'étend jusqu'à l'entrée du bassin. La vessie est très petite et ne contient que quelques gouttes d'un liquide gris rosé, très trouble. Dans le rectum il y a des masses fécales grisâtres ; la muqueuse est un peu rouge.

Dans la partie inférieure de l'iléon on trouve une grande ulcération dont le fond et les bords sont très rouges. Dans le côlon ascendant on voit de même une grande ulcération dont le fond ardoisé,. cicatrisé, présente çà et là des nodules blanchâtres caséeux. Le cæcum se termine en un très petit sac qui n'est autre que l'appendice dilaté ; ses parois présentent des trabécules entre lesquelles existent des dépressions ; à travers ces dernières on voit apparaître une sonde qu'on fait passer par la vessie. Ce dernier organe présente sur sa paroi droite, près de son sommet, un fort rétrécissement infundibuliforme dont l'orifice est entouré d'une grande ulcération. Sur la paroi postérieure il existe, en outre, de nombreuses exulcérations sur le fond desquelles la tunique musculaire est à nu. Dans le fond de l'une de ces ulcérations on voit s'ouvrir l'uretère droit qui dans le reste de son étendue est dilaté et dont la portion comprise dans l'épaisseur de la paroi vésicale est fortement ulcérée à l'intérieur et a une coloration ardoisée ; en amont de la vessie, la muqueuse de cet uretère est fortement congestionnée et tuméfiée. Un canal fait communiquer la vessie avec le cæcum ; à ce canal se relie une cavité large d'environ deux pouces, située au milieu des adhérences, et remplie d'un liquide brun sale : la surface interne de cette cavité est trabéculée et a une coloration fortement ardoisée. A gauche il y a des adhérences entre le ligament large et la paroi postérieure du bassin ; il en reste même entre l'utérus et l'ovaire droit ; l'utérus présente, d'autre part, à sa surface quelques exsudats péritoniques. Le vagin est très large ; sa surface intérieure est rude au toucher et présente quelques cicatrices et une rougeur passablement accentuée, l'utérus est petit, épais, ses parois sont dures, épaisses de plus de trois quarts de pouce, parcourues par de gros troncs vasculaires, sa muqueuse est très rouge. La cavité dont nous avons parlé plus haut et qui est située au milieu d'adhérences, s'étend jusqu'au bord droit de l'utérus, un peu au-dessous de l'insertion tubaire ; mais le parenchyme utérin lui-même n'est pas atteint.

L'intestin grêle renferme un liquide grisâtre ; il en est de même pour le gros intestin.

Dans le jéjunum, la muqueuse est pâle ; dans l'iléon il y a plusieurs grosses ulcérations dont les bords sont très rouges et dont le fond, inégal, est infiltré de nodules isolés. Dans tout le gros intestin la muqueuse est très rouge, même en certains points elle est légèrement hémorrhagique. Dans l'anse hépatique on voit des ulcérations irrégulières d'aspect diphtéritique, dont les bords et le voisinage sont très rouges. Il n'existe pas trace de l'appendice xiphoïde.

Les deux poumons sont légèrement adhérents à leur sommet ; peu de liquide dans les culs-de-sac pleuraux ; les deux sommets pulmonaires sont légèrement indurés : sur la surface de la coupe on voit une induration ardoisée et quelques petits nodules gris qui y sont incrustés. Le reste des poumons contient beaucoup d'air ; toutefois, du côté du hile, il y a quelques petites parties qui sont privées d'air et qui contiennent un liquide trouble.

Cœur normal, sauf un léger épaississement des bords de la valvule mitrale. Dans la partie inférieure de la rate qui est assez longue, il y a un kyste hydatique ayant à peu près le volume d'un œuf de poule ; dans son voisinage il en existe un second du volume d'un pois. Le premier est situé pour la plus grande partie dans la substance même de la rate, sans que le parenchyme avoisinant présente la moindre dégénérescence.

Les deux reins sont pâles ; le gauche est normal ; le droit présente à sa surface de nombreuses rétractions cicatricielles qui se dévoilent par une pâleur spéciale et un aspect légèrement granuleux. Le bassinet est très rouge ; également le sommet des papilles ; en dehors de cela le reste a une teinte ardoisée. La muqueuse du bassinet est fortement tuméfiée ; il en est de même de l'origine de l'urètre. Sur la coupe la substance corticale présente une coloration blanchâtre correspondant aux cicatrices indiquées plus haut ; en ces points les canalicules rénaux sont à peine reconnaissables et les glomérules sont très amoindris.

OBS. 89. — LOUIS MAYER. *Monatschrift für gebürskunde*, XXI, 1863, p. 252-269. — Femme T..., de Boizemburg, âgée de 28 ans, de petite taille, a toujours joui d'une parfaite santé pendant son enfance et sa jeunesse. A partir de l'âge de 14 ans, elle a été réglée régulièrement et pendant six jours chaque fois. A l'âge de 19 ans, elle se maria ; dans les quatre années qui suivirent son mariage elle accoucha 2 fois. Chaque fois la grossesse, l'accouchement et les suites de couches furent normales. Six mois après le deuxième accouchement, il y a cinq ans, il se manifesta, sans cause plausible, des diarrhées profuses avec ballonnement de tout le ventre. Puis apparurent successivement des lancées (battements) dans la fosse iliaque droite et des douleurs ; celles-ci avaient atteint un degré assez élevé lorsque la femme s'aperçut qu'elle avait dans cette région une tumeur qui était douloureuse à la pression. Cette tumeur, les douleurs qu'elle occasionnait, les diarrhées ne firent qu'augmenter malgré les médicaments variés que prit la malade, en sorte que celle-ci s'affaiblit de plus en plus. Six mois après le début de la maladie, aux symptômes déjà existants vinrent s'ajouter des douleurs vésicales d'abord insignifiantes, qui peu à peu devinrent très violentes. Malgré cela la femme avait passablement d'appétit, et elle pouvait aller et venir. Les organes thoraciques fonctionnaient normalement. Les règles venaient régulièrement ; toutefois leur quantité était un peu diminuée. Il y avait trois ans que cet état de choses durait lorsqu'il y a deux ans la femme T... se trouva de nouveau enceinte. Dans les premiers mois de la grossesse, il ne se fit aucun changement dans ses maux ; mais, vers le milieu de celle-ci, la malade sentit un jour, sans grosse douleur, les gaz intestinaux passer par le méat urinaire. Peu après elle remarqua que parfois son urine était verdâtre, grisâtre, très épaisse, floconneuse, mêlée de matières diverses qui lui firent supposer qu'elle perdait des excréments par sa vessie. Elle reconnut, en effet, dans son urine des aliments non digérés, petits morceaux de pommes de terre, fibres musculaires ; trois à quatre heures après avoir pris du chocolat, elle le rendait par là à peine modifié. Les aliments qui ont la propriété de colorer le contenu intestinal, par exemple, les mûres, donnaient à l'urine leur coloration caractéristique. Malgré l'inquiétude que cette constatation fit naître chez la malade, elle en éprouvait d'un autre côté une certaine joie, car de ce fait les douleurs vésicales s'étaient amendées, en ce sens qu'elles présentaient des rémissions plus ou moins longues. Pendant ce temps la grossesse suivait sa marche régulière. La femme accoucha d'un enfant vivant qui, étant en position transverse, dut être extrait par la version podalique.

Cependant l'accouchement se fit sans accident ; il en fut de même pour les suites de couches. Mais les règles ne revinrent plus. En outre, les diarrhées furent plus fréquentes, surtout la nuit, obligeant la malade à aller jusqu'à 6 et 9 fois à la garde-robe avec des douleurs dans le ventre et un ténesme des plus pénibles. Les selles étaient la plupart du temps très fluides, floconneuses, gris-verdâtre, faites d'aliments non digérés, semblables au liquide évacué par la vessie, mais ayant une odeur fécaloïde.

C'est au commencement de 1862 que je fis connaissance de la malade. Elle était horriblement amaigrie et faible, avait une mine effrayante et gémissait sans cesse. Toutefois elle pouvait encore marcher un peu, faisant de courtes promenades ; elle avait même pu se rendre à pied de son village à Berlin. Le pouls était filiforme, fréquent ; la langue, rouge vif à la base, était couverte d'un enduit jaunâtre. Cœur et poumons sains. Le ventre est ballonné, la peau en est tendue ; partout il est sensible à la pression, mais tout particulièrement dans la fosse iliaque droite. Dans cette région on sentait une tumeur irrégulière empâtée allant de la branche horizontale du pubis à l'épine iliaque antérieure et supérieure, s'appliquant en dedans contre l'os iliaque et s'étendant en dehors jusque près de la ligne médiane. Aussi la moitié droite du ventre semblait-elle plus distendue que la gauche. Le foie avait un volume normal. Les organes génitaux externes étaient à peine poilus ; leurs différentes parties étaient peu développées, du reste absolument normales, à part une légère rougeur du méat urinaire qui était large.

L'exploration vaginale ne donnait lieu à aucune douleur tant qu'on n'arrivait pas à toucher la tumeur de la fosse iliaque qui, par son segment inférieur, descendait dans le petit bassin. Même chose pour l'exploration rectale.

Le col était déplacé très en arrière et un peu à droite ; il était difficilement mobilisable. Les lèvres du museau de tanche étaient raccourcies, ramollies ; l'orifice externe ayant la forme d'une fente transversale regardait en arrière. L'hystéromètre pénétrait sans douleur, de 2 pouces et demi. Au spéculum la muqueuse du vagin et du museau de tanche semblait pâle, mais saine. La tumeur décrite plus haut descendait du grand bassin à travers le détroit supérieur, jusque dans le petit bassin dont elle remplissait la partie antéro-supérieure. La muqueuse rectale avait des caractères normaux ; le rectum lui-même avait sa direction normale vers en haut. Enfin, en ce qui concerne la vessie, on pouvait y introduire facilement un gros cathéter de 2 lignes de diamètre, sans provoquer de vives douleurs, mais aussitôt qu'on tournait la pointe de l'instrument vers la droite, la malade accusait des douleurs.

On ne put réussir à trouver l'orifice de la fistule ; d'ailleurs ni avec un cathéter métallique, ni avec une sonde molle on ne parvint à trouver quoi que ce soit d'anormal en dehors de la douleur dont nous avons parlé. Une fois seulement, grâce à des cathétérismes répétés, on put extraire une petite quantité d'urine trouble jaunâtre, sans mélange de matières fécales. La réaction de cette urine était faiblement acide. A l'examen microscopique, on y trouva des traces d'albumine, de nombreux globules de pus, de l'épithélium plat et de transition, des détritus, de la graisse, des urates. On n'y découvrit pas d'éléments qui pussent faire penser à une affection des reins. En revanche, dans d'autres analyses faites sur de l'urine obtenue soit spontanément, soit par le cathétérisme, on put voir constamment une grande quantité de cellules tant animales que végétales. La malade affirmait que, lorsque le contenu intestinal passait dans la vessie, elle avait une sensation analogue à celle que procurerait l'injection dans la vessie d'un liquide brûlant : aussitôt elle éprouvait une violente envie d'uriner. Pendant la miction les douleurs ressenties dans la vessie avaient la forme de crampes ; elles irradiaient le long de l'urètre jusqu'au méat, où elles se localisaient avec une particulière intensité au passage de fragments de matières fécales.

Le *traitement* eut pour but de fortifier la malade de façon à supprimer les diarrhées. J'ordonnai un régime léger, substantiel, comprenant des aliments liquides ou en bouillie. Poudre de Dower, quinquina, etc., onguent belladoné sur la moitié droite du ventre; puis plus tard friction à l'iodure de kermès. La santé de la femme s'améliora peu à peu : les diarrhées devinrent plus rares; parfois il sortait par le rectum des matières ayant la consistance crémeuse et qui étaient plus brunes ; en outre, la douleur n'apparaissait plus du côté de la tumeur que sous l'action d'une forte pression. La malade retourna chez elle. D'après les dernières nouvelles reçues (fin novembre dernier), elle allait relativement bien.

La cause de la fistule vésico-intestinale qui fait le sujet de l'observation précédente semble résider dans une affection ayant débuté dans l'intestin. Ceci résulte, croyohs-nous, des premiers symptômes présentés par la malade, symptômes qui étaient ceux d'un catarrhe intestinal opiniâtre ; à ces symptômes vinrent s'ajouter des lancées douloureuses dans la fosse iliaque droite, et, plus tard, une tumeur à cet endroit. L'intestin enflammé adhéra ensuite à la vessie ; la double paroi s'enflamma à son tour, puis se perfora sous l'influence de la grossesse. Les symptômes présentés par la femme ne permettent pas de supposer qu'il s'est fait d'abord un abcès entre les deux organes suivi de son ouverture sous-cutanée dans les deux. Il est probable que l'affection de l'intestin était un cancer. A la vérité la longue durée de la maladie plaide contre cette hypothèse ; mais ne cite-t-on pas des cancers de l'estomac à lente évolution, et Hingeston n'a-t-il pas observé un cas de ce genre pour l'intestin ?

Quant à la situation de la fistule, il est probable qu'elle était située à la partie terminale de l'intestin grêle : ce qui le fait supposer, c'est la présence, de deux à quatre heures après le repas, de particules alimentaires facilement reconnaissables.

Pronostic. — Très grave : la mort arrivera tôt ou tard.

Obs. 90. — H. Goode. *British med. journ.*, 1864, p. 428 (cité par M. Cripps; résumé in Chavannaz, obs. n° 20). — Homme, 43 ans ; aliments par l'urètre; mort de péritonite.

Autopsie. — Cæcum et iléon adhérents à la vessie ; abcès rétro-vésical, 'ouvrant dans la vessie, le cæcum et l'iléon.

Obs. 91. — J. Morgan. *Med. Chir. Trans. London*, 1865, p. 39 (cité par M. Cripps; résumé in Chavannaz, obs. n° 21). — Homme, 60 ans. Tuméfaction fosse iliaque droite. Vents par l'urètre, avec fèces et pus.

Autopsie. — Communication entre la vessie et l'intestin au niveau de la valvule iléo-cæcale (sans doute appendicite).

Obs. 92 et 93. — L. Mayer. *Monatschrift für Geburtskunde*, 1863, t. XXI p. 252-269.

1) V. Flauder (*Würtemb. Corresp. Bl.*, VIII, n° 36) a observé des fistules

vésicales et urétrales chez un *homme* de 42 ans, syphilitique pendant sept ans ;
3 de ces fistules s'ouvraient dans le scrotum, une dans le *rectum*.

2) Lithotomie recto-vésicale entraînera presque toujours après elle une *fistule recto-vésicale*. Mais la guérison n'est pas ici exclue, confirme une observation de J. Dawson (*Transact. of the med. a. surg. Assoc.*, 1834, II). Celui-ci fit cette opération chez un *garçon de trois ans et demi* et vit la guérison complète de la fistule recto-vésicale consécutive déjà après dix jours.

OBS. 94. — WEGSCHEIDER. *Monatschrift für Geburtskunde*, 1863, t. XXI, p. 271. — Deux cas, l'un concernant une femme ; l'autre *un médecin berlinois* qui « rendait aussi les fèces à travers l'urètre ». (C'est la mention entière.) En outre, il rappela (et les assistants le confirmèrent) que feu le Professeur de l'Université de Berlin, D'Formey, avait souffert aussi de la même maladie.

OBS. 95. — WEGSCHEIDER. (*Eodem loco.*) — Wegscheider se rappelle, à propos du cas relaté par Ed. Martin (à la page précédente), avoir observé deux cas semblables. L'un d'eux concernait une malade qui fut longtemps traitée à la Policlinique de Halle. Par manière de plaisanterie on l'appelait la « Pisseuse d'air » (Luft-schifferin), parce qu'elle racontait que, fréquemment, elle expulsait par l'urètre de l'air en même temps que l'urine. Au commencement, on croyait que c'était une invention de sa part. Mais une observation attentive permit de constater la réalité du fait ; la communication entre l'intestin et la vessie ne fit plus aucun doute lorsqu'on aperçut, en outre, dans l'urine de la malade des grains de raisins secs et autres débris analogues.

Le deuxième cas se rapportait à un de nos collègues de Berlin qui expulsait également des matières fécales dans ses urines. Si l'auteur a bonne mémoire, feu Formey aurait du reste été affecté de la même maladie. (Plusieurs des membres de la Société obstétricale berlinoise, présents à la séance, confirment ce dernier fait.)

OBS. 96. — MÜNNICH. *Monatschrift für Geburtskunde*, 1863, XXI, p. 269. — Le cas observé en hiver 1857-1858 concernait un homme d'âge moyen, reçu à l'hôpital avec tous les signes d'un exsudat péritonique circonscrit dans la fosse iliaque droite. Quinze jours après, viennent des douleurs fortes dans la région vésicale ; dans l'urine recueillie se forme un dépôt mucoso-purulent et, en même temps, on remarque une diminution considérable de l'exsudat. L'odeur féculente de l'urine qui se manifeste après, et l'examen microscopique qui révèle dans l'urine des particules du contenu intestinal mettent hors de doute une communication entre l'intestin et la vessie. Cependant, déjà dix à douze jours après, se fit l'oblitération de la fistule, car depuis ce temps on ne trouve plus de contenu intestinal dans l'urine. Celle-ci contient encore pendant quelque temps du pus ; mais, à peu près huit semaines après l'entrée, le malade a pu être renvoyé comme guéri. L'examen du bas-ventre auquel on le soumit avant son départ révéla que l'exsudat dans la fosse iliaque avait entièrement disparu. A travers les parois abdominales flasques on sentait nettement une masse cordiforme dure, semblant être, du moins en partie, le processus vermiforme oblitéré.

Obs. 98 et 99. — NAUDOT. L'*Abeille médicale*. Paris, 1864, p. 74-76 (obs. résumée). — *Fistule entéro-vésicale*. — Mme M..., 57 ans, obèse. Depuis plus de vingt ans, hernie ombilicale. La malade n'a pas eu d'enfants et n'a présenté aucune lésion du côté des organes génito-urinaires.

Il y a six mois, la malade eut un accès de péritonite circonscrite : c'est alors que Naudot la vit pour la première fois. L'accès se renouvela plusieurs fois pendant les deux mois suivants. Des onctions mercurielles sur la région avoisinant la hernie et un bandage approprié eurent, enfin, raison de ces symptômes.

Cependant, peu après, la malade remarqua que son urine, constamment boueuse, déposait une matière brune exhalant l'odeur stercorale. Elle accusait la sensation de gaz qui, traversant le canal de l'urètre, sortaient par le méat urinaire. Région hypogastrique douloureuse. Enfin, pendant une constipation opiniâtre qui intervint, des matières moulées en cylindres, du diamètre d'une plume à écrire, furent rendues péniblement avec les urines.

Le toucher rectal et vaginal, de même que le spéculum, établirent que les cloisons recto-vaginale et vésico-vaginale étaient saines. Au contraire, le cathétérisme de l'urètre donna une urine brune dans laquelle il y avait des débris d'aliments. A la percussion on trouva, à gauche de la région hypogastrique, une matité anormale : l'auscultation ne donnait rien au premier abord ; mais, après avoir exercé sur les parties voisines des frictions réitérées, on entendait à la région mate un gargouillement manifeste, bientôt suivi d'une émission de gaz fétides par le méat urinaire.

Tous ces signes indiquaient nettement une fistule entéro-vésicale. Le Professeur Piorry, appelé en consultation, fut du même avis.

Afin de déterminer quelle portion de l'intestin communiquait avec la vessie, on poussa dans le rectum un lavement coloré par l'indigo. Aucune trace dans les liquides rendus par l'urètre. Naudot pense donc, vu la nature et l'odeur des matières rendues, que la communication a lieu au gros intestin.

Des injections quotidiennes dans la vessie conjointement avec le port du bandage amenèrent une amélioration notable dans l'état général de la malade. Pendant quatre mois, elle ne se plaignait pas trop de ces symptômes vésicaux. Mais, après, vint une constipation opiniâtre vaincue certes, mais accompagnée de mauvaises suites. Les fèces furent versées plus largement dans la vessie, des gaz intestinaux aussi ; la santé devint plus chancelante et au commencement du mois d'août la constipation revint. Bientôt apparut du météorisme : anxiété, oppression ; pouls petit, faible ; nausées, vomissements, face grippée, yeux brillants. Le 14 août, prostration extrême et, le 15, mort.

Pas d'autopsie.

Le point d'issue de la fistule était, à l'avis de l'auteur, une inflammation provoquée par le voisinage néfaste de la hernie.

Naudot raconte avoir vu aussi un cas de *fistule entéro-vésicale* chez un tuberculeux de 15 à 16 ans. L'existence de cette fistule fut révélée seulement peu

avant sa mort, le jour où il rendit par l'urètre un lombric long de 20 à 25 centimètres (1).

Obs. 100. — Willshire. *Gaz. méd. de Paris*, 1864, p. 285 et in Putégnat
(résumé in Chavannaz, obs. n° 60). — 35 ans. Sans cause connue, obstruction
intestinale à plusieurs reprises; mort de cette obstruction quatorze ans après le
début de la fistule.

Obs. 101. — Willshire. *Loco citato* (résumé in Chavannaz, n° 61).— Fistule par abcès péritonéal; des gaz intestinaux et des fèces passaient par l'urètre
quand le patient se tenait debout, et seulement l'urine normale quand le patient
était accroupi. Mort.

Obs. 102. — Mitscherlich. *Arch. für path. Anat.*, 1864, p. 236 (obs.
résumée in Chavannaz, n° 73). — Homme, 32 ans. Miction anale douloureuse, rejet de gaz par l'urètre avec gargouillement; miction fécale par l'urètre.
Sur la paroi antérieure du rectum, perforation ovale à 1 pouce et demi de l'anus.
Tuberculose pulmonaire.
Autopsie. — Abcès dans la loge prostatique et rétro-vésicale. Lésions
rénales.

Obs. 103. — Curling. *The Lancet*, 1865, I, p. 3-5. — Le 14 février 1863,
le Dr West me pria de l'accompagner au comté d'Essex chez une dame souffrant d'une constipation produite par un large squirrhe situé dans la paroi
antérieure du rectum et comprimant les intestins. Une fistule recto-vaginale
s'était formée et, avant la constipation, les fèces passaient presque entièrement
par le vagin.
Nous la trouvâmes alitée, faible et abattue. Pas de selles depuis cinq jours.
Je vis dans son état l'indication d'une opération immédiate et je procédai conformément à cela. Chloroforme, ouverture du côlon dans aine gauche, par la
méthode d'Amussat.
L'irritabilité de l'estomac cessa dès le lendemain; deux jours après, la malade
pouvait etre bien nourrie. De l'anus artificiel les fèces sortaient abondamment.
La plaie alla bien et guérit en un mois. L'état général de la malade s'améliora
considérablement, elle n'éprouvait plus de douleurs et pouvait se promener.
Vers la fin de mars une fistule se forma entre l'intestin et la vessie, et l'urine
s'échappait librement de l'anus artificiel; de l'urètre sortaient des gaz et
l'urine était colorée par les fèces. La malade devint de plus en plus faible et
mourut le 9 mai, trois mois après l'opération,

Obs. 104. — Holmes. *Medico-chirurgical transactions*, 1866, t. XLIX,
p. 73-74.— *A case of lumbar colotomy.* — Un autre cas où il y a communication
entre le gros intestin et la vessie se trouve en préparation anatomique au
musée de l'hôpital de Saint-Bartholomée (série XVI, n° 72).

(1) Piorry (plutôt F. Baudouin, interne du Professeur Piorry). *Gaz. des hôp.*,
Paris, 1853, p. 334-335.

Le malade était un homme de 85 ans; il mourut de l'asthme. Il ne se plaignait d'aucune affection du rectum ni de la vessie jusqu'à une semaine avant sa mort, où de l'air commença à passer par son urètre, et puis de l'air et des fèces. Après sa mort on trouva, 8 centim. au-dessus de l'anus, le rectum profondément ulcéré. Cette ulcération communiquait avec la vessie moyennant un conduit qui traversait un tissu « épaissi et induré, manifestement non cancéreux ».

Obs. 105. — T. Holmes. *Medico-chirur. Trans.*, 1866, t. XLIX (cité par Blanquinque, p. 23 et rés. in Chavannaz, obs. n° 22). — Homme 51 ans. Début par crise d'obstruction intestinale, vents et fèces par l'urètre. Urine par l'anus.

Après colotomie, urine claire et amélioration générale.

Autopsie. — Cæcum et flexure sigmoïde unis à la vessie. La cause était des ulcérations intestinales.

Obs. 106. — Nunn. *Transactions of the pathological Society of London*, t. XIX, p. 264-265. — *Epithélioma de la vessie.* — V. B..., 55 ans, ramoneur, admis à l'hôpital Middlesex le 10 janvier 1867. Six ans auparavant, a commencé d'uriner fréquemment; la miction (parfois sanguinolente) était depuis ce temps accompagnée de quelque douleur et de difficultés. Cette douleur devint intense quatre mois avant l'entrée à l'hôpital, tellement intense surtout au bord du pénis, que le malade se coupa le gland avec un couteau. Au moment de l'admission l'urine passait par l'anus, les fèces par l'urètre. Les souffrances du malade étaient continues, mais elles augmentaient après l'ingestion des aliments solides. L'examen avec la sonde ne ramena pas de sang.

Le malade mourut, le 10 avril, d'épuisement.

Autopsie. — On trouva dans la vessie un épithélioma étendu, remplissant toute la cavité, excepté le tiers antérieur. A la jonction de la partie saine avec la partie malade il y avait un profond sillon. A l'examen du *rectum* on trouva une *communication entre lui (à peu près 8 centim. de l'anus) et la vessie.* Les autres organes normaux.

Obs. 107. — Boinet. *Société de Médecine de Paris*, 2 août 1867 (in Blanquinque). — Un homme de 37 ans, né dans les colonies, souffrait depuis des années dans le bas-ventre; plusieurs médecins crurent qu'il avait un rhumatisme intestinal. Il s'aperçut, un jour, qu'il rendait des gaz par l'urètre et consulta Civiale, Philps, qui ne trouvèrent rien dans la vessie pour expliquer la présence des gaz; on crut à leur production spontanée. Les douleurs de ventre continuaient toujours et, au bout de quelque temps, le malade rendit par la verge du pus et des grumeaux rouges, qu'on prit pour du sang coagulé. Ces matières furent exprimées et l'on découvrit que c'était de la viande mal digérée. Ce passage n'était pas continuel et jamais l'urine ne reflua dans le rectum.

Au bout d'un an, le malade était dans le même état.

Obs. 108. — Krachowizer, juin 1867. — *The medical record New-York*, reproduite in *Gazette hebdomad. de médecine et de chirurgie*, p. 194, t. IV, année 1867. — Le sujet est un garçon qui, à l'âge de huit ans, extraya lui-même de son urètre un ver encore vivant ; deux ans plus tard, le même accident. Quelques années après, il rendit encore un ver long de cinq à six pouces qui fut reconnu pour être un ascaride lombricoïde, et une substance graveleuse que l'on vit être des graines d'airelle. Pendant ce temps l'urine était claire. En dehors de quelques sensations pénibles le long de l'urètre et au périnée, à divers intervalles, le malade fut assez fort pour assister comme volontaire à plusieurs batailles, pour guérir d'une blessure reçue à une jambe, puis pour se marier. Peu après arrivèrent les symptômes rationnels de calculs vésicaux. Les selles devinrent liquides, abondantes et fréquentes ; souvent elles ne pouvaient être retenues, avaient une odeur urineuse, n'étaient composées que d'urine ou contenaient des mucosités, du sang et des flocons fibrineux et étaient accompagnées d'un ténesme rectal et vésical très douloureux de cathétérisme. Ayant découvert des calculs dans la véssie, on pratiqua l'opération de la taille latéralisée, qui permit l'extraction de cinq grandes et quatre petites pierres. Le malade mourut cinq jours après l'opération.

AUTOPSIE. — On trouva l'appendice vermiforme enfoncé dans le petit bassin et fixé par des adhérences anciennes à la face postérieure et latérale de la vessie.

En pressant sur le côlon on pouvait faire sortir du gaz intestinal par l'ouverture vésicale de la fistule. Cette ouverture siégeait à un pouce de celle de l'uretère droit. Elle admettait une bougie de moyenne grosseur qui arrivait dans le cæcum en suivant la lumière de l'appendice. Le trajet fistuleux était long, anfractueux et fermé par une valvule qui ne permettait pas aux matières fécales de tomber dans la vessie.

OBS. 109. — SAXINGER. *Prager medicinische Vierteljabresschrift*, 1866 et 1867 (observation reproduite in *Schmidt's Jahrbücher der gesammten Medicin*, 1867, t. CXXXI, p. 180). — Je décris le cas suivant très brièvement recueilli, car je ne l'ai vu que passagèrement chez un autre médecin.

Une femme avorta au troisième mois après avoir souffert pendant quelques jours de fortes douleurs lombaires. Après l'avortement, elle souffrait du ventre et entre l'ombilic et la symphyse se forma une tumeur qui s'ouvrit ensuite et dont s'écoula du pus fétide. La suppuration dura longtemps, c'est pourquoi la malade entre à l'hôpital. De l'orifice mentionné s'écoulaient l'urine et un liquide d'une odeur fécaloïde ; puis, par le même chemin sortit un grand morceau de tissu nécrosé et qui était — à ce que montra l'examen — un morceau d'intestin. Par l'urètre le cathéter arrivait à travers la vessie dans l'orifice décrit au ventre. Donc il y avait là une fistule vésico-intestinale consécutive à une péritonite partielle et à une cystite provoquées selon toute probabilité par la rétroversion de l'utérus gravide.

OBS. 110. — M. WARREN. *Waren's Surg.*, observ. 1867, p. 242 (cité par H. CRIPPS ; rés. in CHAVANNAZ, obs. n° 22). — 35 ans. Depuis plus d'un mois il n'urinait pas, mais rendait par l'anus un liquide blanc laiteux. Plus tard, trois fois par jour, selles liquides suivies d'évacuations solides. Rien à l'examen du rectum.

Il avait souffert, depuis deux ans, d'inflammation de la vessie. Émaciation. La terminaison fatale semblait proche.

Obs. 111. — R. Ultzmann. *Wiener medizinische Presse*, 1867, t. VIII, p. 9-12. — *Communication d'une anse d'iléon avec la vessie.* — Le cas suivant est, à ce que je sais, unique dans la littérature médicale ; il est d'autant plus intéressant que j'ai réussi à poser le diagnostic durant la vie du malade.

A. Klapper, sonneur de trompette, 44 ans, marié, entre le 31 décembre 1866 à l'hôpital de Vienne comme atteint d'une phtisie avancée. Il dit avoir été bien portant jusqu'au printemps passé. C'est depuis ce temps que datent chez lui des sueurs nocturnes et une diarrhée opiniâtre. Quant à la toux, elle était chez lui habituelle tous les automnes et tous les hivers.

A l'examen on trouva le malade très amaigri, à la température un peu élevée, au pouls de 108 pulsations assez plein. A la percussion, matité aux deux sommets en arrière, au sommet gauche en avant, partout ailleurs respiration rude. Urine normale. Le malade se plaint surtout des sueurs nocturnes, de la diarrhée, de la fatigue et du manque d'appétit.

Le 18 novembre, je remarque, à la visite matinale, que l'urine du malade avait un aspect particulier. Elle était trouble, d'un jaune verdâtre sale. A sa superficie nageaient des petites boules d'un jaune pâle et au fond du vase se trouvait un sédiment caractéristique aux gros flocons, à l'odeur faiblement féculente. Les gouttes d'acide sulfurique ajoutées à l'urine rendirent l'odeur nettement féculente. Au sédiment je trouvais de la graisse, les acides biliaires, des vibrions.

J'examinai ensuite le bas-ventre du malade et le trouvai tendu, mais indolore ; aussi, auparavant, le malade n'avait pas éprouvé de douleurs. Après cela voulant sonder le malade je trouvai que l'urètre était bouché par des flocons décrits plus haut, et après avoir demandé au malade d'uriner je vis que ces flocons venaient comme tels déjà de la vessie.

De cette modification subite de l'urine j'ai conclu qu'il y avait maintenant chez mon malade une communication vésico-intestinale, d'autant plus que le lendemain je pus découvrir dans l'urine des débris très nets de fibres végétales. Vu le haut degré de la tuberculose de mon malade, je diagnostiquai la rupture d'un abcès tuberculeux de l'intestin dans la vessie, rupture précédée d'une adhérence entre les deux organes.

Il s'agissait encore de définir la portion de l'intestin. La réaction fortement alcaline de l'urine, les flocons d'albumine, et surtout la présence des matières colorantes de la bile (la réaction de Gmelin était très nette) et de l'acide biliaire non modifié me firent supposer la communication de l'intestin grêle avec la vessie.

Pour m'assurer encore plus, je donnai au malade de la poudre du charbon de tilleul et déjà quelques heures après je pus, au microscope, la trouver dans le sédiment de l'urine.

Le 23 novembre je donnais au malade deux lavements contenant de l'oxyde de fer pur. L'urine ne fut pas colorée par ce dernier. Pas une goutte du liquide injecté ne pénétra donc dans la vessie. Comme il n'y avait pas de passage de l'urine par l'anus et que je ne trouvais pas d'urée dans les fèces, j'étais encore plus sûr de mon diagnostic. Ceci ne veut pas dire que l'urine ne passait pas au moment des contractions de la vessie dans l'intestin ; mais comme elle entrait dans l'intestin grêle, elle se transformait avant l'entrée au rectum en acide carbonique et en ammoniaque.

Le 24 novembre, le malade mourut soudain. La communication anormale existait donc depuis sept jours.

Mon ami polonais, le Dr Biesiadecki, fit son *autopsie*. Il décrit ainsi la fistule susmentionnée (partout ailleurs, signes de tuberculose avancée) : à environ deux pieds de la valvule cæcale se trouve une anse de l'intestin grêle présentant une perte de substance longue de 1 pouce et large de 2 lignes. De là la sonde pénètre dans une cavité grosse comme une noisette, circonscrite en avant par l'épiploon, en arrière par des anses intestinales collées entre elles, en bas par la branche horizontale du pubis. La cavité contient des masses fécales et communique par une fente de la paroi latérale de la vessie avec la cavité vésicale. Aussi bien la perte de substance de la vessie que celle de l'intestin possède des bords aigus.

Comment cette cavité s'est-elle formée ? Je pense qu'à son endroit il y avait d'abord une masse tuberculeuse péritonéale confluente, que cette masse se ramollit au centre, que la masse ramollie pénétra dans la cavité péritonéale et y provoqua une péritonite circonscrite suivie d'un abcès qui perfora la vessie et l'anse intestinale.

Obs. 112 et 113.—HEATH. *Med. Times and Gazette*, 1868, I, p. 159-160. *Société royale de médecine et de chirurgie* (Londres), séance du 28 janvier 1868. — Bryant présente le cas (résumé dans CHAVANNAZ, n° 29). Discussion : Ch. Heath raconte qu'il a eu, il y a dix-huit mois, *un cas où l'urine passait par le rectum ;* mais les fèces ne passaient pas par l'urètre. L'endoscope rectal lui a permis de se persuader qu'il y avait une large ulcération du rectum.

Wood soignait un malade semblable. L'emploi continu et adroit de la bougie rectale lui permit de favoriser l'occlusion de la fistule.

Obs. 114. — R. WATTS. *New-York medical record*, 1897, II, p. 208. — *Fistule vésico-intestinale.* — A la séance du 27 mars 1867 de la Société de pathologie de New-York, le Dr Watts présenta un spécimen intéressant de la communication de la vessie avec l'intestin. Il fut enlevé au corps d'une *femme* qui entra à la Charité de New-York pour phtisie et syphilis. Bientôt elle fut prise d'une diarrhée qui continua jusqu'à sa mort ; deux ou trois fois elle avait eu une hémorrhagie intestinale, peu abondante. Au mois de novembre elle prit par mégarde, au lieu de la solution de morphine de Magendie, un grain d'atropine.

Ce fait fut suivi de symptômes d'empoisonnement par l'atropine, soif extrême, sécheresse de la gorge, dilatation énorme de la pupille. Sulfate de zinc et pompe stomacale eurent raison du poison ; mais la malade vomissait tous les jours et ne put garder presque rien de sa nourriture. Elle s'éteignit enfin d'épuisement. Pendant tout le temps de son séjour, son urine fut examinée ; elle ne contenait ni de l'albumine, ni des cylindres. Rien d'anormal ne fut noté du côté de ses déjections alvines.

A l'autopsie, l'estomac fut trouvé tout à fait sain. Le foie était gras, les poumons tuberculeux, les deux reins en dégénérescence graisseuse.

La cavité pelvienne présentait des traces de péritonite, et tous les organes avaient contracté des adhérences entre eux. Le rectum était poussé vers la droite et en revenant sur lui-même il formait une bride considérable, dont les deux bouts adhéraient fermement à la vessie. Chaque bout présentait une *communication fistuleuse avec la vessie*. La malade n'avait eu aucun trouble vésical ni aucun symptôme de péritonite pendant son séjour à l'hôpital. La mort était la suite de l'épuisement.

Obs. 115. — F. Urbanek. *Wiener medicinische Presse*, 1867, t. VII, p. 911-912. — *Cystite croupeuse, fistule vésico-rectale, guérison.* — Le propriétaire d'un café à Iglan, M. J. W..., âgé de 40 ans, fut atteint en 1864, au mois de mars, d'une cystite violente. Il attribue cette maladie à ce qu'il était resté longtemps assis sur un banc en pierre (?).

Au début de sa maladie il éprouva une forte douleur à la région vésicale, un ténesme vésical continu, douleurs très intenses à la fin de miction ; à ce moment apparaissaient ordinairement aussi plusieurs gouttes d'urine sanguinolente. En outre, le malade souffrait d'une fièvre intense et d'une grande soif.

Tous ces symptômes et les insomnies continues causées par le besoin incessant d'uriner affaiblirent énormément mon malade. Traité déjà par plusieurs médecins, il m'appela quatre semaines après les débuts de sa maladie.

Au moment où je le vis pour la première fois, il était tellement affaibli que même parler le fatiguait. Amaigri, jaunâtre, il avait la peau sèche, langue pâteuse, région hypogastrique gonflée et très sensible à la pression, le pouls de 130. La percussion donnait dès le pubis jusque presque à l'ombilic un son tympanique.

L'entourage du malade me communiqua que le malade n'avait pas uriné depuis plusieurs jours et qu'il sécrète l'urine seulement goutte par goutte. Je me convainquis que la vessie était pleine, très distendue et approchant déjà l'état paralytique. J'y introduisis donc un cathéter et immédiatement une grande quantité d'urine sale, épaisse, très fétide et mélangée de sang, de coagulations fibrineuses blanchâtres et présentant des pellicules, enfin de masses d'exsudat diphtéritique incrusté s'écoula. Après cela le malade se sentit très soulagé.

Je me décidai de poursuivre deux bûts dans mon traitement :

1) Relever l'état général de mon malade ;

2) Combattre la fièvre.

Pendant quelques jours, il fallut cathétériser le malade une fois par vingt-quatre heures.

J'ai suivi ce traitement pendant quinze jours ; dans ce délai la fièvre diminua beaucoup, et l'appétit revint en partie.

L'urine étant encore, après quelques jours de traitement, très trouble et sentant fort mauvais et, d'autre part, le malade ayant déjà gagné un peu de force je commençai à faire une fois par jour, puis tous les deux jours, des injections vésicales au tanin. Grâce à cela, l'urine s'éclaircit beaucoup, l'odeur ammoniacale diminua considérablement ; l'état général du malade s'améliora.

Mon patient se plaignait seulement de douleurs piquantes au rectum, douleurs augmentant en intensité au moment de la défécation.

Mais comme les douleurs piquantes et lancinantes dans le rectum ne cessaient pas, j'entrepris un examen du rectum ; alors je trouvai la paroi antérieure de la muqueuse rectale dure et chaude sur une étendue asséz considérable. Au milieu de cet endroit durci il y avait un tubercule gros comme un pois et mou. J'en tirai la conclusion qu'il y avait à craindre une perforation du rectum en ce point. La perforation eut lieu, en effet ; et bientôt je vis que le liquide injecté dans la vessie sortit par l'anus. Il se forma donc encore une fistule vésico-rectale.

Cependant, tout le liquide injecté ne sortait pas par la voie rectale.

L'orifice fistulaire devait se trouver en haut puisqu'une partie de liquide pouvait rester. Je diminuai considérablement la quantité d'eau injectée et le nombre d'injections et, en effet, le liquide cessa de s'écouler ; en outre, j'introduisis un cathéter élastique dans la vessie et m'appliquai à maintenir le rectum vide et propre, moyennant des lavements. Je couchai aussi le malade sur le côté, espérant que, grâce à ces précautions, à un repos continu et un régime fortifiant, l'orifice fistulaire se fermerait. Puis, dès que l'urine devint assez claire, je cessai les injections.

En effet, à peu près après treize jours passés presque sans fièvre, l'injection que je fis de nouveau au malade (encore avec beaucoup de précaution), ne sortit pas par le rectum quoique la quantité du liquide fût plus considérable que le jour où je constatai l'existence de la fistule.

A partir de ce moment, le traitement ne consistait qu'en eau de Seltz, nourriture facilement digestible et bon vin. Mon malade se rétablit complètement et maintenant, presque un an après cet incident, il se porte à merveille.

Obs. 116. — Root. *Bost. med. and Surg. journ.*, 1867-68, p. 14 (cité par M. Cripps ; rés. in Chavannaz, obs. 24). — Mictions douloureuses. Gaz vésicaux. Débris alimentaires par l'urètre. Douleurs très vives.

Sutures par le rectum de points qu'on croit être des orifices fistulaires.

Suicide, vingt-six ans après.

Autopsie. — Adhérences colo-vésicales.

Communication au centre de ces adhérences. Orifice de la grosseur d'une plume d'oie. Vessie contractée. Muqueuse épaissie.

Obs. 117. — M. Heilborn. *Der Krebs der Harnblase.* Thèse de Berlin, 8 août 1868. — L'auteur a fait 4,774 autopsies : sur ce nombre il y avait 37 cancers vésicaux. Sept fois le cancer vésical était primitif, 29 il se propagea à la vessie de l'utérus, 1 fois du rectum.

Non seulement *dans ce dernier* cas, mais *aussi dans huit autres* (7 de l'utérus, 1 vésical primaire), le cancer avait provoqué une *communication entre le rectum et la vessie.* Heilborn, d'ailleurs, ne donne pas d'histoire des cas ; il s'occupe seulement des *autopsies.*

Voici ces récits d'autopsie :

I° (cas 1, p. 6), *cancer vient de l'utérus.* — 1859, Mme S..., 41 ans. Morte le 25 mars. Vessie étroite ; à droite, à côté de l'urètre, un orifice qui conduit dans une cavité abcédée entre la vessie et le vagin. Cette cavité est remplie des fèces ; au ligament de Poupart elle a un orifice large comme une pièce de 50 centimes. Autour du rectum, ulcérations. Le col utérin contient un cancer qui passe dans la vessie et le rectum et infiltre le tube ovarien gauche.

II° (cas 12, p. 9), *cancer récent de l'utérus.* — Mme S.., 69 ans, morte le 19 mai 1862. Grand cancer utérin, col intact. Adhérences des intestins circonvoisins ; parmi les adhérences se trouve une masse purulente, de là même une perforation au rectum, une autre à la vessie. Corps utérin transformé en masse caséeuse ramollie, seulement à la surface externe se trouvent des poussées carcinomateuses fraîches.

III° (cas 15, p. 10), *cancer vient de l'utérus.* — Mme L..., 63 ans, morte le 7 mai 1863. Organes du petit bassin presque entièrement détruits par le cancer. Vessie dont la cavité a presque disparu présente un grand trou qui conduit dans le vagin. Au rectum, 2 centim. au-dessus de l'anus, aussi un orifice assez considérable.

IV° (cas 19, p. 12). — Mme B..., 45 ans, morte le 8 juillet 1864. Cancer primitivement situé au col utérin. Organes du petit bassin formant une grande adhérence. Vessie rapetissée, adhérente à l'utérus et perforée par des masses cancéreuses blanches dont un liquide s'écoule à la pression. Vagin ulcéré dans la partie supérieure, une perforation mène de là au rectum. Corps utérin intact. Ligament large gauche cancéreux, rectum aussi.

V° (cas 21, p. 13). — Mme P..., 59 ans, morte le 17 juin 1865. Cancer primitivement utérin.

Contenu de la vessie épais, jaunâtre. A la surface postérieure de la *vessie,* une *perforation* assez grande, remplie de masses friables. Portion inférieure de l'utérus et une grande partie de la vessie sont occupées par un ulcère recouvert d'une masse friable. Dans le vagin, paroi postérieure infiltrée, portion supérieure de l'utérus aussi. *Rectum* présente une *perforation* étendue aux bords infiltrés par des masses cancroïdes.

Ovaire droit cancéreux, gauche libre. Foie : noyau cancéreux.

VI° (cas 22, p. 13-14). — Mme S..., 52 ans, morte le 27 janvier 1866. Cancer primitivement utérin.

Vessie, grande comme une tête d'enfant, contient une urine floconneuse et trouble. Muqueuse injectée. Au-dessus et à droite de l'embouchure de l'uretère gauche, une *ulcération.* Les embouchures des deux uretères sont enveloppées de masses cancéreuses. Rein droit: noyaux cancéreux gros comme une tête d'épingle. Au *rectum*, au-dessus de l'anus, une *ulcération* sinueuse, de dimensions d'une lentille; 3 centim. plus haut, *plusieurs autres* ulcérations. Le cancer utérin qui a perforé la vessie et le rectum a envahi aussi le vagin, les ovaires et les veines fémorales.

VII° (cas 28, p. 17-18). — Mme S..., 43 ans, morte le 20 mars 1868. Cancer primitivement utérin. Les viscères du bassin réunis par de nombreuses adhérences. La vessie, pleine d'urine trouble, est perforée à la face postérieure par un noyau cancéreux qui appartient à un cancer très malin, lequel a détruit déjà toute la moitié supérieure du vagin et le col utérin. Le cancer a envahi aussi le rectum de sorte que 4 millim. au-dessus de l'anus se trouve une ulcération longue de 1 millim. 3/4 et large de 5/4 millim. La paroi rectale y est entièrement détruite. Aussi les ligaments larges, les ganglions lombaires et le foie sont infiltrés.

VIII° (cas 30, p. 19). — Homme, 62 ans, mort le 7 avril 1868. Cancer du rectum. Au bassin on trouve entre le rectum et la vessie une adhérence récente au-dessus de l'espace de Douglas. Péritoine voisin lisse, au point correspondant à l'adhérence.

Le *rectum* présente une ulcération annulaire, dont le bord inférieur est 4 millim. 1/2 au-dessus de l'anus, et la hauteur atteint 1 millim. 3/4. Ganglions lymphatiques du voisinage augmentés de volume et infiltrés. *Vessie :* près du sommet, une *perforation* lenticulaire.

IX° (cas 37, p. 24). — Homme, 61 ans, mort le 10 juillet 1868. Cancer de la vessie.

En ouvrant la vessie nous vîmes le fond et la paroi postérieure occupés par une masse irrégulière, en partie jaunâtre, en partie verdâtre. Le reste de la muqueuse était d'un vert ardoisé, tacheté par des excroissances flottantes. Les vaisseaux autour du col vésical étaient en partie remplis par les thrombus. De la vessie s'étend au rectum et envahit celui-ci une ulcération circulaire longue de 3 millim. et dont les bords présentent la même apparence que le fond vésical. Lobe inférieur du poumon gauche hépatisé.

OBS. 118. — C.-F. MAUNDER. *Medical Times and Gazette*, 1869, I, p. 165-166. — Les conditions dans lesquelles j'ai fait la colotomie sont :

CAS 1. — Rétrécissement malin du rectum produisant une constipation complète durant depuis quelques jours, et accompagnée de vomissements continus et d'une *fistule vésico-intestinale* qui donnait lieu à une miction fréquente et très douloureuse.

CAS 2. — Ulcération bénigne du rectum (portion supérieure), accompagnée d'une *fistule vésico-intestinale* et causant une douleur horrible et un grand épuisement.

Ces deux malades étaient des hommes âgés de 50-60 ans, et leurs souffrances étaient telles qu'ils voulaient se soumettre à tout procédé opératoire pourvu qu'ils en soient délivrés. Ils le furent, en effet, et exprimèrent leur reconnaissance dans les termes les plus chaleureux. Malheureusement leur maladie les épuisa tellement qu'ils moururent quelques semaines après, manquant de forces vitales. C'est bien regrettable, surtout pour le deuxième de mes malades dont l'ulcération n'était pas de nature maligne et qui aurait pu être sauvé si l'opération avait été exécutée de meilleure heure.

Obs. 119. — Maunder. p. 211. *Eodem loco* (cité par M. Cripps ; rés. in Chavannaz, obs. n° 25). — 59 ans. Diarrhée depuis quelques mois. Émaciation ; douleur intolérable, surtout pendant la miction.

Colotomie : soulagement. Mort six semaines après la colotomie.

Autopsie. — Ulcération simple faisant communiquer la flexure sigmoïde et la vessie.

Obs. 120. — J. Hakes. *Liverpool med. a surg. Reports*, III, p. 17, octobre 1869. — *Colotomie à cause d'une fistule vésicale-intestinale.* — Homme, 20 ans, entré à l'Infirmerie royale de Liverpool, au mois de mars 1869. Il y a cinq ans, il a reçu un coup contre le siège (?) ; un gonflement au pourtour de l'anus en fut la suite. Le gonflement disparut après quelque temps. Deux ans après cela, le malade commence à sentir des difficultés croissantes au moment du passage des fèces. Encore deux ans après : écoulement purulent, passage de l'urine à travers le rectum, des gaz et des petites quantités de fèces à travers l'urètre. État général s'en ressent, douleurs violentes dans la région de la vessie.

Le doigt introduit dans le rectum sentit un rétrécissement et au-dessus de lui une ulcération irrégulière faisant sans doute communiquer le rectum et la vessie. Ouverture du côlon descendant et formation de l'anus artificiel au-dessus de la fistule pouvaient seules donner une guérison (le cancer était exclu), ou au moins enrayer les douleurs violentes produites par le passage des fèces à travers la vessie.

L'opération fut faite, le 30 mars, selon la méthode de Callisen. Une forte péritonite éclata après elle, mais s'apaisa bientôt. Les fèces sortent depuis ce temps à travers le nouvel anus, les douleurs ont diminué bientôt considérablement.

Quatre mois après l'opération : malade très amélioré, fèces passent toutes par l'anus artificiel ; l'urine tout à fait claire s'écoule presque en totalité à travers l'urètre, seulement une petite quantité passe par le rectum.

Obs. 121. — Blanquinque. *Loco citato.* — Un vieillard entre en 1868 à l'hôpital pour une fistule vésico-intestinale ; il rendait des matières fécales avec les urines. L'exploration du rectum n'y fait pas découvrir l'orifice de la fistule. Mort au bout de quelques jours.

Autopsie. — On trouve une anse d'intestin grêle adhérente à la vessie et s'ouvrant à sa face postérieure. (Pièce n° 31 du musée de l'hôpital Necker.)

Obs. 122. — Blanquinque. *Eod. loco.* — *Catarrhe vésical. Diarrhée. Urines noires. Sous-nitrate de bismuth qui les colore. Fistule vésico-intestinale.* — Jean Boitier, âgé de 79 ans, militaire retraité, entre le 22 décembre 1868 à la Maison municipale de Santé, dans le service de M. Demarquay.

Je ne vois ce malade qu'à partir du 1er janvier 1869. A cette date, il souffre d'un catarrhe chronique de la vessie avec dépôt purulent dans l'urine ; il urine fréquemment ; son canal est rétréci. Un commencement de démence sénile l'empêche de donner des renseignements sur son état antérieur ; mais nous apprenons par sa femme qu'il souffre dans le bas-ventre depuis plus d'un an ; que, depuis cette époque, les urines sont troubles, et que les médecins consultés ont diagnostiqué un catarrhe de la vessie. Il a presque constamment de la diarrhée. Chaque effort de miction est accompagné de douleurs, qui sont surtout vives dans le gland.

Dans les premiers jours de janvier, la diarrhée redouble. On donne au malade 4 grammes de sous-nitrate de bismuth et 4 grammes de diascordium.

Le 15, on y ajoute 0 gr. 05 d'extrait d'opium. Les selles deviennent un peu moins fréquentes ; le malade urine très peu ; il rend par l'urètre un liquide grisâtre, qui devient plus foncé les jours suivants.

Le 21, les urines sont tout à fait noires, bourbeuses. — On supprime le bismuth, bien qu'on ne pense pas encore à l'existence d'une fistule vésico-intestinale.

Le 22. Dans la journée du 21, ce malade a rendu trois quarts de litre d'urine plus noire et plus épaisse que la veille. Trois selles dans la journée. M. Demarquay soupçonne alors un cancer mélanique des reins ou de la vessie. La palpation ne fait pas découvrir de tumeur dans la région lombaire ; elle fait seulement constater un peu d'empâtement dans le bas-ventre.

Le 23. Nuit agitée, bien qu'il n'y ait pas de fièvre. La diarrhée continue ; les selles sont également noires, bourbeuses ; elles ont le même aspect que les urines. M. Demarquay introduit dans la vessie une sonde de calibre très petit, par laquelle s'échappent des gaz et quelques gouttes d'urine noire. Ce chirurgien éprouve comme la sensation d'une pierre, sans pouvoir l'affirmer, attendu qu'on ne peut introduire de sonde métallique dans l'urètre du malade. La vessie est très rétrécie. — Lavement amidonné, avec 15 gouttes de laudanum ; julep morphiné.

Le 24. Les matières continuent à être noires ; le bismuth n'est plus donné depuis le 21. M. Grassy, qui a examiné les urines hier, nous donne le résultat de son analyse :

L'examen microscopique démontre que le liquide ne contient ni globules de pus, ni globules de sang ; on y trouve seulement quelques débris de membrane épithéliale et quelques rares cristaux de phosphate ammoniaco-magnésien. Mais ce qu'il y a de plus remarquable, c'est qu'au milieu d'un liquide transparent on voit une multitude de petits corpuscules de couleur noire. Ces petits corps ne présentent pas de surfaces planes, cristallines ou anguleuses, comme cela arrive souvent aux poudres obtenues par contusion ; on dirait une poudre obtenue par précipitation ; aucune trace d'organisation.

La liqueur filtrée donne un précipité noir, insoluble. Ce précipité, réuni sur le filtre, a été calciné au rouge sur une lame de platine ; il s'est transformé en une poudre d'un blanc jaunâtre qui présente tous les caractères des sels de bismuth, ou mieux du sous-nitrate de bismuth noirci par l'action de l'acide sulfhydrique.

Nous avons donc affaire à une fistule vésico-intestinale, comme la présence des gaz dans la vessie et comme l'analogie de couleur des matières fécales et de l'urine auraient dû nous le faire soupçonner.

Le 25. Le malade a rendu avec son urine quelques petits fragments de matières intestinales.

Une injection colorée, pratiquée dans la vessie, revient par la sonde. Par le toucher anal, on ne sent pas d'orifice fistuleux.

La diarrhée ne s'arrête pas; affaiblissement considérable ; démence complète, incontinence d'urine et selles involontaires ; les fèces redeviennent jaunâtres. Battements du cœur intermittents.

Mort le 7 février. Pas d'autopsie.

Obs. 123. — Blanquinque. *Eod. loco.* — Louis R..., 65 ans, entre le 8 novembre 1869, à l'hôpital Necker, dans la salle Saint-Paul (service de M. Guyon). Depuis trois mois ce malade rend, sans causes connues, ses urines par le fondement ; depuis cette époque, la diarrhée ne l'a pas quitté ; les matières qu'il rend sont noires comme de la suie. Les renseignements qu'il donne sont très imparfaits : d'après lui, il n'a plus rendu d'urine par la verge depuis ces trois mois. Bonne santé antérieure. — Au moment de son entrée sa diarrhée est très fréquente ; ses selles, involontaires, ont l'odeur de l'urine. Le toucher rectal ne fait pas trouver d'orifice fistuleux ; il permet de constater que la vessie est vide.

Le 10 novembre, injection d'eau dans la vessie ; elle revient par l'anus ; la sonde a laissé écouler auparavant une certaine quantité d'urine claire. Une seconde injection, faite quelques jours plus tard avec du lait, revient entièrement par l'urètre.

Il n'est jamais sorti d'urine par la verge, en dehors des explorations. Le bismuth n'arrête pas la diarrhée, somnolence continuelle ; anorexie complète ; vomissement deux jours avant la mort, qui arrive le 19 novembre.

Autopsie. — A l'ouverture de l'abdomen, on ne trouve pas de liquide dans le péritoine ; il n'y a d'adhérence qu'au niveau de la vessie. Au sommet de cet organe, et un peu à droite, viennent adhérer isolément l'un derrière l'autre : 1° une frange du grand épiploon ; 2° l'intestin grêle dans sa dernière portion, à 3 ou 4 centim. du cæcum ; 3° l'S iliaque qui longe la face postérieure de la vessie.

Les intestins ouverts sont sains, sauf un piqueté ardoisé de l'intestin grêle ; la valvule iléo-cæcale est boursouflée, et forme un gros pli d'un rouge sombre. Pas d'ulcérations. Au niveau de l'adhérence, on découvre sur l'intestin grêle un petit pertuis gros comme une tête d'épingle ; une fine bougie, introduite dans ce pertuis, se perd derrière les adhérences de l'épiploon, entre la face postérieure de la vessie et le péritoine qui la revêt; la séreuse est décollée dans toute la hauteur de la face postérieure de la vessie ; elle a une coloration grisâtre et se rompt pendant qu'on dissèque la pièce. On a alors sous les yeux une cavité remplie de détritus grisâtres et traversée par des brides celluleuses mortifiées ; cette cavité est bornée en arrière par le péritoine, en avant par la vessie, en bas par les vésicules séminales et la prostate ; en haut elle communique directement avec l'intestin grêle par la fistule indiquée plus haut.

Le canal de l'urètre est sain ; la vessie est petite, raccornie ; elle présente sur sa face muqueuse une coloration gris sale ; elle est hérissée de nombreuses colonnes circonscrivant des anfractuosités profondes. La prostate a son volume normal ; on trouve au-dessus du col une valvule assez élevée, épaisse de quelques millimètres et indépendante de la prostate. ·

Le tissu cellulaire péritonéal est partout epaissi et induré. Après bien des recherches, on finit par trouver entre les colonnes de la partie latérale droite de la vessie, à la partie moyenne de cette face, un orifice qui conduit dans la cavité décrite plus haut, et complète le trajet fistuleux. Il est alors évident que cette cavité a été formée par une infiltration d'urine dans le tissu cellulaire sous-péritonéal. Ajoutons que les uretères sont un peu dilatés ; les deux reins, petits, de couleur grisâtre, présentent des abcès miliaires ; le tissu cellulaire est épaissi, induré ; les calices sont dilatés, leur muqueuse arborisée. Nulle part on n'a trouvé trace de calculs ou de corps étrangers. (La pièce est déposée au musée de l'hôpital Necker).

Obs. 124. — Blanquinque, *Eod. loco*. — Le 10 novembre 1869, entre à a Maison municipale de Santé, le nommé François-Victor R..., marchand de vin, résidant à Paris.

Cet homme, âgé de 44 ans, a des habitudes d'ivrognerie très anciennes ; il a déjà eu plusieurs attaques de delirium tremens ; néanmoins, son état général est assez bon, l'appétit est conservé ; embonpoint notable.

Il y a dix-sept ans, ce malade fut pris de vives douleurs de reins, surtout du côté gauche ; le médecin consulté à cette époque crut à un abcès de la fosse iliaque ; le diagnostic se confirma, et, quelques jours plus tard, on trouva du pus en assez grande quantité dans les selles ; il n'en sortit pas par l'urètre.

R... se croyait complètement guéri, lorsqu'il s'aperçut, deux mois après le début de sa maladie, qu'il rendait des gaz avec les dernières gouttes d'urine. Ces gaz s'échappaient en produisant un bruit qu'il comparait à celui que fait un siphon d'eau de seltz qui se vide. Plus tard, des matières alimentaires, telles que : pépins de raisin, fragments de salade, sortirent par cette voie. Depuis cette époque, quand le malade est constipé, les urines sont claires et ne passent qu'en très petite quantité par le rectum ; mais, aussitôt que surviennent des troubles gastriques, et ses habitudes d'intempérance les rendent fréquents, la diarrhée survient et les matières fécales passent en partie par l'urètre. Cela prouve que l'orifice intestinal de la fistule n'est pas très large. Il arrive parfois que les matières fécales ou des corps étrangers alimentaires s'arrêtent dans le canal de l'urètre et donnent lieu à de la rétention d'urine. Depuis le mois de janvier dernier, à la suite d'excès répétés, le malade souffre dans le bas-ventre, la marche est fatigante, les rétentions d'urine sont plus fréquentes, et les matières fécales sont plus abondantes dans l'urine. Depuis l'existence de sa fistule, cet homme a été père de deux enfants ; ses érections sont normales.

Au moment de son entrée dans le service, le malade a une diarrhée qui dure depuis quinze jours ; il a des envies fréquentes d'uriner ; les urines mêlées aux matières fécales passent à peu près également par l'urètre et par le rectum ; les douleurs dans le bas-ventre sont assez vives, elles redoublent la nuit. Le cathétérisme ne fait reconnaître aucune lésion dans l'urètre ; le toucher rectal, le speculum ani ne donnent aucun renseignement sur le siège de la communication fistuleuse. La muqueuse rectale est très congestionnée ; elle saigne facilement, mais elle ne donne pas d'écoulement, l'urètre non plus.

Le malade nous dit qu'on lui a mis autrefois un suppositoire et qu'il a rendu des matières grasses par l'urètre, ce qui ferait supposer que l'orifice intestinal n'est pas très éloigné de l'anus. Nous cherchons inutilement à reproduire ce phénomène.

Le 20 novembre, M. Demarquay fait une injection dans la vessie ; elle revient en partie par le rectum ; un lavement coloré pris le lendemain ne revient pas dans la vessie.

Au bout de quelques jours de repos, le malade se trouve mieux, sa diarrhée a cédé à quelques lavements astringents et il quitta la Maison de Santé avant qu'on ait pu chercher à le débarrasser de sa dégoûtante infirmité.

Obs. 125. — FAYRER. *Indian Annals of med science*, 1870, p. 21 (cité par M. CRIPPS ; rés. in CHAVANNAZ, obs. n° 26). — 44 ans. Chute sur un pieu qui pénètre dans la vessie en passant par le rectum. Dans les six mois suivants, grande douleur pendant la miction ; quand il urinait debout, l'urine passait par l'anus. Un calcul vésical friable fut enlevé. Mort quelques jours après.

AUTOPSIE. — Ouverture entre le rectum et la vessie, derrière la prostate. Parties environnantes adhérentes, indurées et épaissies.

Obs. 126. — ALLINGHAM. *St-Thomas Hospital reports*, 1870, I, p. 285-305. — *Dix cas de colotomie lombaire avec remarques.* — Cas 4. *Cancer, fistule recto-vésicale.* Jardinier, 54 ans, entra à l'hôpital au mois de mai 1866. Il ne se plaignait des maux du rectum que depuis six mois ; au moment de l'entrée, il perdait des selles liquides et parfois solides par l'urètre. L'apparition tellement rapide de ces symptômes indiquait un néoplasme bien malin.

Les souffrances pendant la miction étaient insupportables. Le malade était très émacié et ne pouvait ni dormir, ni manger ; il rendait par l'anus, presque continuellement, des matières fécales liquides, du sang et du mucus.

A l'examen, deux orifices fistulaires furent découverts : un au périnée, un autre dans la fesse, à 3 centim. au-dessous du bord de l'anus ; plus haut, les fistules s'ouvraient dans l'intestin, comme le démontrait le passage à travers elles des gaz et des fèces. Les tissus environnants étaient très excoriés. A l'examen du rectum une quantité d'excroissances cancéreuses put être sentie autour de la prostate et de la paroi antérieure de l'intestin.

On peut à peine s'imaginer les souffrances de ce malade. Je lui proposai la colotomie, il l'accepta et l'opération fut faite de la façon ordinaire.

La nuit après l'opération était, à son aveu, une des meilleures qu'il avait passées dans les derniers temps. Il allait bien jusqu'au quatrième jour, les fèces sortaient toujours par le nouvel anus. Mais ce jour-ci son urine contenait quelques particules demi-solides de fèces ; j'introduisis alors un cathéter avec grand orifice et lavai bien la vessie avec de l'eau chaude, puis avec une solution faible d'opium. Cela rendit la tranquillité au patient. Le lendemain, je lavai la partie inférieure de l'intestin, envoyant l'eau librement à travers l'ouverture dans l'aine, et depuis ce temps il n'y eut plus de fèces dans l'urine.

Le malade prenait beaucoup de stimulants, se sentait bien et me remerciait constamment. La plaie allait très bien ; le sixième jour, j'en enlevai les sutures. Quatre semaines après l'opération, il quitta l'hôpital.

Il vécut après cela encore six semaines et mourut d'épuisement dû à l'extension rapide de son mal.

OBS. 127. — H. THOMPSON. *British medical journal*, 1870, I, p. 601-602. — *Rétrécissement urétral invétéré avec fistules périnéale et recto-vésicale.* — V. D..., briquetier, admis à l'hôpital le 7 février 1870. Il a été dans le temps un fort buveur de gin et de bière et a eu, à 25 ans, une blennorrhée. Il a des symptômes de rétrécissement depuis trente-trois ans. Abcès scrotal il y a quinze ans, puis cinq ans après et sept ans après. Pour cette raison, on lui fit plusieurs incisions, sur quoi une grande quantité de pus fétide s'écoula. Au commencement de septembre 1869, il a bu beaucoup ; après cela, vint une rétention d'urine. Il entra alors à l'Hôpital Métropolitain, où pendant trois semaines on essaya de faire passer des instruments à travers l'urètre, mais en vain. Au bout de ce temps, on lui ponctionna la vessie à travers le rectum et on laissa la canule en place pendant un mois. Alors on put aussi introduire deux instruments dans son urètre : le premier fut retenu pendant dix heures ; l'autre, le malade le retira seul après dix heures. Le malade quitta l'hôpital un peu amélioré.

État actuel. — Le malade déclare qu'il n'a pas rendu d'urine par la voie naturelle depuis quatre mois ; elle s'écoulait toujours en partie à travers l'orifice périnéal, en partie *avec les selles.* Après plusieurs tentatives infructueuses d'introduire des instruments Thompson procède, le 23 mars, à l'urétrotomie externe. Cathéter en argent n° 8 est laissé en place. Il est remplacé par le n° 9, le 26 mars.

Le malade se rétablit bientôt, sa santé s'améliore ; le 12 avril, le cathéter (en gomme n° 9) est enlevé.

Le 17 avril, on trouve que quelques gouttes d'urine sortent par l'orifice périnéal, on ne voit rien de pareil du côté de l'orifice recto-vésical.

L'urine passe par la voie naturelle. Le 3 mai, l'urètre se resserrait de nouveau, Thompson fit l'urétrotomie externe. Depuis ce temps, le malade va de mieux en mieux.

Obs. 128. — Chopart. *Traitement des maladies des voies urinaires* (résumé in Chavannaz, obs. n° 53). — 60 ans. Pendant les six semaines qui précédèrent la mort, le patient perdit par l'urètre toutes ses matières fécales.

Autopsie. — La partie supérieure de la vessie, la fin du côlon et le péritoine forment une masse. A la partie supérieure de la vessie, épaississement de la paroi ; en ce point large ouverture faisant communiquer la vessie avec le côlon qui était très rétréci en dessous.

Obs. 129. — Broca. *Soc. anat. de Paris*, t. XXIII, p. 143 (citée in Blanquinque, p. 23 et 50 ; résumée in Chavannaz, obs. n° 54). — Entré pour fistule à l'anus. Rendait l'urine par la fistule, non pas d'une manière continue, mais seulement au moment où il urinait. On crut à une fistule recto-urétrale ; l'opération fut pratiquée ; mais, trois jours après, infection purulente, mort.

Autopsie. — La communication du rectum ne se fait pas avec l'urètre, mais avec le bas-fond de la vessie qui présente en ce point une destruction de sa paroi, en même temps que des ulcérations et des clapiers nombreux. La capacité de la vessie est normale.

L'auteur décrit encore des lésions des épididymes qui sont probablement tuberculeuses.

Obs. 130. — Caudmont. *Soc. anat. de Paris*, t. XXV, p. 354 (citée in Blanquinque, p. 31 ; résumée in Chavannaz, n° 55). — Quatre ans auparavant, introduction dans l'urètre d'un porte-plume métallique. Puis, voyage à cheval ; alors fièvre, douleur au périnée ; l'urine s'écoule par l'anus et ne tarde pas à suivre exclusivement cette voie.

Six séances, avec le brise-pierre. Quelques jours après la dernière séance, promenade en voiture. Douleur, fièvre, beaucoup de pus par la vessie et le rectum.

Mort trois semaines après son imprudence.

Autopsie. — Quatre perforations de la vessie. La principale est sur la ligne médiane, immédiatement au-dessous du cul-de-sac recto-vésical. Elle est arrondie à bords cicatriciels, large comme une pièce d'un franc et conduit dans une poche irrégulière grosse comme un œuf et remplie de pus et d'urine. La poche est située entre la vessie, le rectum et le péritoine, et son fond est ouvert dans le rectum par une ouverture régulière. Les tuniques du rectum sont saines. Le rectum est plein d'un liquide urineux remontant jusqu'à l'S iliaque.

Obs. 131. — Dupuytren. *Loco citáto*. (Résumée in Chavannaz, obs. n° 64.) — 30 ans. Balle de fusil passée d'avant en arrière, fistule vésico-rectale

Autopsie. — Perforation rectale sur la paroi antérieure et la paroi postérieure ; vessie petite, col divisé ; abcès dans la loge prostatique s'ouvrant dans le rectum, la vessie et l'urètre.

Obs. 132. — Dupuytren. *Clin. Chir.*, t. VI, p. 472, article « Vessie », Dict. en 30 volumes (cité in Blanquinque, p. 31, et Chavannaz, n° 57). — Deux mois avant l'opération, communication évidente de la vessie avec l'intestin ; ce qui n'empêche pas le malade de subir avec succès la lithotomie. Il sortit de l'Hôtel-Dieu dans un état satisfaisant quoique ses urines fussent encore muqueuses et d'une fétidité fécale. Il avait rendu par la verge un lombric et il expulsait avec bruit, par la même voie, des gaz stercoraux.

Obs. 133. — Frank (cité par Sœmmering. *Traitement des maladies de la vessie et de la prostate* (cité par Chavannaz, note n° 71). — 72 ans, fistule colo-vésicale.

Obs. 134. — Sœmmering. *Traitement des maladies de la vessie et de la prostate* (cité par Chavannaz, obs. n° 72). — Fistule colo-vésicale chez un médecin qui, quelques années auparavant, avait eu une forte contusion produite par un timon de traîneau.

Obs. 135. — J.-L. Petit. *Œuvres posthumes*, t. II, p. 84, obs. 6 (résumé in Blanquinque). — Un homme âgé de 25 à 30 ans, atteint d'hémorrhoïdes internes et sanieuses, rendait des matières fécales avec les urines : je proposai l'usage de la sonde en S ; mais il n'en fit rien. Quand même il en aurait fait usage, je ne crois pas qu'il eût pu guérir, parce qu'il n'observait aucun régime, étant adonné au vin, et même aux femmes. Si bien qu'à sa maladie se joignit une gonorrhée dont il mourut.

Obs. 136, 137, 138. — Bryant. *Proceedings of med. chir. Soc. London*, 1871, p. 17 (cité par M. Cripps ; rés. in Chavannaz, obs. n° 27). — 49 ans. En janvier 1867, gaz par le pénis ; après la miction, pas de douleurs. En mars, les fèces passaient avec l'urine quand il avait de la diarrhée. En juillet 1870, urines fétides avec fèces solides, miction douloureuse. Par le toucher rectal, ulcération de nature non cancéreuse.

Colotomie, le 5 juillet. — Le 15 août, urines claires, pas de douleurs. En mai 1872, il se sent presque aussi fort qu'avant ; pas de douleurs ; un peu d'urine passe encore de la vessie dans l'intestin.

Obs. 139. — Bryant. *Medical Times and Gazette*, 1875, I, 87. — *Fistule vésico-intestinale* (probablement rectale). *Guérison.* — Mlle M. B..., 55 ans. Elle se présenta à l'hôpital de Guy à cause d'un abcès dans l'aine gauche. Un an, auparavant, elle avait eu des douleurs dans cette aine ; six mois plus tard, elle fut atteinte de ce qu'elle appelait fièvre gastrique. Cette fièvre dura six semaines ; les intestins fonctionnaient bien pendant ce temps-là, il n'y avait pas de diarrhée. Mais, dès qu'elle se leva, les douleurs dans l'aine gauche redoublèrent. Pendant quelque temps son urine était épaisse et sanguinolente.

Au moment de l'émission, les gaz s'échappaient de son urètre, l'urine était chargée de pus et de matières féculentes. Son aine gauche était gonflée et indurée ; une ouverture se trouvait au-dessus du ligament de Poupart ; du pus fétide s'en écoulait. L'examen par le vagin et le rectum ne révéla rien.

Bryant, voyant qu'il y avait une communication évidente entre l'intestin (probablement le gros intestin), la vessie et l'abcès, pensait qu'il fallait donner issue au contenu de l'abcès et incisa celui-ci le 9 juin. L'incision, longue de deux centimètres, découvrit une cavité remplie de pus et de fèces. Un morceau de charpie huilée fut introduit dans la plaie ; on prescrivit la quinine et le vin. Depuis cette incision, les gaz cessèrent de passer par la vessie. L'urine contenait encore du pus.

19 juin. Douleur pendant la miction, d'où mictions peu abondantes. Quelques jours après on remarque que l'urine passe par le rectum.

Le 24, l'ouverture inguinale s'étant fermée en partie, Bryant fait une nouvelle incision. Ceci amène tout de suite la chute de la faiblesse qui s'était installée.

Le 26, les gaz passent librement par l'abcès inguinal. Le lavement fait dans le but de nettoyer le rectum sort par l'ouverture de l'abcès. Malade très affaiblie ; pouls, 99.

6 juillet. Fèces apparurent dans la plaie.

Le 8. Lavement nutritif sort par la plaie.

Le 16. Stomatite aphteuse ; chlorate de potasse, lait.

Le 20. Amélioration. Pas de fèces dans la plaie.

Le 29. Gaz et fèces passent par le rectum. On ne les voit pas une seule fois passer par l'urètre.

2 août Plaie inguinale en train de guérir. La femme urine bien, sans gaz ni fèces ; ses forces augmentent et, le 25 août, elle part tout à fait guérie.

2° **Observations de 1871 à 1880**.

Obs. 140. — Simpson. *On vesico-uterine, vesico-intestinal, and utero-intestinal fistulæ as result. of pelvic abscess*, p. 814. Edimbourg, 1871. — *Des fistules vésico-utérines, vésico-intestinales et utéro-intestinales résultant d'un abcès pelvien.* Malade de 23 ans, non mariée, fit tout à coup de la température et éprouva de vives douleurs inflammatoires dans le bassin et l'aine gauche. Les symptômes durèrent plusieurs semaines ; puis elle rendit une grande quantité de matière purulente par le rectum, ce qui la soulagea. Un an après la formation de cet abcès, son état était si satisfaisant qu'on lui permit de se marier. Dès ce moment elle eut des poussées répétées d'irritation et d'inflammation pelvienne s'accompagnant de leucorrhée, de règles irrégulières, etc. Elle ne devint jamais enceinte. Plusieurs années après son mariage, pendant une de ces poussées, la vessie devint douloureuse et après quelques jours, pendant lesquels la miction était douloureuse, il s'écoula du pus avec l'urine. A partir de ce moment et jusqu'au moment de sa mort qui survint quatre ans plus tard, elle rendit par l'urètre des matières fécales avec l'urine. Il y avait donc une fistule vésico-intestinale. Le toucher rectal révéla la présence d'un orifice fistuleux situé à une longueur de doigt au-dessus de l'anus et siégeant sur la partie antéro-latérale de la paroi rectale. Un stylet y pénétrait sur une petite étendue. Dans cette région on percevait un épaississement et une agglutination des tissus. Aucun traitement ne put amener un soulagement, et la malade mourut après une courte maladie.

Obs. 141. — Heslop, in Simpson. *Loc. cit.*, p. 816, 1871. — Il s'agit d'une femme chez qui on trouva, à l'autopsie, un ovaire de la grosseur d'une orange adhérant intimement au rectum et à la vessie. La cavité de cet ovaire contenait une substance molle, pultacée, d'apparence moitié fécale, moitié caséeuse; elle communiquait en arrière avec la partie inférieure de l'anse sigmoïde et en avant avec la vessie.

Dans ce cas une fistule semblait s'être formée entre l'intestin et la vessie par la cavité de l'ovaire malade; de l'air et probablement des matières fécales étaient rejetés de temps en temps par la vessie, paraît-il, un an avant la mort. La malade avait, en outre, un calcul dans le sein gauche, une hypertrophie du foie, etc.

Obs. 142. — G. Simon, d'Heidelberg. (Obs. résumée in Chavannaz, n° 94.) — Soldat. Coup de feu d'avant en arrière.

Sous chloroforme : orifice très élevé sur la paroi antérieure du rectum.

Deuxième orifice, à 5 centim. de l'anus sur la paroi postérieure.

Sphinctérotomie postérieure pour la sortie de fèces et de l'urine, répétée à quatre semaines d'intervalle.

Guérison de la fistule postérieure.

Suture directe de l'orifice sur la paroi antérieure du rectum. Guérison.

Suture répétée de la section du sphincter. Guérison avec continence parfaite.

Obs. 143.— G. Simon, de Heidelberg. *Archir für klin. Chirurgie*, t. XV, 1873, p. 99-121. — Chez les femmes j'ai opéré une fois une fistule vésico-rectale (cas jusque-là non observé dans ce sexe). Elle était produite par un accouchement difficile. *Les parois vaginales étaient, chez cette malade, presque entièrement adhérentes dans leurs deux tiers supérieurs et à travers les adhérences passait une fistule vésico-rectale.* Un cathéter introduit dans la vessie passait immédiatement au-dessus du bord inférieur des adhérences vaginales à travers la fistule dans le rectum.

Naturellement la fistule ne pouvait être opérée qu'à travers le rectum. Je l'ai opérée déjà trois fois, mais à cause de ses conditions défavorables (elle est située dans le tissu cicatriciel) je n'ai pas pu obtenir la guérison. Je vais essayer de réussir moyennant transplantation d'un morceau de paroi rectale.

Obs. 144. — Ridard. *Gazette des hôpitaux*, 1872. — E..., 27 ans, soldat, est blessé le 30 septembre par une balle entrée par la fesse droite et perforant rectum et vessie en sortant par la partie moyenne de la fesse gauche. L'urine s'écoule par le rectum et par les orifices d'entrée et de sortie de la balle, mélangée aux matières fécales. Le malade se plaint de ténesme, de douleurs de plus en plus violentes aux reins, aux deux cuisses, et jusqu'à la jambe gauche. Le toucher rectal montre l'existence d'une communication entre la vessie et le rectum. Très peu d'urine sort par le méat.

Un mois après, amélioration peu sensible, douleurs toujours très vives, la vessie est en proie à des contractions très fortes.

L'urine est rendue par l'urètre avec un bruit particulier dû aux gaz et que M. Ricord a appelé « bruit perlé ». On laisse une sonde à demeure, les premiers jours de novembre, le malade se lève et marche avec des béquilles ; les trajets fistuleux se cicatrisent.

A partir du 1er décembre les fonctions de la vessie et du rectum s'accomplissent encore avec de grandes difficultés mais avec une amélioration progressive. Le malade sort guéri de l'hôpital.

Obs. 145. — Perrin. *Gazette médicale de Paris*, 1872, p. 600. — Homme de 40 ans. Il posait des rideaux, il fit une chute sur une chaise renversée. Un pied de la chaise pénétra à travers l'anus. Le barreau cassé fut retiré de la plaie par le médecin appelé. Un flot d'urine jaillit à ce moment par l'anus.

Durant plusieurs jours il y eut de l'incontinence d'urine et de matières fécales par l'anus.

Vers le dixième jour, le malade commença à uriner par son canal ; de temps à autre seulement l'urine reparaissait par l'anus.

Vers le vingt-cinquième ou trentième jour, la cicatrisation des parties était absolue et définitive.

Quinze jours plus tard, cependant, il y eut une rétention d'urine d'une durée de cinq jours, c'est-à-dire jusqu'au moment où il se fit une expulsion d'un morceau de pantalon introduit dans la vessie au moment de l'accident par le barreau de chaise.

Depuis ce jour, guérison maintenue.

OBS. 146. — ERSKINE MASON. *Med. Rec. New-York*, IX, p. 20 (cité par H. CRIPPS ; rés. in CHAVANNAZ, obs. n° 30). — 27 ans. Bonne santé jusqu'en avril 1871.

A cette époque, douleur et gonflement de l'abdomen durant neuf semaines. En mars 1872, douleur constante au niveau de la vessie avec diarrhée, perte d'appétit et des forces.

Peu de temps après, vent puis fèces à travers l'urètre ; quelquefois rétention d'urine ; l'urine passait aussi par le rectum.

En mai, colotomie ; aussitôt après, plus de fèces dans l'urine. Mort trois semaines après la colotomie.

AUTOPSIE. — Intestins adhérents dans le petit bassin. Ouverture admettant le bout de l'index entre le rectum et la vessie, vessie contractée, muqueuse détruite par l'ulcération. Abcès de la prostate. Tuberculose du sommet des poumons.

OBS. 147. — PAOLUCCI. *H. Morgagni*, 1872, t. XIV, p. 497-505. — *Un caso di fistola entero-vecis*. — Cas dû à l'ingestion de sublimé. — S..., 52 ans, employé en retraite. A eu il, y a deux ans, une pharyngite traitée par le sublimé et des sirops dépuratifs qui amenèrent une constipation opiniâtre. Le malade se sert, à cause de cela, d'une foule de purgatifs ; mais, malgré tout, il commence à éprouver des douleurs abdominales très fortes, surtout à la fosse iliaque gauche. Enfin, dans la région inguinale gauche une tumeur élastique se forma ; elle disparaissait de temps en temps, mais enfin elle resta et devint dure.

Au mois de janvier 1871, ses souffrances subirent une recrudescence ; le malade les ressentait surtout en allant à la selle. En même temps l'urine devint trouble, laissant un dépôt, puis fétide. De l'air se mit à passer par l'urètre.

Le malade n'a jamais eu ni syphilis, ni malaria ; la famille n'est pas chargée au point de vue héréditaire.

Pâle, amaigri, avec une expression de souffrance extrême dans le visage, il entra à la clinique au mois de février 1871. Dans la fosse iliaque gauche, un peu au-dessus de l'arcade crurale, il y avait une éminence transversale, légèrement oblique de dehors en dedans et de haut en bas et s'étendant depuis l'épine iliaque antérieure et supérieure à la ligne blanche. D'une consistance élastique elle donnait un son de gargouillement ; la pression ne pouvait pas être supportée, elle donnait un son tympanique. L'éminence tantôt augmentait, tantôt diminuait. Cuisse gauche fléchie sur le bassin ; mouvement impossible à cause de la forte douleur, laquelle, spontanée et continue, se propageait de l'aine au quart supérieur de la cuisse gauche. En dehors de cela, rien d'anormal.

On pria le malade d'uriner et alors on constata une émission bruyante des gaz par l'urètre ; le bruit était semblable à celui que donne une pompe élastique partiellement remplie d'eau quand on l'exprime. La palpation était très douloureuse et ainsi on ne put se rendre compte des conditions locales de l'éminence qui semblait être une anse intestinale. Les lavements d'huile de ricin ne donnèrent pas de résultat, car ils furent rejetés.

Il en fut de même du calomel. L'urine trouble, d'une réaction acide, contenait beaucoup de muco-pus et au microscope on y trouva les fragments des fibres musculaires striées et des cellules végétales d'amidon.

Il y avait un peu de fièvre vespérale ; 40 gr. d'huile de ricin ingérés en une seule fois reparurent dans l'urine sous forme de petites gouttes visibles à l'œil nu ; mais il n'y avait pas de selles. Les souffrances furent un peu calmées grâce à l'emploi des cataplasmes et de la pommade d'opium. Alors on vit aussi que la tumeur à gauche était dure, douloureuse et qu'elle remplissait toute la portion profonde de la région inguinale ; au-dessus d'elle se trouvait une anse intestinale qu'on pouvait, à un certain point, comprimer en en chassant les gaz.

Quelques jours après, le malade fut pris de vomissements non féculents : il y avait un peu de diarrhée ; la douleur abdominale et la faiblesse augmentèrent. L'abdomen fut gonflé tellement par les gaz, remplissant les intestins, qu'on pouvait suivre toutes les anses superficielles. Enfin la mort délivra le malheureux quelques jours après son entrée à l'hôpital.

Le passage des gaz de l'urètre, des débris des aliments dans l'urine faisaient présumer une fistule vésico-intestinale. L'eau injectée dans la vessie ne sortant pas par le rectum, l'urine non plus ne passant pas par l'anus, on dut accepter une fistule du côlon.

C'est ce que confirma l'AUTOPSIE :

Péritonite purulente avec odeur fécale, plus intense dans le creux du bassin. Une anse intestinale adhère à l'angle du sacrum, du côté gauche. Au petit bassin, forte hyperplasie connective avec adhérences anormales et déviations des organes y contenus. Au bas-fond du cul-de-sac recto-vésical, adhérence du côlon avec la portion la plus élevée de la vessie. Après l'extraction du côlon descendant et des organes du petit bassin, et après l'ouverture de la *vessie* on trouve dans sa position supérieure un *orifice de communication avec le côlon*, là où se termine le revêtement péritonéal. Dans la portion inférieure du rectum et dans sa portion terminale supérieure, on trouve deux rétrécissements fermant presque entièrement la lumière. Forte coprostase dans le cæcum et dans le côlon ascendant. En outre, abcès gangreneux dans la fosse iliaque gauche au-dessous du psoas.

L'auteur attire l'attention sur l'origine du mal. C'est le sublimé qui irrita d'abord l'estomac. Les autres irritations artificielles amenèrent un catarrhe de l'intestin, et puis les ulcères. Le catarrhe a provoqué la constipation ; les fèces qui ne bougeaient pas contribuaient surtout à l'agrandissement des ulcères. De là vinrent les péritonites circonscrites, comme cela résulte des fortes douleurs éprouvées dans l'aine ; celles-ci provoquèrent l'adhérence intestino-vésicale, et enfin la perforation et la communication de la vessie et de l'intestin. Si la perforation avait atteint le péritoine, le malade serait mort subitement.

OBS. 148. — CH. HEATH. *British medical journal*, 1877, II, p. 751-752. — *A clinical lecture on colotomy lection.* — Beaucoup de vous, Messieurs, se rappellent le cas de M. M..., qui a été à notre hôpital vers la fin de la dernière année. C'était un homme dé 58 ans, d'un aspect cachectique, souffrant depuis quelque temps d'une ulcération cancéreuse du rectum ; et peu avant son admission il se mit à rendre des fèces à travers les voies urinaires. Au moment de son entrée nous lui trouvâmes de grandes souffrances et des fèces dans la vessie et dans l'urètre. Elles bouchaient ce dernier.

Si cet état de choses avait pu continuer, les fèces auraient formé sans doute le noyau d'un calcul vésical.

Le malade fut admis le 27 décembre et, le 29, on lui fit la colotomie dans la région lombaire gauche. Immédiatement après cela, les fèces cessèrent de passer dans la vessie et sortirent toutes par l'anus artificiel. Le malade se rétablit lentement, mais complètement, et quitta l'hôpital au mois de février.

Pendant les premiers jours après l'opération, il était un peu alarmé de voir son urine passer par le rectum. Mais il fut placé sur un lit de Hooper, et l'urine a pu graviter vers un appareil mis *ad hoc*.

Aujourd'hui, avant la prélection (comme nous l'apprend la rédaction du journal), je l'ai vu chez lui. L'urine passe maintenant par l'anus artificiel et quand j'introduisis mon doigt dans son rectum, je l'ai trouvé beaucoup plus obstrué qu'au moment de mon dernier toucher. Il est probable que la masse cancéreuse a augmenté et a bloqué l'anus, de sorte que l'urine monte par le rectum jusqu'à l'anus artificiel.

En détournant les fèces du rectum, nous avons délivré le malade des souffrances dues au passage des excréments par la vessie et aussi de la possibilité d'une occlusion intestinale dont l'issue serait fatale. Il ne pourra pas vivre longtemps ; mais, en tout cas, il finira ses jours sans douleurs terribles.

Le malade est mort quelque temps après.

OBS. 149. — CH. HEATH. *British medical journal*, 1881, I, p. 10-11. — *On colotomy.* — La colotomie rend des services surtout là où les fèces passent par la vessie. Mais j'ai eu un malade, un vieux prêtre, atteint d'un cancer qui lui perfora le rectum et la vessie. Je lui ai fait un anus artificiel. Or, après l'opération, non seulement les fèces, mais aussi l'urine passaient par l'anus artificiel. Naturellement les douleurs dues au passage des fèces par la vessie disparurent ; mais, en outre, l'irritation produite par le passage de l'urine à travers la nouvelle voie était presque nulle en comparaison avec celle qu'elle provoquait en franchissant auparavant le sphincter anal.

Obs. 150. — Heath. Société clinique de Londres, séance du 23 II 1872. *Medical Times and Gazette*, 1872, I, 327. — T. Bryant lit les récits des cas résumés chez Chavannaz (nᵒˢ 27 et 28) et publiés ailleurs *in extenso*. Vient ensuite la discussion.

Dʳ Heath a récemment fait la colotomie chez une femme il y a douze ans et qui a eu après l'accouchement un abcès pelvien. Celui-ci s'ouvrit en dehors et se ferma bientôt. Quelque temps après se fit une *fistule vésico-intestinale*, car les gaz et les fèces se mirent à passer par l'urètre. Supposant que son siège était le gros intestin, Heath ouvrit le côlon au flanc. La colotomie fut suivie d'une guérison immédiate et la femme n'a maintenant aucun trouble urinaire.

Obs. 151. — Habershon (*Eodem loco*). — Dʳ Habershon se rappelle d'*un cas* où il aurait dû faire la même opération. Il regrette énormément de ne pas l'avoir faite. *Des gaz sortaient par l'urètre* chez un de ses malades, et bientôt ce symptôme se compliqua d'une péritonite. Mort.

Obs. 152. — *Eodem loco*. — M. Barwel raconta un cas où on supposait une communication de la flexure sigmoïde avec la vessie. A l'autopsie on se convainquit que la *communication* était *entre la portion moyenne du côlon et le fond vésical*.

Obs. 153. — B. W. Richardson. *Dublin Journ. Med. Sc.*, 1873, p. 1 (cité par Cripps; rés. in Chavannaz, obs. nᵒ 31). — 76 ans. Souffrait depuis treize ans de constipation résultant de quelque rétrécissement du côlon descendant.

En août 1871, tumeur molle au-dessus du bord du pubis; par le rectum on crut sentir la partie la plus basse de la tumeur. En septembre, miction fréquente et difficile nécessitant souvent le cathétérisme.

Un peu plus tard, vent par l'urètre.

On trouva dans l'urine des fibres musculaires non digérées, du sarcolemme, des grains d'amidon.

En octobre et novembre, beaucoup de fèces dans l'urine.

Mort quelques jours plus tard.

Autopsie. — Masse cancéreuse sur la flexure sigmoïde adhérente à la partie supérieure de la vessie.

Étroit canal allant de l'intestin à la vessie, à travers la masse adhérente.

Obs. 154. — Jennings. *Dublin Journal of Medical Science*, 1874, t. LVIII, p. 168-170. — *Sphacèle du vagin. Communication fistulaire avec la vessie et le rectum.* — La malade entre à l'hôpital de South Dublin Lexion le 21 septembre 1871. Il y avait vingt ans qu'elle avait accouché, les suites de cet accouchement très difficile la tourmentaient constamment.

Émaciée, elle vint à l'hôpital exprès pour être délivrée de ses souffrances. On lui proposa une opération, elle l'accepta, mais ensuite la refusa. On ne put donc que lui faire une « atresia vulvæ » moyennant réunion sanglante des lèvres; l'écoulement de l'urine fut rendu possible par l'introduction d'un gros cathéter élastique. Bien qu'au moment de l'opération on n'eût pas employé d'anesthésique, peu d'heures après un vomissement tenace s'installa. A cause de cela on enleva les sutures déjà le lendemain et les surfaces, par places déjà adhérentes, se séparèrent de nouveau. Cinq jours après l'opération, mort.

Autopsie. — Au premier moment, quand les intestins furent extraits du bassin, il semblait que l'iléon était fixé par des adhérences simples à une tumeur qui remplissait tout le petit bassin. Mais à l'examen plus minutieux on s'aperçut que l'iléon était tout à fait séparé et que les deux bouts se terminaient séparément dans un cloaque. A droite, l'iléon était imperméable et de volume d'un tronc de plume d'oie; à gauche, il passait dans le cloaque sans modification de lumière. Le cloaque communiquait en haut avec l'iléon; en avant avec la vessie, en arrière avec le rectum, en bas avec le vagin. D'ailleurs aucune trace de péritonite ancienne ou récente: la mort fut la suite de l'épuisement.

Obs. 155. — A. Morison. *Transactions of the pathological Society of London*, t. XXX, p. 326-331. — *Fistule recto-vésicale; septicémie; terminaison fatale.* — J. B..., docteur en médecine, 50 ans. Un gourmet consommé, friand surtout du poisson. Toujours bien portant.

Famille bien portante aussi. Seul un *frère* mourut jeune de la phtisie pulmonaire. Ce qui est intéressant, il souffrait *aussi* d'une *fistule intestino-vésicale.*

Au mois de septembre 1874 le malade, alors âgé de 47 ans, remarqua un malaise rectal après la miction.

Un mois après, il eut une forte attaque de douleurs au-dessus du pubis et dans la région iliaque et hypogastrique gauche, mais elle n'était pas accompagnée de malaise dans la miction ni dans la défécation. Dans le délai de dix jours vient une débâcle muco-sanguinolente qui met fin à cette douleur.

Au mois de mars 1875, de nouveau quelques attaques de douleur sous-pubienne; en automne, la miction est pour la première fois douloureuse. Ce symptôme devient désormais prépondérant.

La miction est précédée et accompagnée de douleur, mais suivie d'un soulagement.

En 1876, vers la fin de janvier, quelques bulles d'air sortirent pour la première fois de son urètre après la miction.

Mars 1876. Les bulles d'air deviennent plus grandes, miction moins douloureuse. Une petite particule de substance végétale, d'odeur faiblement féculente, sort de l'urètre.

Avril. Forte attaque de douleur recto-vésicale avec passage d'une petite quantité de matières étrangères par l'urètre. Elles sont accompagnées d'air. Pendant quelques jours suivants, l'air cesse de passer, et réapparaît ensuite.

Le malade ne se plaint ensuite de rien, jusqu'au mois de septembre. A ce temps forte attaque de douleur recto-vésicale après une selle difficile.

Décembre. Un peu de sang passe par le rectum ; suit une légère inflammation du testicule gauche. Les gaz se mettent à passer abondamment par l'urètre.

1877. En août, sang de l'urètre après une copulation. Le lendemain matin une scybale fécale sort par la même voie ; ce fait est suivi d'une orchite droite violente.

Pendant l'alitement, et probablement à cause de la position couchée, le passage des gaz par l'urètre est fort abondant.

Le patient savait toujours quand l'air devait passer par l'urètre ; car il éprouvait avant cela ce qu'il appelait une série de « coups » dans le périnée, qui se suivaient jusqu'à ce qu'il eût une sensation de distension de quelque poche dans son intérieur. L'urètre était sensible au passage de ces gaz, d'ailleurs toujours inodores.

L'urine ne s'échappait jamais du rectum.

Dès ce temps jusqu'à la dernière et fatale attaque de décembre 1878, le malade ne sentait pas de douleur.

Dans la deuxième semaine de décembre 1878, il se sentait tout à fait bien et faisait ses visites aux malades. Alors il devint témoin d'une scène écœurante : une meute de chien déchira un chat. Ceci l'émut tellement qu'il eut une attaque de diarrhée suivie des anciens symptômes urinaires : ce qui le cloua au lit pour quelque jours. Il se leva, mais son malaise et sa douleur ne se dissipèrent pas ; au contraire, celle-ci augmenta. Le malade avait une sensibilité à la pression entre l'anus et le pénis et l'examen digital révéla un gonflement à cette région, gonflement correspondant à la prostate. La glande parut augmentée, surtout au lobe gauche, elle communiquait au doigt une sensation obscure de fluctuation ou de tension élastique.

J'appelai M. Hutchinson et nous examinons le docteur sous le chloroforme. Un cathéter fut introduit, car le gonflement avait empêché fortement la miction ; or ce gonflement était tellement considérable que le cathéter n'a pas pu être senti par le doigt situé au rectum. La nuit suivante, le malade nous dit qu'il sent quelque chose crever au voisinage de sa prostate ; en effet la faculté d'uriner diminua beaucoup dès ce moment. Vers 3 heures du matin il eut cependant un fort frisson accompagné de délire et suivi d'une fièvre et d'une transpiration considérable. Température dans l'aisselle était de 103°, pouls 120.

Ces attaques de frisson se répétèrent les deux jours suivants et le 25 décembre, nous constations avec M. Hutchinson l'existence d'une tumeur au périnée, tumeur limitée en arrière par le bord antérieur de l'anus, en avant par portion bulbaire de l'urètre, latéralement par les attaches du fascia profond.

26 et 27 décembre. Pas d'attaques, mais tumeur périnéale augmente. Œdème du scrotum.

Le 27, la veine saphène gauche devint, en outre, dure et douloureuse depuis l'aine jusqu'au genou.

Le soir, frisson. Quoique la tumeur ne présentât pas encore de fluctuation appréciable, son élasticité et l'œdème de l'entourage nous firent procéder à l'incision. L'incision fut faite dans la ligne médiane du périnée et tout de suite un liquide aqueux, foncé, presque noir, d'une odeur fortement féculente, en quantité d'au moins une once, s'écoule de la plaie. Le doigt introduit après cela entra

dans un sac qui passait en arrière vers le rectum, en avant vers la région inguinale.

Pendant les deux jours suivants, le malade allait sensiblement mieux. Température et pouls normaux, pas de frisson, miction plus facile.

Le 30. De nouveau, frisson ; aggravation marquée. Selles liquides et fréquentes ;
gaz passent abondamment par l'urètre ; urine devient fécale, parfois dans un
fort degré, parfois moins. Le soir, les selles sont foncées et contiennent beaucoup de caillots sanguins. Urine sanguinolente, comme les fèces.

Le 31. Le matin, hémorragie abondante de la plaie périnéale. État général
bien triste. Mort le 2 janvier 1879.

Autopsie. — Veine saphène gauche et la plupart des veines de la moitié
gauche du bassin, de même que la veine dorsale du pénis remplies de caillots
sanguins. Intestins et estomac distendus par le gaz. Flexure sigmoïde du côlon
épaissie et rétrécie. Au point de réunion de la première et deuxième portion du
rectum, rétrécissement admettant à peine l'introduction du bout du petit doigt.
Au-dessus et au-dessous, l'intestin est aussi rétréci, en tout sur l'étendue de
3 centimètres. Là et au voisinage le plus proche la muqueuse a plusieurs diverticules profonds. Tous sont fermés, excepté un. Celui-ci est ulcéré et perforé
à sa partie la plus profonde ; à travers cette perforation le doigt entre dans une
poche entre le rectum et la vessie. Cette poche est grande comme une noix, elle
communique avec la vessie moyennant un orifice situé à la distance de 2 centimètres du canal prostatique. Les parois sont formées manifestement par le
tissu cellulaire recto-vésical enflammé.

Muqueuse vésicale est d'un gris ardoisé ; l'organe contient une quantité de
mucus féculent.

Prostate normale. Dans la portion membraneuse de l'urètre une large perforation grosse comme un noyau de cerise communiquait avec le sac incisé, du
vivant du malade.

Les autres organes injectés.

Pour moi la marche de la maladie était la suivante :

1) Une arête de poisson ou un autre organe irritant se loge dans la muqueuse
rectale.

2) Inflammation avec abcès circonscrit dans le tissu recto-vésical correspondant.

3) Ouverture de l'abcès dans l'intestin.

4) Ulcération vésicale. Fistule vésico-intestinale.

5) Rétrécissement rectal consécutif à l'irritation.

6) Peut-être pendant la dernière attaque de diarrhée abcès dans le tissu cellulaire rétro-prostatique. Graduellement érosion de l'urètre.

7) Issue du contenu du deuxième abcès dans le périnée ; septicémie, mort.

Obs. 156. — Dr Ager. *Wiener mediz. Presse*, 1876, p. 397-398. — *Un cas de
communication du gros intestin avec la vessie*. — J. W..., boucher, 60 ans,
père de 16 enfants (de la même femme), dont 12 bien portants et vivants, souf-

frait de la poitrine depuis plus de vingt ans, mais s'alitait rarement, pouvait vaquer à ses occupations, vivait bien et buvait beaucoup.

Dans les dernières années il souffrait souvent d'une cystite.

En octobre il s'alita à cause de la toux et de la diarrhée.

Je fus appelé chez lui le 8 octobre. On me montra tout de suite une urine trouble, d'une coloration jaune sale, d'odeur faiblement féculente. Je connaissais le malade comme tuberculeux, mais je ne l'avais jamais traité auparavant. Supposant une perforation tuberculeuse de la vessie, je fis un pronostic sombre. J'examinai aussi chez moi l'urine et j'en envoyai une quantité à l'Institut pathologique du professeur Heschl, à Gratz.

Mon examen de l'urine donna : urine trouble, d'un jaune sale verdâtre, très alcaline, d'odeur féculente. Dépôt floconneux, peu spécifique, 102°, peu d'albumine, beaucoup de matières colorantes du tanin, quelques gouttes de graisse. Additionnée d'acide sulfurique l'urine dégageait une forte odeur fécaloïde.

Je ne pouvais pas me livrer aux recherches microscopiques, n'ayant pas de microscope.

On m'appela de nouveau le lendemain. Le malade me montra des grumeaux assez gros qui venaient de sortir avec l'urine après avoir causé de fortes douleurs. Le malade les écrasa entre ses doigts et n'eut aucun doute que c'étaient des morceaux de fèces. Il me dit que son état actuel différait notablement de celui des attaques de cystite, car en dehors des douleurs semblables il sentait que tout son urètre était comme bouché. J'entrepris l'examen du malade :

La région supra et sous-claviculaire fort déprimée ; matité et respiration bronchique aux deux sommets ; ailleurs, inspiration et expiration vésiculaires rudes. Cœur normal, foie un peu volumineux ; abdomen un peu tendu, sensible à la pression au-dessous de la vessie. Urètre sensible ; orifice urétral rougi : à la pression apparaissent quelques gouttes d'un liquide trouble jaune, non purulent. Le malade se plaint d'une forte cuisson de l'urètre, des diarrhées, de la toux, fièvre ; manque d'appétit. Il est très abattu.

Pour soulager la douleur insupportable de l'urètre et faciliter l'introduction du cathéter je fis des injections répétées d'eau tiède et de teinture d'opium, jusqu'à ce que l'urètre fût rendu passable et nettoyé de substances anormales. Puis, je nettoyai la vessie moyennant injections cathétériques et donnai à l'intérieur du tanin avec l'opium. Ces lavages furent répétés deux fois par jour.

Pour voir s'il y avait communication avec l'intestin grêle ou gros je fis, après le nettoyage de la vessie, une injection de chlorure de fer dans l'anus. L'urine émise immédiatement était rouge-brun, et l'analyse chimique y révéla la présence du chlorure de fer. Encore plus nette était la preuve donnée par la cochenille qui, réduite en poudre puis mélangée à l'eau et injectée dans le rectum dans un lavement, colora en rouge l'urine émise.

Vers la huitième journée, je reçus la confirmation de mon diagnostic de l'Institut d'anatomie pathologique de Gratz. Il était hors de doute qu'il y avait une communication de la vessie avec le gros intestin. J'employai des lavements tanniques, les lavages de la vessie (2 par jour, puis 1 fois) ; contre la diarrhée, d'ailleurs moins prononcée, poudre de Dower.

Les fèces se retrouvent dans l'urine, non comme grumeaux, mais dans une forme plutôt liquide.

Dans deux semaines la fièvre, le manque d'appétit et la soif disparurent. Toux était insignifiante, avec peu d'expectoration. Au cours de la troisième semaine le malade pouvait se promener dans la chambre.

Cet état d'amélioration durait trois mois. Après trois mois vinrent soudain des frissons ; douleur de la vessie et de l'urètre, et le malade mourut au moment où il venait de s'asseoir sur un vase de nuit. La famille s'opposa à l'autopsie.

OBS. 157. — PUTÉGNAT. *Gazette hebdomadaire de médecine et de chirurgie*, 1876, p. 467. — *Occlusion intestinale interne, conséquence d'une dégénérescence cancéreuse d'une portion de côlon ; fistule colo-vésicale ; sortie par l'urètre de gaz intestinaux, de matières fécales et de deux longs os de grenouille.* — M. D..., 58 ans, sobre, ayant éprouvé l'an dernier de grands chagrins, est issu d'une mère morte de cancer. Il est rhumatisant.

Quelques années après une crise de rhumatisme, jusqu'en 1874, il s'est plaint d'un vertige stomacal qui entraînait des chutes ; ces accidents disparurent sous l'influence d'un régime spécial et la cessation de l'usage du cigare.

En octobre 1874, M. D... commence à se plaindre d'une constipation fréquente qui, après une durée de six à dix jours, se termine par des évacuations alvines très fétides, abondantes et liquides, précédées, pendant une heure ou deux, de coliques très douloureuses. Plus tard les selles n'arrivent plus dans ces circonstances que grâce à plusieurs grands lavements huileux. Sur la fin de février 1875, il me consulte. Devant les symptômes précédents et la marche progressive des accidents, connaissant la cause de la mort de la mère, voyant le teint pâle et jaunâtre, je diagnostique un rétrécissement de l'intestin. La palpation et la percussion abdominale, ainsi que l'exploration du rectum et de la prostate, ne me donnent aucun renseignement. Les selles présentent des stries sanguinolentes ; le 29 mars 1875, crise d'occlusion intestinale jusqu'au 14 mai ; pendant quinze jours, aucune évacuation, même gazeuse. Cette crise ne cesse qu'après l'ingestion de 2 milligrammes de strychnine ; pendant dix jours, tous les deux jours, les évacuations liquides, abondantes, jaunâtres, contenant quelques grumeaux de sang, sont très fétides, ainsi que les gaz. Les vomissements deviennent rares, le dégoût de la viande augmente ; l'amaigrissement et la teinte jaune paille s'accentuent. Le 29 mai, subitement et sans cause, M. D... est éveillé par des douleurs très aiguës siégeant dans le bas-ventre et irradiant dans les lombes, au périnée, aux aines et à l'extrémité de l'urètre, ces douleurs s'accompagnent de tous les signes d'une péritonite. Le lendemain la miction, devenue fréquente et douloureuse, fournit de l'urine troublée, foncée, d'un gris jaunâtre et exhale l'odeur de matières fécales. De temps à autre, des gaz fétides sortent par l'urètre, soit pendant la miction, soit pendant ses intervalles, et même involontairement. Les mictions se reproduisent bientôt toutes les demi-heures, et se composent d'un verre à bordeaux d'urine et de matières fécales ; elles sont douloureuses, tout le long du trajet de l'urètre ; une expulsion de gaz fétides les précède, les accompagne, ou les suit. Pendant ce temps la sortie des matières, des gaz et des liquides intestinaux continue à avoir lieu par l'anus.

Huit jours plus tard, à quarante-huit heures d'intervalle, M. D... rend par l'urètre avec douleur deux os longs de grenouille. Les mêmes symptômes continuent jusqu'au 21 juin. Les douleurs pendant la miction deviennent très violentes le long de l'urètre. La région hypogastrique est douloureuse ; on sent au-dessus du pubis une tuméfaction que je crois être la vessie et qui en réalité était le côlon distendu, ainsi que le fit voir l'autopsie ; en appuyant sur cette région on fait sortir, par le canal de l'urètre, des gaz intestinaux. Le malade s'affaiblit rapidement et meurt le 22 juin.

Autopsie trois heures après le décès. — Dans les régions hypogastriques et inguinales, le côlon présente trois saillies énormes séparées par des sillons profonds : la médiane pourrait être prise au premier aspect par la vessie distendue, dont elle a la forme globuleuse, et le siège sus-pubien. Le grand épiploon est adhérent au côlon descendant, et une traction modérée sur cet intestin en haut à droite et un peu en arrière, tandis que l'S iliaque est attirée à gauche et en haut, fait sourdre au niveau du fond de la vessie un liquide jaunâtre horriblement fétide semblable à celui que M. D... a rendu les derniers jours par le rectum. Une sonde introduite par le canal de l'urètre dans la vessie, on fait trois petites injections qui ne modifient en rien le volume de ce réservoir ratatiné.

Des bulles de gaz apparaissent alors à la surface de la bouillie épanchée dans le bas-fond du bassin. L'index enfoncé à ce niveau pénètre en dedans et en arrière dans la cavité du gros intestin, tandis qu'un peu plus bas et à droite il entre dans la vessie dont la paroi est épaissie. Le côlon descendant est fixé à la partie postérieure supérieure gauche de la vessie par des adhérences ramollies et déchirées pendant la nécropsie. Une traction exercée sur le côlon descendant permet de glisser derrière celui-ci un doigt qui détruit des adhérences au péritoine pariétal du petit bassin ; de la sorte, on peut arriver à placer à huit ou dix centimètres de distance deux ligatures sur le côlon dont l'une est éloignée de dix centimètres environ de la partie fixée à la vessie.

Une section faite entre ces deux ligatures permet de voir que le bout inférieur, fortement adhérent à la vessie, est enflammé dans sa partie séreuse et que sa muqueuse profondément altérée s'enlève par lambeaux. La ligature inférieure étant enlevée, l'index pénètre dans la vessie par une large perforation à bords épaissis, ramollis et fongueux. Deux centimètres plus bas que cet orifice, le côlon présente un rétrécissement du diamètre de un centimètre environ, frangé et assez facile à élargir par la déchirure. Ce rétrécissement, les pourtours de l'orifice entéro-vésical et les parties environnantes constituant une masse grosse comme le poing sont cancéreux. A côté de points durs, squirrheux on en trouve d'autres ramollis, d'un aspect évidemment encéphaloïde, et même mélanique.

L'exploration rectale qui a été portée aussi haut que possible, comme elle a eu lieu pendant la vie, ne peut arriver à la masse cancéreuse. Le foie et la rate sont ratatinés. Le rein droit congestionné laisse échapper à sa section un liquide noirâtre, sanieux et peut-être purulent.

Obs. 158. — Bruchet. *Bulletins de la Société anatomique*, année 1877, p. 544. — M. X..., âgé de 67 ans, entre le 6 août 1877 à la Maison municipale de Santé, dans le service de M. Cruveilhier, suppléé alors par M. Nicaise. Dans les antécédents de ce malade on ne trouve que les accidents ordinaires dus aux calculs biliaires, dont il rendit une assez grande quantité il y a six ou sept ans. Peu de temps après, bronchite intense. Depuis lors, il avait toujours joui d'une bonne santé.

Le 16 juillet 1877, il éprouva pour la première fois quelques picotements en urinant, et, deux jours après, la miction était accompagnée du rejet d'un peu de sang. Trois jours plus tard, des matières fécales étaient rendues par l'urètre mêlées à l'urine. Tel est le début, parfaitement précisé par le malade, de l'affection qui l'amène à la Maison de Santé. Malgré un interrogatoire minutieux et maintes fois répété, nous ne pouvons obtenir aucun autre renseignement qui puisse en éclairer l'étiologie. Il affirme n'avoir jamais éprouvé auparavant de fortes douleurs abdominales ni de constipation opiniâtre, ni aucun des phénomènes d'un rétrécissement intestinal. Jamais, non plus, de symptômes de phlegmon de la région iliaque ou pelvienne.

Depuis le début des accidents, les matières fécales ont continué à être rendues avec les urines : elles s'y trouvent du reste en abondance variable ; un jour il y en a à peine des traces, et l'urine ne laisse alors déposer qu'une matière épaisse, gris sale, en grande partie formée par du pus ; le lendemain, au contraire, on retrouve au fond du vase des masses brunâtres, quelquefois liquides et boueuses, quelquefois solides et moulées sur une ouverture étroite. Ces matières, dont l'origine et la nature ne sauraient être douteuses, paraissent avoir subi toutes les phases de la digestion et viennent par conséquent du gros intestin. En même temps il s'échappe par l'urètre des gaz qui font bouillonner le liquide. Quand ces gaz passent de l'intestin dans la vessie, le malade dit en avoir très bien la sensation et il éprouve immédiatement un vif besoin d'uriner. Aussi la miction est-elle très fréquente ; elle est aussi douloureuse et s'accompagne de forts picotements, surtout à l'extrémité de la verge.

Ces douleurs qui se font sentir pendant la miction ne sont intenses que lorsque des matières fécales sont expulsées par les voies urinaires ; elles sont beaucoup moindres quand elles n'apparaissent pas dans l'urine. La région hypogastrique est aussi douloureuse. La défécation s'accompagne aussi de ténesme vésical et de picotements dans l'urètre. L'abondance des matières fécales rendues par l'anus est en raison inverse de celle des fèces expulsées par la vessie. Il y a quelque temps, une légère quantité de sang a apparu dans les selles normales.

L'état général du malade à son entrée est assez bon ; toutes les apparences de la santé sont conservées. Les fonctions digestives s'exécutent normalement.

Le toucher rectal ne révèle absolument rien au sujet du siège et de la nature de la perforation qui doit s'être produite dans une région plus élevée, hypothèse que vient confirmer ce fait, que les urines n'ont jamais paru passer par le rectum.

L'exploration de la vessie isolée et combinée avec le toucher rectal ne donne pas plus de renseignements. Une injection poussée dans la vessie est entièrement rendue par la sonde, rien ne passe par l'anus. La palpation de la région hypogastrique ne fait pas percevoir de tumeur. L'état du malade se conserva assez bon pendant les mois d'août et de septembre. Des moyens palliatifs, tels que des lavages quotidiens de la vessie, l'entretien minutieux des fonctions digestives, procurèrent même une notable amélioration des symptômes ; mais bientôt les périodes d'exacerbation devinrent plus fréquentes ; les douleurs augmentèrent rapidement d'intensité, devinrent presque continuelles. En même temps l'appétit se perdait et l'amaigrissement faisait de rapides progrès.

15 octobre. Depuis plusieurs jours, le malade ne peut presque rien manger ; les douleurs sont très vives, les selles, presque exclusivement liquides, renfermant certainement de l'urine. Presque chaque jour le malade vomit après ses repas. Affaiblissement notable.

Le 25. Tous les symptômes se sont aggravés rapidement ; le malade, dans la journée d'hier, a eu une syncope. — Il est demeuré très affaibli et succombe aujourd'hui.

. Autopsie. — Nous ne pouvons prendre que les pièces qui nous intéressent le plus immédiatement, la vessie et l'S iliaque : l'ouverture de l'abdomen nous montre que c'est au niveau de cette dernière qu'existait une communication anormale: Pas de péritonite.

L'S iliaque est dilatée et appliquée sur le sommet de la vessie ; elle forme une masse de consistance résistante paraissant confondue avec le réservoir urinaire ; le péritoine passe de l'une à l'autre en les réunissant. Les pièces sont enlevées et préparées ; on remarque les particularités suivantes : entre la vessie qui est petite, ratatinée et l'S iliaque (portion concave en dedans), existe une poche limitée de toutes parts par des fausses membranes, faciles à déchirer ; cette poche est capable de loger environ une grosse noix. A ce niveau la paroi gauche de la vessie, près de son sommet, est le siège de deux petites perforations du diamètre d'une lentille et séparées l'une de l'autre par une très mince languette de paroi vésicale. La face interne de la vessie n'offre aucune autre ulcération ; elle est lisse, régulière, sans colonnes charnues, malgré l'épaississement notable des parois.

La portion de l'S iliaque en rapport avec la vessie par l'intermédiaire de la loge enkystée est volumineuse, de consistance solide, comme il a été dit, sur une étendue de 6 centimètres ; au-dessus et au-dessous d'elle l'intestin s'affaisse sous la pression ; la partie supérieure n'est pas énormément dilatée. Cette portion, qui est certainement le siège du rétrécissement, est recouverte de gros appendices épiploïques graisseux et, en outre, d'un amas de graisse plus régulier.

L'intestin est ouvert par son bord externe.

La portion qui précède la masse solide est le siège de plusieurs ulcérations

plus ou moins profondes, en général du diamètre d'une pièce de 50 centimes. A
la partie inférieure, elle paraît se terminer en cul-de-sac au niveau de la masse
solide, et à ce niveau, en soulevant des replis muqueux très développés, on
découvre une perforation qui admet l'extrémité de l'index et fait communiquer
l'intestin avec la poche intermédiaire à lui et à la vessie. Cette première perforation se trouve à la paroi inférieure et près du bord interne de l'S iliaque ; un
peu plus en dehors en existe une autre analogue, cachée également par les
replis muqueux qu'il est nécessaire de soulever pour l'apercevoir.

Le tout inférieur étant également incisé, on voit à la jonction avec l'extrémité inférieure du rétrécissement des replis comme valvulaires, plus longs
encore et plus développés que ceux que nous remarquons à l'extrémité supérieure.

Ces replis sont, du reste, manifestement recouverts par une muqueuse lisse,
souple et absolument saine. En les soulevant on aperçoit une large perforation
d'un centimètre de diamètre au moins, faisant communiquer ce bout inférieur
avec la même poche qui recevait les matières fécales du bout supérieur.

De cette poche les fèces se distribuaient donc en partie dans la vessie, en
partie dans le rectum, ce qui explique comment avec un rétrécissement qui
paraît très serré le malade avait encore des garde-robes normales en apparence.
Une seconde perforation plus petite facilite encore la communication entre le
bout rectal et le réservoir pathologique.

Quant au point rétréci lui-même, il offre en haut, s'ouvrant dans le calibre de
l'intestin, un orifice situé comme au fond d'un entonnoir formé par ses replis
que nous avons signalés ; un stylet qu'on y fait pénétrer traverse facilement le
rétrécissement et apparaît à l'extrémité supérieure en soulevant les replis analogues ; ceux-ci forment aussi à l'ouverture inférieure du rétrécissement un
infundibulum plus irrégulier, plus long que le supérieur.

Le calibre du rétrécissement tout entier est capable d'admettre une grosse
plume d'oie ; mais les matières devaient s'y engager bien difficilement, eu égard
à ces espèces de valvules qui en masquaient l'entrée.

Ce trajet est incisé et étalé. On reconnaît alors qu'il est tapissé par une
muqueuse lisse se continuant avec la face interne des replis dont la face externe
se continue avec la muqueuse des deux portions (supérieure et inférieure),
adjacentes à l'intestin.

La paroi du rétrécissement a plus d'un centimètre d'épaisseur ; mais elle est
formée en grande partie par un amas régulier de graisse qui se distingue très
bien de la paroi propre de l'intestin ; celle-ci est, du reste, épaissie aussi, mais
ne paraît pas être le siège d'une altération organique qui n'expliquerait pas, du
reste, l'existence de ces replis si développés et parfaitement souples.

Mais en examinant avec attention la face supérieure du point rétréci, on
découvre un petit orifice qui forme l'entrée d'un trajet parallèle au premier
trajet central déjà ouvert, lui étant excentrique et supérieur et s'ouvrant comme
lui dans le bout inférieur, en s'élargissant peu à peu et paraissant s'y continuer
aussi avec la muqueuse intestinale.

On ne pourrait guère désormais songer qu'à une invagination d'une courte portion d'intestin dans l'S iliaque ; les faces péritonéales du cylindre interne et du cylindre moyen avaient dû adhérer complètement en produisant cet épaississement de la paroi intestinale. Là cavité muqueuse existant entre la face muqueuse du cylindre moyen et celle du cylindre externe avait en partie disparu par suite du travail inflammatoire et de mortification qui s'était produit au niveau du collet de l'invagination, et à la partie inférieure de celle-ci ; mais le canal excentrique à celui du cylindre interne en était un vestige.

Ajoutons enfin, pour corroborer cette hypothèse, que nous découvrons au point opposé à ce trajet, c'est-à-dire au-dessous du canal central, un autre trajet s'ouvrant dans les deux bouts de l'intestin, et se continuant manifestement, par son ouverture inférieure du moins, avec la muqueuse intestinale.

En outre, au-dessous et au-dessus du rétrécissement, la surface interne de l'intestin était plissée comme ayant subi la rétraction du méso-côlon.

Nous ne pensons pas non plus qu'on puisse expliquer autrement la présence de ces longs replis qui pendaient librement dans le bout inférieur.

Obs. 159. — Dr M. Bartels. *Archiv für klinische Chirurgie*. Berlin, 1878, t. XXII, p. 519-628 et 715-794. — *Les traumatismes de la vessie*. — Bartels publie dans ce mémoire une série d'observations que nous résumons :

I) Hafner. *Blessure de la vessie par une fourche qui pénétra à travers le rectum. Guérison*. — Garçon, 16 ans : tomba sur un tronc de fourche qui lui entra à travers l'anus, et puis pénétra plusieurs travers de doigt au-dessus du sphincter par le rectum dans la vessie. Tout de suite besoin de défécation et hémorrhagie anale. Deux heures après, les coagulums furent enlevés de la plaie rectale, sur quoi une grande quantité d'urine s'écoula.

Péritonite circonscrite, compresses froides. Seize jours après, miction et défécation normales. Guérison en quelques semaines.

II) Hewett. — Homme, 46 ans : chute sur un bâton perpendiculaire. Entrée par l'anus et rectum dans la portion postérieure de la vessie. Grande douleur. Doigt entre par la plaie dans la vessie. Opium, sinapisme, compresses sur l'abdomen. Deux mois après, l'urine s'écoule par l'urètre. Guérison.

III) Bingham. — Homme : chute sur un manche de balai. Entrée : près de l'anus, à travers le rectum dans la vessie. Cathéter. Encore six heures après, l'urine sort de la plaie et les fèces de l'urètre. Symptômes d'un corps étranger. Au milieu de fortes douleurs un morceau de pantalon sort de l'urètre. On fend les fistules. Guérison.

IV) Bücking. — Homme : chute sur un bâton pointu. Entrée par le rectum dans la vessie. Souffre longtemps d'une fistule vésico-rectale. Guérison.

V) Gibbs. — Homme, 55 ans : chute sur un pieu pointu. Entrée par le rectum dans la vessie. Hémorragie abondante. Guérison en peu de semaines.

VI) Camper. — Marin : chute du mât sur un morceau de bois ; les éclats pénètrent à travers le rectum dans la vessie. Guérison, quoique la fistule vésico-rectale persiste pendant un an. A ce temps Camper, sentant dans la vessie des corps étrangers incrustés, il incise la fistule et retire deux pierres oblongues, dont les noyaux sont des éclats de bois. Guérison prompte.

Obs. 160. — Bartels. *Arch. f. klin. Chirurgie*, 1878, t. XXIII. — *Die Traumen der Harnblase*. — Bartels publie ensuite dans son mémoire une autre série de 27 observations de fistules consécutives à des plaies par armes à feu. Nous les résumons ci-après :

I) J.-A. Lidell. — Sergent reçoit une balle, le 12 juin 1864. Entrée : 1 centimètre et demi au-dessus du ligament de Poupart et 2 centimètres et demi à droite de la ligne blanche dans la vessie. Sortie : fesse droite. L'urine s'écoule seulement de la plaie antérieure.

Quatre mois après, un abcès se forme à la paroi postérieure de la plaie, il s'ouvre dans le rectum. Guérison après cinq mois.

II) Larrey. — Général Alméras. Balle traverse la vessie et blesse le rectum. Guérison.

III) Gaultier. — Soldat, 1808 : balle traverse la vessie, blesse le rectum. Guérison tardive.

IV) D.-J. Larrey. — Soldat : balle traverse la vessie, sort par le sacrum. Urine et fèces de la plaie postérieure. Guérison.

V) D.-J. Larrey. — Lieutenant, 1813 : balle traverse la vessie et le rectum. Guérison.

VI) G.-J. Guthrie. — Soldat blessé par une balle qui entra par la région inguinale gauche, traversa la vessie, blessa le rectum et sortit par la face postérieure de la cuisse. Urine s'écoule des deux plaies et du rectum pendant trois semaines. Cathéter, pas de grandes souffrances. Guérison.

VII) Le Même. — Capitaine blessé par une balle qui entra au-dessus de l'os pubis dans la vessie, lésa le rectum, et sortit en fracassant le sacrum. Fèces et urine de la plaie postérieure, lavages. Plaie antérieure guérit la première. Guérison.

VIII) Thomson. — Soldat blessé par une balle qui entra par la région inguinale droite dans la vessie, lésa le rectum et sortit au sommet de la fesse droite. Une partie de l'urine s'écoula pendant huit jours de la plaie postérieure, de même que les fèces et l'urine de la plaie antérieure. Guérison.

IX) Demarquay. — Soldat, 24 juin 1848, balle, vessie, anus, fistule vésico-rectale persiste.

X) M. Guire. — Soldat 23 ans, blessé le 8 mai 1862 par une balle qui entre par le rameau horizontal de l'os pubis gauche, traverse la vessie, lèse le rectum et sort par l'échancrure sciatique droite près du bord de l'os sacré. Pendant un mois l'urine s'écoule des deux plaies, mélangée de sang et de pus ; en outre de la plaie postérieure sortent abondamment les fèces. Dans la troisième semaine quelques petits éclats d'os sont rendus avec les fèces par le rectum.

Au bout de cinq semaines la plaie postérieure guérit. L'urine s'écoule pendant cinq mois de l'urètre et de la plaie antérieure. Le malade est alité deux mois, puis marche à l'aide de béquilles, enfin sort sans elles au bout de quatre mois. Plaie antérieure se fermait et s'ouvrait plusieurs fois pendant trois ans. Guérison. Au mois de septembre 1865, la fistule existe encore; urine et pus s'en écoulent. Taille latérale, ablation d'une pierre dont le noyau était formé par un éclat osseux long d'un demi-centimètre. Quinze jours après, le malade se lève. La plaie opératoire et la fistule guérissent en même temps; la dernière se ferme.

XI) OTIS. — Lieutenant, 3 octobre 1862 : balle entrant au-dessus de l'os pubis, un demi-centim. de la symphyse dans la vessie, blessant le rectum et le sacrum, sortant par la fesse postérieure, à 1 centim. de l'épine du sacrum. Urine et fèces des deux plaies. Forte inflammation des plaies extérieures cesse en peu de jours. Cathéter. Quelque temps après, l'urine et les fèces passent leur chemin normal. Guérison.

XII) LE MÊME. — Soldat, 22 juin 1862 : balle, entrée à droite de la symphyse au-dessus du pubis dans la vessie. Rectum lésé. Sortie : échancrure sciatique gauche. Suit cystite subaiguë et nécrose de l'ischion. Guérison.

XIII) LE MÊME. — Soldat, 26 ans, 13 décembre 1862 : plusieurs balles. Entrées : 1) pubis, 2) testicule gauche, 3) région inguinale, 4) face interne de la jambe droite. Vessie et rectum sont blessés. Sorties : 1) à gauche de la colonne vertébrale, 2) aussi, 3) en arrière. Guérison.

Dix ans après, cystite chronique, rétrécissement du rectum et parésie des jambes.

XIV) LE MÊME. — Soldat, 35 ans : 27 novembre 1863, balle. Entrée à travers la région inguinale gauche dans la vessie. Rectum lésé. Sortie: du côté opposé en arrière. Cystite chronique. Guérison.

Un an après, il y a encore la fistule rectale; le malade meurt de ses suites, treize mois après s'être blessé.

XV) VOLMER. — Soldat blessé au Hesvig, en 1864. Balle entre dans la vessie au-dessus de la symphyse et sort par le rectum. Guérison prompte.

XVI) LIVINGSTONE. — Soldat, 24 ans : 6 mai 1864, balle entre dans la vessie par l'anneau inguinal droit au-dessous du ligament de Poupart, blesse le rectum et sort au milieu du sacrum à 3 centim. de l'anus. L'urine s'écoule de la plaie antérieure. Plaies guérissent sans traitement, au bout de quatre mois et demi. L'urine s'écoule par l'urètre déjà au bout de deux mois. Symptômes d'un corps étranger.

Taille médiane : on retire un éclat osseux libre et une pierre avec un éclat osseux comme noyau. Après six ans, fistule fécale complète.

XVII) OTIS. — Soldat, 30 ans : 9 mai 1864, balle entrant dans la vessie par l'arc pubien, blessant le rectum et sortant par la fesse droite au-dessous de l'ischion. Simple pansement. Guérison au mois de novembre.

Après huit ans, la vessie et le rectum sont guéris; mais dans l'une et l'autre les plaies constituent des fistules en cul-de-sac, par lesquelles s'écoule parfois du sang.

XVIII) OCHWADT. — Soldat : 29 juin 1864, balle entrant dans la vessie à 1 centim. à gauche de la racine du pénis, blessant le rectum et sortant par la fesse postérieure à 1 centimètre et demi à droite du sacrum.

La plaie antérieure excrète du pus et parfois de l'urine. Selles sans aucun secours. Guérison. Cystite intense ; fistule persiste encore six mois après.

XIX) ESMARCH. — Soldat : 1869, balle entrant par le pubis dans la vessie, blessant le rectum, sortant par la fesse postérieure, à 2 centim. au-dessus de l'anus. D'abord fèces et urines s'écoulent des deux plaies, et l'état du malade est très dangereux. La plaie postérieure guérit d'abord ; par l'antérieure ne sort que l'urine. Guérison. Symptôme d'un corps étranger. Dilatation de la fistule avec laminaire, concrétions et éclats osseux incrustés enlevés moyennant la curette, le lavage. Fistule guérie.

XX) STROMEYER. — Soldat : 1866, balle entre dans la vessie par le pubis, blesse le rectum, sort à droite, au coccyx. Urine des deux plaies, qui ne sont pas guéries après deux mois. Les fèces doivent être enlevées avec les doigts. Guérison.

XXI) BRUNS. — Soldat, 29 ans : 1870, balle entrant par le pubis dans la vessie, blessant le rectum, sort par la fesse postérieure. Pendant trois jours l'urine s'écoule des deux plaies, fèces sortent de la postérieure. Trois semaines de cathéter à demeure. Pendant deux mois, urine par la plaie antérieure, urètre et anus. La plaie postérieure se ferme après trois jours et s'ouvre de temps en temps. Cystite. Dans les troisième et sixième mois, les séquestres sortent de la plaie antérieure. Guérison. Après six mois, symptômes d'un corps étranger. Dilatation de la fistule par laminaire, lavage ; des morceaux de pierre sortent, quelques-uns par l'urètre. Guérison. Après sept mois et demi, la fistule se refait. Symptômes de corps étrangers. Taille latérale. La pierre a pour noyau des éclats osseux et des morceaux de drap. En quatorze jours, guérison de la fistule et de la plaie opératoire.

XXII) SOCIN. — Soldat : 18 août 1870, projectile entrant par le pubis droit, dans la vessie, sortant par le pli anal, 3 centim. à droite du coccyx. Pendant trois jours, rétention de l'urine absolue. Cathéter enlève seulement beaucoup de sang. Le troisième soir, urine sanguinolente de la plaie postérieure. De la plaie antérieure s'écoule, malgré la plénitude de la vessie, seulement le pus. Le malade peut presser de l'urètre quelques cuillerées à bouche de pus peu épais. Après quarante-huit heures, la plaie antérieure presque fermée par les granulations ; la plaie postérieure d'un diamètre de 1 centim., œdématiée, laisse passer beaucoup de pus et d'urine. Par l'urètre, pus épais.

Le soir, fièvre. Traitement expectatif.

Après soixante-quatre jours, urine par l'urètre ; plaie antérieure se rouvre : alors, urine et pus y passent. Après soixante-neuf jours, les *fèces* sortent de la plaie postérieure : donc, perforation secondaire.

Guérison après quatre-vingt et un jours de la maladie.

XXIII) DEMARQUAY. — Soldat : 1830, urine et fèces par plaie ; mort.

XXIV) OTIS. — Soldat : 27 octobre 1863, balle de pistolet entre par région inguinale droite dans la vessie, s'arrête au coccyx. Rectum lésé. L'urine s'écoule presque entièrement par le rectum. Cathéter à demeure, infiltration urinaire ; mort après vingt-sept jours.

XXV) LARREY. — Soldat, 27 ans : vessie, rectum et sphincter anal lésés. Guérison.

XXVI) OTIS. — Soldat, 22 ans : balle entrée à 1 centim. à gauche de l'anus dans la vessie, blesse rectum, sort par région inguinale droite. Fèces quatre mois, de la plaie. Cathéter six mois, guérison. Après huit ans, l'*urine* sort par l'urètre, par le *rectum* et la fistule inguinale.

XXVII) OTIS. — Soldat, 39 ans : balle entre par l'ischion gauche dans la vessie, blesse rectum, sort par région inguinale droite. Guérison de la plaie. Après six ans cloué au lit ou à la chaise, il a au moins un douzaine de *fistules urinaires*, dont quelques-unes livrent passage aussi aux *fèces*.

OBS. 161. — BARTELS. *Eodem loco.* — Seule observation de Bartels sur une fistule vésico-intestinale traumatique chez la femme.

Sur 504 cas de traumatismes de la vessie recueillis par lui dans la littérature, n'a pu en trouver que trois ayant trait à des femmes. Dans l'un de ces cas, il s'agit d'une domestique qui essuya un coup de feu, et fut atteinte au ventre. Le projectile (une balle en pierre) pénétra au-dessus de l'ombilic et ne ressortit point. La blessée mourut deux jours après. A l'autopsie on trouva le jéjunum traversé par le projectile, et celui-ci logé dans la cavité vésicale, sans qu'on pût trouver de lésion de ce dernier organe expliquant la présence de la pierre en cet endroit (!). Ce cas, observé par Plater, est rapporté par Lieutaud (*Hist. anatomico-médicale*).

OBS. 162. — P. HUNGER. Thèse de Berlin, 2 mars 1878. — *Uber einen merkwürdigen Fall von Blasenstein.* — G. Gehrmann, 23 ans, maçon, entra le 15 octobre 1877 à la clinique chirurgicale de l'hôpital de la Charité, à Berlin.

Il se plaignait d'uriner presque continuellement. En outre, il ressentait une pression douloureuse, sourde et continue dans le bas-ventre. Elle l'empêchait de dormir.

Il y a un an et demi, il tomba d'un arbre et se plongea dans le rectum un éclat de bois sec long de 13 centim. Le malade ne pouvait pas dire comment il tomba. Quant à l'éclat, il se le retira immédiatement. Dès qu'il fut extrait, un jet d'urine sanglante s'écoula de son rectum. Il rendit ainsi l'urine par l'anus pendant huit jours. Le neuvième jour on lui appliqua un cathéter à demeure. Grâce à l'emploi de celui-ci pendant quatre jours l'urine se mit à s'écouler par la voie naturelle.

Quinze jours après la chute, il rendit avec l'urine un morceau de pantalon ; il reconnut le morceau comme appartenant à celui qu'il portait le jour de l'accident. Au début il n'éprouvait que quelques douleurs en urinant ; mais depuis quelques mois son état avait empiré, et il ne pouvait plus retenir son urine.

(La sonde ayant rencontré un objet dur, on diagnostiqua une pierre vésicale ; on opéra le malade et on retira, en effet, une pierre dont le noyau était constitué par un petit éclat de bois.)

Obs. 163. — I.-M. Flanner. *The hospital Gazette and Archives of clinical surgery*, New-York, t. IV (1878), p. 24-26. — *Un cas de fistule vésico-intestinale consécutive à une péritonite tuberculeuse.* — Homme nègre, 26 ans, se plaint surtout de la toux; d'autres symptômes thoraciques indiquent la phtisie pulmonaire. Grâce au traitement général, son état s'améliore considérablement et il peut remplir ses devoirs de concierge dans un hôtel.

En automne 1877, il vint chez moi, se plaignant d'un malaise et d'une douleur abdominale, accompagnés surtout de vomissements, de constipation, de diarrhée. Il était faible, amaigri, sans appétit ; l'abdomen était sensible à la pression ; à travers les parois abdominales amincies, on sentait les glandes mésentériques agrandies. Sa toux avait disparu.

C'était le passage de la tuberculose du poumon à l'abdomen. Le malade allait de pis en pis et dut garder sa chambre à partir du 5 décembre 1877.

Le 9 janvier 1878, il me dit que son urine avait quelque chose de bizarre. Elle était épaisse et sentait mauvais ; il était obligé d'uriner souvent et rendait toujours peu. Encore pendant ma visite, il sentit le besoin d'uriner, et quand il me rapporta le liquide émis, je fus frappé de son odeur fécale. Je l'examinai et j'y trouvai une à deux onces de matière demi-liquide, décidément fécale.

Quinze à vingt minutes après cela, il urina de nouveau. Le vase avait été préalablement nettoyé, et maintenant je me convainquis de visu qu'il rendait des fèces avec l'urine. Après avoir uriné, le malade se coucha, tourmenté, à ce qu'il disait, par un ténesme vésical insupportable.

Pendant la miction, j'avais remarqué que le jet était interrompu de temps en temps, et qu'à ce moment une quantité d'air sortait de l'urètre avec un bruit caractéristique.

Dans les fèces rendues récemment avec l'urine, je trouvai des débris de fruits qu'il avait mangés quelques heures auparavant.

Je lui donnai une dose de sulfate de morphine. Quant à la nature du symptôme, il n'y avait aucun doute. Une inflammation s'était développée dans son abdomen ; elle fut suivie d'agglutination de la vessie et de quelque portion de l'intestin, puis de leur perforation.

Le malade, traité seulement par les opiacés, fut vu par les Drs Méans, Tefft et autres ; tous ont observé le passage des fèces par l'urètre.

Naturellement, je m'attendais toujours à la péritonite ou à autre chose grave. Mais aucun nouveau symptôme, pas même l'exacerbation, ne vinrent. Le malade mourut, le 26 janvier, d'épuisement.

Autopsie. — Amaigrissement notable. Épiploon adhère fortement aux intestins, et ceux-ci sont agglutinés tellement qu'on ne peut pas les séparer. Le fond de la vessie est tout à fait perforé par l'ulcération.

La péritonite englobe aussi une grande partie de l'iléon, du côlon descendant et ascendant. La cavité décrite communique aussi avec l'urètre et le rectum, comme le prouve le passage de la sonde et du doigt. Elle contient trois à quatre onces d'urine mélangée avec les fèces et les tissus gangrenés. Épiploon et péritoine parsemés de dépôts tuberculeux, foie et reins sains; poumon ne furent pas examinés.

Obs. 164. — M. Heim-Vögtlin, de Zurich. *Corresp. Blatt f. Schweiz. Aerzte*, 1879, t. IX, p. 424-427. — *Fistula vesico-duodenalis.* — Mme R. de Z..., âgée de 52 ans, n'a jamais fait aucune maladie notable jusqu'à l'âge de 35 ans (elle a eu deux accouchements parfaits). Vers cette époque, il se manifesta un violent catarrhe de l'intestin, que la malade traîna avec elle pendant sept ans et qui n'avait que de courts moments d'arrêt, récidivant toujours et amenant peu à peu la malade à un degré d'anémie tel qu'elle était souvent obligée de garder le lit pendant des mois. Fréquemment, il y avait du sang dans les selles et le médecin, qui, à cette époque, soignait la malade, pensa qu'il s'agissait de processus ulcératifs de l'intestin. Vers 1869, l'état de la malade s'améliora ; mais, depuis ce temps, les digestions restèrent mauvaises. En 1870, la malade eut de nouveau un accouchement heureux. Deux ans plus tard, apparurent des métrorrhagies irrégulières qui se répétèrent pendant cinq ans et affaiblirent extraordinairement la malade ; au bout de ce temps, elles se terminèrent, sans le moindre traitement, par une ménopause normale. Dans l'été 1877 la femme, qui était encore toujours très faible, fit une péritonite intense ; au bout de quelques mois seulement, elle put se relever et passer une partie de sa journée hors de son lit. Cependant, elle sentait toujours un poids et un malaise dans le ventre, ainsi qu'une légère douleur lancinante au-dessus du pubis droit ; en même temps, les digestions se faisaient mal. A cette époque l'urine était parfois trouble ; mais elle n'avait pas de mauvaise odeur, et les mictions n'étaient pas douloureuses. En mai 1878, la malade se soumit à un examen gynécologique, au cours duquel son médecin aurait, dit-elle, constaté un reste d'exsudat situé entre l'utérus et la vessie et aussi en arrière de l'utérus. Cet examen au spéculum ainsi que la palpation bimanuelle auraient été faits un peu brutalement ; aussitôt, la malade aurait ressenti de violentes douleurs et des envies d'uriner. L'urine émise aurait été fortement teintée de sang. A partir de ce jour, il se manifesta un catarrhe vésical qui alla tous les jours en s'accentuant ; la malade s'affaiblit de nouveau considérablement et fut obligée de garder presque continuellement le lit. Parfois, il y eut encore apparition de sang dans les urines ; toujours elles eurent un sédiment fortement coloré en brun et une odeur très fétide. Il y eut du ténesme vésical, des douleurs cuisantes apparaissant subitement dans la vessie, une grande instabilité des organes génitaux externes ; enfin, à côté de cela, des troubles digestifs continuels.

C'est dans cet état que je vis la malade, pour la première fois, au commencement d'octobre 1878. Son aspect était nettement cachectique, ses muscles étaient flasques, la couche graisseuse mince ; la peau avait une coloration gris jaunâtre. Cependant, il n'y avait pas de lésion manifeste dans aucun organe. L'utérus était petit, mou et assez mobile ; on ne percevait plus la moindre trace d'exsudat ; seul, le point douloureux, déjà cité plus haut, et situé à droite au-dessus de la vessie, était sensible à la palpation bimanuelle ; en outre, on pouvait sentir entre la vessie et l'utérus une bride cicatricielle. Le cathétérisme était très douloureux, mais facile et ne dénotant rien de particulier. L'urine émise était alcaline, sentait très mauvais, déposait beaucoup ; le sédiment contenait à côté de quelques mucosités et de corpuscules de sang une grande quantité de produits de désagrégation indéfinissables. Considérant tout d'abord la maladie comme un catarrhe ordinaire mais intense de la vessie, j'ordonnai un régime approprié, des eaux minérales, et des lavages vésicaux à l'acide salicylique. Des examens microscopiques réitérés de l'urine, soit qu'elle fût obtenue par le cathétérisme, soit qu'elle fût émise spontanément, me montrèrent cependant bientôt avec certitude qu'elle renfermait des débris alimentaires. Chaque jour on trouvait dans l'urine des fibres musculaires, du jaune d'œuf, des grains d'orge, du persil : la femme raconta alors que souvent elle avait fait cette remarque, mais qu'elle avait considéré ces particules trouvées dans son urine comme devant s'y rencontrer à certains moments. Elle raconte, de même, que souvent elle aurait perdu par l'urètre des gaz sentant mauvais et faisant un bruit assez fort. Afin de confirmer ma découverte, je fis donner à la malade des myrtilles cuites ; quatre heures après, l'urine émise était teinte en noir. Le chemin parcouru par les aliments dans le tube digestif était facilement appréciable, d'après le degré plus accentué de digestion qu'ils présentaient : deux heures et demie après le premier déjeuner, on apercevait dans les urines des portions de jaune d'œuf ; une demi-heure plus tard, des miettes de pain gonflées. Après le grand déjeuner, il fallait attendre trois heures et demie avant de voir apparaître des fibres musculaires ; plus tard encore pour les grains d'orge, les fragments de pommes de terre, etc.

L'existence d'une fistule vésico-intestinale était donc démontrée (mais je ne pus décider si la communication existait avec le cæcum ou avec l'intestin grêle). Les anamnestiques permettaient d'ailleurs suffisamment de trouver l'origine de cette communication anormale. A la suite de l'entérite chronique qui s'était produite au début il était résulté probablement des cicatrices dans les ulcères duodénaux. Puis, grâce à la péritonite exsudative, il s'était fait en un point une adhérence entre la paroi intestinale (peut-être au niveau d'une cicatrice) et la paroi vésicale ; la surface d'adhérence était restée facilement déchirable et en état d'inflammation chronique ; et elle avait été rompue lors de l'examen pratiqué jadis sans ménagements.

Winckel (*Handb. der Krankh. d. weibl. Harnrohren Blase*) nous a fait connaître un cas semblable, qui guérit sans traitement, en ordonnant simplement à la malade un régime reconstituant. J'essayai donc d'abord l'effet de grands lavages quotidiens de la vessie, ajoutés à une bonne alimentation et à l'emploi des astringents destinés à régler le fonctionnement de l'intestin. Mais, comme au bout d'un grand mois ce traitement n'avait donné qu'une amélioration insignifiante ; comme, d'autre part, à l'occasion d'une diarrhée subite la malade avait rendu par la vessie des fragments de viande non digérée gros comme un haricot, ce qui lui causa des douleurs atroces, je me décidai à agir autrement. D'après la recommandation de Winckel, j'allais essayer de supprimer la fistule en allant la cautériser directement.

La malade étant profondément endormie et l'intestin et la vessie soigneusement irrigués, je dilatai l'urètre. La muqueuse avait un aspect velouté, relâché ;

<table><tr><td>P.</td><td>15</td></tr></table>

à gauche, du reste, elle était saine, mais à droite et en haut le doigt trouva une extraordinaire végétation de la muqueuse ; il y avait là une couronne de sept à huit villosités d'un demi-centimètre à un centimètre de long, disposées circulairement autour de l'orifice fistuleux qui en occupait le centre. Ce dernier était largement gros comme un pois, circulaire, bordé par un rebord dur, saillant, cicatriciel. La crainte de causer d'autres dégâts ne me permit pas de me rendre exactement compte des rapports de la vessie avec les produits d'exsudat. Le long du doigt j'introduisis dans la vessie un mince cathéter élastique que je fis passer dans l'orifice fistuleux ; puis je cherchai à passer sur ce cathéter un spéculum de Simon n° 4. Mais celui-ci ne put franchir l'urètre sans son obturateur et il me sembla que la muqueuse courait des dangers du fait du bord tranchant du spéculum. J'essayai d'adapter l'instrument sans me servir d'un doigt conducteur sur l'orifice fistuleux ; mais chaque fois l'instrument était bouché par les villosités de la muqueuse qui entouraient l'orifice. Je n'osai employer d'appareil d'éclairage, par crainte de tirailler l'endroit cicatrisé. Il n'y avait donc rien à obtenir par ce procédé. Je m'étais muni, dans le cas où cette éventualité se produirait, d'un crayon de nitrate d'argent à manchon obturateur. Je l'introduisis, caché le long de mon doigt servant de conducteur, jusqu'au niveau de l'orifice fistuleux ; puis je le fis saillir et je cautérisai à fond les bords de l'orifice ainsi que la muqueuse végétante du voisinage. Puis, je cachai de nouveau le crayon, je le retirai et je lavai largement la vessie avec de l'eau phéniquée. L'organe revint fortement sur lui-même.

A la suite de cette intervention, il se fit une réaction locale, très forte. Il n'y eut pas de fièvre, il est vrai ; mais la malade ressentit pendant plusieurs jours de suite de violentes douleurs, surtout en urinant. Pendant quatre jours, elle évacua des escarres par les urines. La malade ne recevant qu'une alimentation liquide, on ne retrouva aussi dans l'urine qu'un sédiment en forme de bouillie alimentaire à côté d'un peu de mucus et de pus. Mais toujours on put constater, ainsi que pouvaient le faire supposer la grandeur et les bords cicatriciels de l'orifice fistuleux, que celui-ci n'était pas fermé. Je ne fis pas d'irrigation vésicale pour ne pas causer de dégâts avec la sonde et ainsi entraver la guérison. Lorsque toutes les escarres furent éliminées, l'état subjectif de la malade et les urines s'améliorèrent. Dans la deuxième semaine après la cautérisation, les douleurs disparurent complètement ; dans l'urine, il y avait encore quelques fines fibres musculaires et un peu de jaune d'œuf. A partir de la troisième semaine, encore un peu de sédiment en bouillie et, parfois, gaz sonores par l'urètre quand il se produit des mouvements péristaltiques un peu forts de l'intestin. Ces symptômes disparurent complètement à la quatrième semaine. Avec l'usage exclusif de bifteck, de lait, d'œufs et l'usage continu de décoction de quinquina, l'appétit et la digestion devinrent excellents.

Actuellement la malade peut présider de nouveau aux travaux de ménage ; ses fonctions intestinales et vésicales sont absolument normales, et la fistule paraît complètement fermée.

Obs. 165. — Billroth. *Chirurgische Klinic.* Berlin, 1879, p. 316. — *Fistule vésico-rectale.* — Chez un nommé M..., on enleva en 1865, à la clinique, la pierre vésicale par une *taille latérale ;* à cette occasion on blessa le rectum. Depuis ce temps, il avait une fistule, de sorte que dans la nuit l'urine s'écoulait constamment par le rectum. Dans la journée, il en était de même ; mais le malade était moins mouillé, pouvant rendre l'urine aussi de la façon normale. A la défécation beaucoup d'urine sortait du rectum.

En 1870, on cautérisa plusieurs fois cette fistule avec le fer incandescent, mais sans obtenir la guérison. En 1871, le malade entra à ma clinique de Vienne. Le 3 février, je fendis le sphincter anal en arrière, sortis le rectum de sorte que la fistule était bien visible, en avivai abondamment les bords et appliquai les sutures. Durant la semaine suivante, le malade rendait toujours l'urine à l'aide du cathéter. La guérison ne vint pas ; la fistule resta comme elle était.

Le 20 mars, je fis une autre opération : je séparai complètement la paroi supérieure du rectum de l'urètre jusqu'à un point situé un peu derrière la fistule ; puis de la plaie je suturai la fistule rectale et vésicale. Mais la guérison n'eut pas lieu.

La fistule se forma de nouveau.

Le malade, assez affaibli après l'opération, fut atteint, quelques mois après, de l'œdème des jambes et de la pleurésie. Je ne pus donc entreprendre l'opération pour la troisième fois. On plaça le patient dans le service des maladies internes, et il mourut quelques semaines plus tard du mal de Bright.

Obs. 165 *bis.* — Larrey, cité par Blanquinque. *Bulletin Soc. Chirurgie,* t. VI, p. 360 (rés. in Chavannaz, obs. n° 48). — Éclat d'obus atteint les parties génitales ; la verge est enlevée à sa racine.

Jamais de rétention d'urine malgré l'étroitesse de l'orifice urétral ; le patient urine à volonté, sauf sous l'influence du froid.

Fistule vésico-rectale semblant dépendre d'une érosion consécutive plutôt que d'une perforation primitive. Sur la ligne médiane de la paroi vésico-rectale, à deux centimètres environ du sphincter, orifice étroit mamelonné, d'où l'urine suinte en gouttelettes ou s'écoule un peu plus abondamment selon que la miction n'a pas lieu ou se reproduit.

Obs. 166. — Courtin. (Autopsie résumée in Chavannaz n° 68.) — 50 ans. Autopsie. Il y avait eu infiltration urineuse à la suite d'une perforation faite par le malade lui-même en introduisant une bougie dans le canal.

Ce malade avait été lithotritié et il y avait eu issue de gaz au moment de l'excrétion urinaire, en sorte qu'on a soupçonné pendant la vie une communication de la vessie avec l'intestin.

Vers le col vésical, perforation qui établit une communication entre l'intestin et la vessie. Cette dernière porte des traces évidentes d'un catarrhe chronique avec des concrétions polypeuses ou sanguines.

Obs. 167. — J. Hansen. *Memorabilien*, 1879, t. XXIV, p. 53-58. — *Fistule vésico-intestinale ; premier diagnostic grâce à l'examen microscopique de l'urine.* — Au mois d'août 187... entre au dispensaire du Dr Schinringer à Freiburg, en Bade, M. N. A., prêtre catholique. Il se plaignait de la difficulté d'uriner et de douleurs violentes, et désirait être opéré si la maladie était due à un calcul.

L'anamnèse révéla que le malade allait toujours bien et que ce n'est qu'il y a sept mois qu'il fut pris subitement d'une douleur dans le bas-ventre. Cette douleur durant deux heures, fut lancinante et se termina par une miction sanguinolente et très abondante. Jamais avant cette attaque le malade n'était malade.

Cette hématurie dura encore quelques jours sous forme d'accès intermittents ; la quantité d'urine rendue diminua progressivement et disparut enfin. La strangurie seule resta. Le médecin, auquel il s'adressa, chercha en vain une pierre dans sa vessie.

État du malade au moment de l'entrée. — Le malade a 70 ans, mais se tient bien. Les organes du bas-ventre normaux. Pas de douleur à la pression profonde, pas de fièvre ; seulement la région vésicale est un peu sensible et le malade se plaint de ténesme à la miction. Toucher rectal ni sonde ne révèlent aucune pierre, aucune tumeur dans la vessie. Le cathéter franchit sans difficulté le sphincter tout en produisant un peu de douleur et ramène une urine trouble qui laisse, après quelque temps, un dépôt rouge-brun.

Je fis uriner le malade en ma présence dans un vase en verre tout propre. La clarté de l'urine et la quantité du dépôt variaient selon le jour et selon le moment. La couleur était le plus souvent jaune-paille; réaction toujours acide, poids spécifique 1019. Odeur désagréable, fade. Le microscope révéla dans l'urine des signes très insignifiants de la cystite, des cellules épithéliales, un peu de globules de mucus, par ci par là des globules sanguins. Dans le dépôt les globules sanguins manquaient complètement; ils ne consistaient qu'en un détritus avec des globules de graisse très finement partagés, et des granulations solides qu'on ne pouvait pas définir.

Je fis ainsi environ 100 essais, sans pouvoir me prononcer sur la composition du dépôt. Alors, un jour, j'y rencontrai des débris organiques. Ils présentaient deux formes : les uns ressemblaient beaucoup aux morceaux d'épiderme ; c'étaient des cellules rangées l'une à côté de l'autre, aux parois épaisses, au protoplasma contracté, rougeâtre ; les autres étaient des filaments spiraux doubles. Je savais bien que ni l'une ni l'autre forme n'appartenaient au monde animal ; c'étaient donc des débris de tissus végétaux. Mais comment auraient-ils pu venir dans la vessie ?

N'étant malheureusement pas trop versé dans l'histologie végétale, j'envoyai plusieurs de mes préparations au professeur de Bary, à Strasbourg. M. de Bary eut la complaisance de les examiner et me répondit que c'étaient des débris de végétaux phanérogames verts et qu'ils n'avaient pu venir dans la vessie que du dehors. En général le dépôt urinaire avec ces particules ressemblait, à son avis, énormément au contenu intestinal ; il fallait donc présumer une communication quelconque entre l'intestin et la vessie du malade.

Cette lettre établit ces faits si nettement que nous admîmes, en effet, une fistule vésico-intestinale chez le patient. Pour nous assurer, nous essayâmes une injection rectale du bleu d'aniline, mais cette injection ne réussit pas. Alors je donnai au malade une tasse de lait avec une cuillerée de semences de lycopode et, deux heures après, je trouvai du lycopode dans son urine.

Que pouvions-nous faire alors ? Nous proposâmes une laparotomie, mais le malade la refusa. Il quitta le dispensaire dans un état déplorable ; il ne fallait déjà plus examiner le sédiment au microscope pour y trouver des fèces. La plupart des fèces passaient tous les jours par la vessie.

Huit mois après, j'eus de lui une lettre. Il se trouvait dans le même état et vaquait à ses occupations de prêtre.

Obs. 168. — Pichler. *Allg. Wien. med. Zeitung* et *Wien. med. Woch.*, 1881, article Dittel (rés. in Chavannaz, obs. n° 92). — Depuis huit ans le patient rend des gaz par l'urètre. Ces gaz passent avec un sifflement très appréciable à la fin de la miction. Durant les cinq semaines pendant lesquelles le malade fut soumis à l'observation, deux fois il vint dans l'urine une quantité importante de pus.

La quantité d'urine était normale ; urine un peu trouble. Réaction acide ; deux fois seulement, réaction alcaline. Dans le dépôt, nombreux globules sanguins. Albuminurie. Parfois le sujet avait nettement la notion du passage des gaz de l'intestin dans la vessie. Deux fois seulement il se plaignit de ténesme.

L'auteur croit que la perforation siégeait sur l'intestin grêle et résultait d'une fièvre typhoïde.

Obs. 169. — Dittel, de Vienne. *Wiener mediz. Wochenschrift*, 1881, n°s 10-12. *Uber Communikation zwischen dem Darmrohr und den unteren Harnorganen.* — Dittel publie les quatre cas suivants, dont un seul rapporté par Chavannaz :

I) Dans un faubourg de Vienne j'ai eu un jeune homme phtisique chez lequel par une ulcération intestinale et par l'adhérence et perforation de la vessie une communication entre la vessie et probablement une portion de l'intestin grêle s'était formée. Je parle de l'« intestin grêle », car jamais je n'ai vu passer par l'urètre que des gaz et ceci même sans être accompagnés d'urine. Le professeur Zeissl connaît ce cas.

II) Une autre fois, les gaz intestinaux passent dans la vessie en petites quantités, non continuellement, mais de temps en temps.

Probablement l'orifice de la fistule est petit et le passage des gaz est même temporairement arrêté par une soupape constituée par la muqueuse du bord. Alors il se fait que le malade urine parfois sans incident ; parfois, au contraire, il remarque que vers la fin de la miction vient une quantitité d'air qui fend le jet d'urine et fait que les dernières gouttes sortent avec un certain sifflement. Tel fut le cas d'un paysan hongrois que j'ai traité dans le temps.

III) Les néoplasmes qui partent du rectum dans la vessie ou inversement de la prostate dans le rectum produisent aussi des fistules. J'ai eu un malade chez lequel un néoplasme de la prostate, après avoir provoqué de temps en temps des hémorragies profuses pendant des années, perfora, quelques mois avant la mort du malade, le *rectum* et le péritoine de sorte que l'urine sortait par la vessie et le rectum.

IV) Souvent les *fistules vésico-rectales* sont dues à un procédé opératoire.

Le 28 janvier 1880 j'ai fait une *taille vésicale* latérale pour délivrer un paysan maravien, âgé de 28 ans, d'une pierre oxalique de 47 grammes et dont la surface était recouverte de longues épines. Pendant l'extraction une de ces épines blessa sérieusement le rectum ; j'ai trouvé à l'examen une déchirure irrégulière (longue d'à peu près 1 centim.) de la paroi antérieure du rectum. J'ai eu beaucoup de peine à guérir cette fistule.

OBS. 170. — BENNETT MAY. *British medical Journal*, 1882, I, p. 940. — *Colotomie pour cancer du rectum avec orifice fistulaire dans la vessie.* — Tailleur, 53 ans ; en 1880, en automne, a eu la dysenterie ; pendant tout l'hiver la diarrhée sanguinolente et muqueuse était presque continue. Affaiblissement consécutif. En automne 1881, il remarqua que de la vase et du sable s'échappèrent avec son urine ; quelques semaines après, il eut une attaque de rétention. Un chirurgien appelé alors trouva dans son urètre deux noyaux de la prune de Damas. Il les retira. C'est ainsi que fut découverte la communication entre l'intestin et la vessie.

Depuis ce temps-là, des matières féculentes s'échappent abondamment de son urètre et, par conséquent, il souffre d'une cystite douloureuse. Aussi des gaz entrent dans sa vessie et s'échappent de l'urètre ; par le rectum sortent en même temps les urines et une espèce de détritus. L'examen révéla la cause de tout cela : c'était une masse cancéreuse dure entourant le rectum et pouvant être atteinte par le doigt.

L'opération (sur le côlon descendant) fut faite le lendemain de l'entrée du malade. Pendant quatre jours elle n'avait aucune suite ; le cinquième jour, une dose d'huile de castor produisit une diarrhée, après quoi l'intestin parut tout à fait vide. Enfin, dès le neuvième jour les fèces commencèrent à sortir par l'anus artificiel. Les urines sortaient pendant un temps plus long, tantôt par le rectum, tantôt par l'anus artificiel si le malade était couché de son côté.

En peu de jours, cependant, ce symptôme disparut et la vessie, délivrée complètement de son contenu gazeux et fécal, fut rétablie entièrement. En moins d'un mois après l'opération, le malade a pu quitter l'hôpital ; maintenant, quatre mois après l'opération, l'intestin et la vessie fonctionnent régulièrement et il n'y a pas de symptômes fistulaires. Les forces du malade ont augmenté tellement qu'il peut, une fois par semaine, prendre le chemin de fer et venir ensuite à mon service après avoir fait à pied deux lieues anglaises.

OBS. 171. — VALENTA, de Laibach. *Memorabilien*, 1883, p. 1-5. — Ce cas, d'après Valenta, n'aurait encore jamais été observé jusqu'ici :

Le 23 février 1882, on apporta mourante, dans mon service de gynécologie, la nommée M. U..., femme d'un ouvrier mineur, avec le diagnostic de « tumeur du bassin ». La température ne dépassait pas 36°,5 ; le pouls à 120 était petit, filiforme ; le ventre était très sensible et il existait un météorisme considérable :

aussi jugea-t-on impossible et même inhumain de procéder à un examen minutieux de la malade.

On put noter seulement ce qui suit : le cul-de-sac postérieur du vagin était refoulé par une tumeur dure, arrondie, non mobilisable, qui descendait jusqu'à près de 3 centim. de la vulve, et qui, ainsi qu'on put s'en rendre compte par la palpation bimanuelle, dépassait le bord supérieur de la symphyse pubienne d'une grosseur de poing : le cathétérisme vésical, qui amena une urine rare et abondamment mélangée de matières fécales, n'amena pas la diminution de la tumeur. Le museau de tanche était à peine accessible, situé tout à fait en arrière et au-dessus de la symphyse ; le canal cervical avait 3 centim. de long ; l'orifice interne était entr'ouvert, admettant l'orifice au petit doigt.

Les anamnestiques recueillis dans de pareilles circonstances furent des plus riches en lacunes. La malade avait fait 3 accouchements, le dernier il y avait deux ans et demi. Depuis ce temps, jamais les règles n'auraient été absentes (?) ; ce n'est que dans ces derniers mois qu'elle aurait ressenti quelques légers malaises qui se seraient accentués vers le milieu de janvier. Elle aurait surtout souffert de constipation opiniâtre. Le 11 février, elle tomba malade avec tous les symptômes d'une péritonite aiguë ; pendant vingt-quatre heures, elle eut une rétention d'urine à laquelle succéda un écoulement continuel et goutte à goutte de ce liquide. Cet état persista jusqu'au 18 février ; ce jour-là, la malade eut subitement une quantité de selles extraordinairement liquides, qui s'accompagnèrent d'une sensation subjective d'allègement. Celles-ci se sont continuées depuis, en même temps que l'urètre laisse s'écouler en abondance une urine mélangée de matières fécales.

Ce qu'il y a de particulièrement remarquable et d'inexplicable, c'est ce fait que le cathétérisme de la vessie, ayant réussi une première fois, il fut impossible dans les tentatives faites ultérieurement pour sonder la malade, d'introduire le cathéter ; celui-ci butait continuellement contre un obstacle qui paraissait mou à la sensation. De plus, pour parler franc, nous ne nous soucions pas, étant donnée la grande sensibilité de la malade, de forcer sur l'instrument d'autant moins que l'écoulement incessant et involontaire d'urine par l'urètre ne rendait pas la chose nécessaire. On porta le *diagnostic* de péritonite et rétrofléxion de l'utérus produites par un fibrome interstitiel avec fistule vésico-intestinale consécutive. D'après les anamnestiques, en effet, il n'était guère possible de songer à une rétroflexion de l'utérus gravide, puisque la malade affirmait que jamais ses règles n'avaient manqué, que même elles avaient été abondantes.

Dans ces conditions, le *traitement* ne pouvait être que purement palliatif. La mort de la malade survint le 26 février.

L'AUTOPSIE, faite quarante-deux heures après la mort, donna des résultats absolument surprenants. Bien qu'on eût pris la précaution, pour ne pas léser la vessie, d'ouvrir le ventre assez haut au-dessus d'elle, aussitôt l'incision de la paroi faite il s'écoula un liquide jaunâtre d'odeur fécaloïde. Il provenait d'un kyste s'étendant jusqu'à l'ombilic, kyste qui n'était autre chose que la *vessie* extrêmement distendue dont la muqueuse tout entière était gangrenée et recouverte d'une épaisse couche de sédiments urinaires. La paroi antérieure de la vessie était facilement déchirable et adhérente sur toute son étendue avec la paroi abdominale, mais si peu qu'en cherchant à l'en détacher il nous resta, pour ainsi dire, subitement dans la main un lambeau de paroi vésicale long de 30 centim., large de 14 centim. Par contre, la paroi postérieure de la vessie était plus résistante et libre ; libre aussi le cul-de-sac vésico-utérin. Au sommet de la vessie adhéraient une certaine quantité d'anses intestinales occupant 40 centim. de longueur. L'une d'elles communiquait avec la vessie par 2 orifices entre lesquels existait un éperon, reproduisant ainsi le type classique de l'anus contre nature avec son bout afférent et son bout efférent. L'*urètre* s'était effacé comme un col de parturiente, pour employer une comparaison très juste, c'est-à-dire qu'il se confondait avec le méat externe. Le *petit bassin,* c'est-à-dire le cul-de-sac de Douglas, était complètement rempli par l'utérus en rétroflexion complète et gravide de cinq mois : ce dernier n'était nullement adhérent et se laissait facilement redresser. Le *péritoine* était terni dans toute sa surface, principalement dans sa portion inférieure où on trouvait çà.et là des adhérences fibrineuses en forme de filaments, provenant d'une péritonite récemment éteinte ; mais nulle part il n'y avait de traces d'un exsudat libre de pus. Le contenu intestinal, dans la portion située en aval de la fistule,était identique au contenu vésical. Les deux reins et les uretères étaient normaux ; de même les autres viscères abdominaux et thoraciques ne présentaient rien de particulier.

Quant à la *vessie* elle-même, elle formait une poche de couleur gris-jaune sale, en voie de désagrégation, ayant un diamètre principal de 20 centim. dont toute la surface interne, recouverte d'une épaisse couche de sels urinaires, était rugueuse au toucher ; la structure de sa paroi, c'est-à-dire de la musculeuse et de la muqueuse,était à peu près méconnaisable ; le péritoine seul se reconnaissait à sa coloration blanc mat ; il était épaissi surtout au niveau des fistules et la paroi vésicale ne se laissait pas facilement déchirer à ce niveau.

Critique. — La cause de la gangrène de la vessie qui, manifestement, dans tous les cas, semble être due à un obstacle apporté à l'écoulement de l'urine par la pression constante exercée sur le col par l'utérus rétrofléchi ; cette cause peut encore être invoquée dans le cas qui nous concerne. Les choses ont dû suivre la marche suivante : d'abord la dilatation considérable de la vessie avec rétention de l'urine ; puis, l'inflammation des parois vésicales, surtout de sa tunique séreuse ; l'adhérence consécutive de la vessie avec l'intestin, finalement la gangrène de la vessie et sa perforation dans l'intestin.

OBS. 172. — W. GOODELL. *Philadelphia med. Times*, 1883, p. 514-515. — *Fistule vésico-rectale chez une femme atteinte de calcul vésical.* — Mme R..., âgée de 50 ans, mère de 5 enfants, a été étonnée en 1877 de voir passer avec son urine quelques petits calculs. Mais sa santé était bonne ; seulement dans la région iliaque droite elle sentait une douleur constante.

Au mois de novembre 1881, elle éprouva après une longue promenade un besoin violent d'uriner. C'est alors qu'elle remarqua que son urine avait une couleur peu naturelle et une odeur fort désagréable. Ceci continuait pendant plusieurs jours ; après quoi une quantité considérable d'urine très fétide et mélangée de pus s'écoula de son urètre au milieu de fortes douleurs et d'un ténesme notable.

Après cela, la douleur dans la région iliaque droite disparut et ne revint plus. Cependant une constipation opiniâtre s'installa.

Un jour, après avoir mangé des prunes, elle remarqua qu'un noyau, de même que quelques particules d'aliments sortirent avec son urine. Aussi des gaz commencèrent à passer par son urètre tout en causant de fortes douleurs. Elle commença à maigrir, mais la morphine améliore un peu sa santé.

Le 10 février 1883, elle appela le Dr Goodell. Il diagnostiqua le calcul vésical, l'enleva et trouva que son noyau consistait en matières fécales. Quelques jours après, il fit une injection rectale d'eau colorée en rouge ; l'eau s'écoula par l'urètre.

Lavages vésicaux répétés et alimentation ne donnant que le moins possible de résidu irritant la vessie, amenèrent, de pair avec l'opération, une amélioration rapide, et la malade est maintenant guérie de ses troubles urinaires.

Comme les aliments trouvés dans l'urine étaient à moitié digérés, M. Goodell pense qu'outre la fistule vésico-rectale il devait y en avoir une autre entre la vessie et l'intestin grêle.

Obs. 173. — Goodell. *Eod. loco.* — Le même médecin raconte un autre cas. Une femme avait souffert pendant quatre ans d'un ténesme vésical violent. Les gaz s'échappaient souvent de son urètre et les noyaux de poires, de même que les graines de tomates et de framboises prenaient le même chemin. Ensuite un jour elle rendit une grande quantité d'urine par l'anus.

Deux pierres furent trouvées dans sa vessie, et après leur extraction tous les symptômes de communication fistulaire disparurent et la malade recouvra sa santé.

Obs. 174. — Schoepfer. *Gazette médicale de Strasbourg*, 1882, p. 42-43. — *Sarcome à petites cellules de la dernière portion de l'iléon, perforation de l'intestin et communication de l'intestin avec la vessie.* — H. Seewald, garçon, 4 ans. Pas d'antécédents héréditaires. Il jouissait d'une bonne santé sous tous les rapports jusqu'à la fin de février 1881. A cette époque son appétit diminua et commença à manquer rapidement.

L'enfant ne souffrant et ne se plaignant pas, ses parents ne se préoccupèrent de son état maladif que dans les premiers jours du mois d'avril, où Schoepfer vit le malade pour la première fois.

Ne trouvant dans l'examen des organes thoraciques aucun signe qui pût lui permettre de poser un diagnostic, il fit déshabiller l'enfant. Le développement considérable du ventre le frappa aussitôt. L'abdomen était uniformément distendu. A la percussion, un son tympanique à l'épigastre et à l'ombilic ; à l'hypogastre, son moins sonore, mais sans être mat.

La palpation permit de constater une tuméfaction vague, peu dure, de la région hypogastrique, s'étendant de deux à trois travers de doigt au-dessus du pubis. La pression n'était pas douloureuse à ce niveau. Dans les fosses iliaques rien d'insolite. La miction, au dire des parents qui accompagnaient l'enfant, se faisait régulièrement. Les garde-robes, tout en étant un peu plus fréquentes qu'autrefois, ne présentaient cependant pas de caractères morbides.

Schoepfer prescrivit un traitement palliatif, pressentant une tumeur maligne de la cavité de Retzius. C'était le 2 avril.

Le 5 avril, il revit le malade. La situation s'était aggravée. La diarrhée s'était établie et la miction ne se faisait que rarement ; l'urine rendue était encore claire, mais très peu abondante. Tumeur hypogastrique augmentée, plus dure.

9 avril. Schoepfer et deux autres docteurs sondent la vessie sous chloroforme. En raison de l'œdème de la verge une excision du prépuce fut nécessaire.

La sonde donna issue à environ 600 grammes d'un liquide épais à odeur fécaloïde et horriblement fétide, entremêlé de petits coagulums mous, grisâtres et s'écrasant facilement sous les doigts. Malgré l'écoulement de ce liquide la tumeur ne diminua pas d'une façon sensible ; mais il fut alors facile de la palper dans tous les sens. Le toucher rectal ne permit pas d'arriver jusque sur elle.

Les trois médecins n'hésitèrent pas alors à admettre l'existence d'une tumeur maligne (cancer ou sarcome) à marche très rapide et devant emporter le malade à bref délai.

Ce pronostic ne se réalisa que trop tôt : le malade s'éteignit le lendemain sans avoir proféré la moindre plainte.

Autopsie. — N'ayant pas beaucoup de temps, Schoepfer se borna à la cavité abdominale. En ouvrant celle-ci il trouva à peu près un litre de sérosité claire, jaunâtre. Pas de traces d'adhérence des intestins entre eux ou avec la paroi abdominale antérieure. La vessie était vide et cachée dans l'excavation pelvienne.

Derrière la paroi abdominale, sans adhérence avec celle-ci, se trouvait le sarcome. Il occupait la dernière portion de l'iléon, la perforait et faisait communiquer le tube digestif avec la vessie, très molle ; le doigt s'y enfonçait très facilement ; elle s'enfonçait un peu derrière la symphyse du pubis, mais ne s'étendait pas du côté des fosses iliaques.

Obs. 175. — Morning. *Eod. loco.* — C. J. Morning raconte un cas où l'abcès s'ouvrit dans la vessie et produisit une fistule *vésico-intestinale.* La malade vint pour être traitée contre « une tumeur de la partie inférieure de l'abdomen ». A l'examen on trouva une masse inflammatoire entre l'utérus et la vessie ; toutes les demi-heures un mélange de pus et d'urine passait par l'urètre.

Le cathéter introduit dans la vessie faisait sortir l'urine s'il était tourné à droite ; du pus pur, s'il était tourné à gauche.

La sonde révéla un grand fibrome dans la paroi antérieure de l'utérus. Cette tumeur était entrée dans le stade de dégénérescence purulente, une fistule avec la vessie se forma et le pus s'échappait par l'urètre.

Un pessaire galvanique long de 5 centim. et demi fut introduit dans l'utérus et le réduisit au volume normal.

La femme mourut de phtisie fibreuse et, à l'autopsie, on ne trouva pas de fistule vésico-utérine (l'utérus parut peu agrandi). Mais au lieu de cela on trouva une communication entre l'intestin grêle et la vessie.

Obs. 176. — Dr W.-H. Parish. *Eod. loco.* — L'auteur a vu une fistule entre la vessie, le vagin et l'intestin grêle, résultat d'une tentative d'avortement et d'une cellulite consécutive. Après des symptômes pelviens marqués et prolongés, les aliments se mirent à passer à travers l'urètre. Ces aliments étaient incomplètement digérés.

Obs. 177. — C.-A. Ballance. *Lancet*, 1883, I, p. 411 (cité par Cripps; rés. in Chavannaz, obs. n° 33). — 27 ans. Dysenterie chronique. Seize mois avant, gaz par l'urètre et, trois mois après, fèces. Très émacié, grande douleur autour du col vésical. Colotomie droite. Mort au dixième jour.

Autopsie. — Stricture serrée du rectum d'où partaient trois ouvertures conduisant dans un abcès fécal situé au-dessus de la vessie. L'abcès s'ouvrait librement dans la vessie et par de petites ouvertures dans l'iléon et le cæcum.

Obs. 178. — Guéniot. *Soc. Chirurgie*, 1884. — Femme ayant accouché six ou huit mois auparavant ; fistule vésico-intestinale. Repos dans une position telle qu'il ne puisse passer aucune matière fécale de la vessie. On prend soin que le ventre reste toujours libre. Guérison spontanée.

Obs. 179. — Duménil. *Revue de Chir.*, 1884, p. 243. — *Fistule vésico-intestinale. Colotomie. Mort.* — Femme, 25 ans. Pas de syphilis ; réglée à 15 ans. Premier accouchement il y a sept ans ; deuxième grossesse commencée quatre mois après ; accouchement normal ; violentes douleurs abdominales consécutives, encore augmentées par une fausse couche en 1880.

En 1882, troubles du côté de la vessie (fréquence et douleurs), troubles intestinaux (coliques et diarrhée), puis fèces dans les urines.

Depuis son accouchement elle avait remarqué que ses matières étaient d'un très petit volume.

Au toucher utérus mobile. Légère tuméfaction dans le cul-de-sac gauche. Quand les matières sont molles, elles passent en totalité dans la vessie. L'urine est constamment purulente. Jamais d'urine par l'anus.

Colotomie (Amussat). — L'anus fonctionne bien, sauf un cas de diarrhée qui passait un peu dans la vessie, passage donnant lieu à de la fièvre. Cet accident m'amène à l'idée d'oblitérer le bout inférieur de l'intestin. A la suite, infection du voisinage des téguments. Péritonite et mort. *Autopsie refusée.*

Obs. 180. — Duménil. *Revue de Chirurgie*, 1884, p. 1000. — *Application de la colotomie aux fistules vésico-intestinales.* — En décembre 1883, M. Duménil fit une colotomie iliaque gauche à une femme de 30 ans dont les urines contenaient des matières fécales d'une manière intermittente. Tout écoulement cessa par la fistule après l'opération, quoique les matières passassent encore en partie

par les voies naturelles. Malheureusement des accidents inflammatoires se décla-
rèrent et la malade succomba à une pneumonie hypostatique ; la fistule vésicale
s'était rouverte quelques jours avant la mort.

L'autopsie fit reconnaître une cavité purulente communiquant d'une part
avec la vessie par un orifice étroit, et de l'autre par deux trajets distincts avec
le rectum et l'intestin grêle. Le point de départ des accidents avait été un
phlegmon péri-utérin puerpéral.

Obs. 181. — Duménil. *Revue de Chir.*, 1884, p. 268. — *Fistule vésico-intestinale de forme indéterminée.* — M. L..., âgé de 50 ans, souffrait depuis quatre
jours de douleurs abdominales sous forme de coliques avec vomissements, impossibilité d'uriner et d'aller à la garde-robe. On crut à une colique néphrétique ou
à un calcul vésical. Le cathétérisme fut sans résultat.

Le 5 juillet 1877, M. Duchaussoy est appelé en consultation et diagnostique
une occlusion intestinale située à la partie inférieure de l'S iliaque, occlusion
comprimant la vessie. Il y avait de la dysurie, mais sans fièvre.

Le 12 juillet, du pus sortit par l'anus et par la vessie.

Le 17, on reconnaît la présence de matières fécales dans l'urine. Le malade
a des crises nerveuses ressemblant à l'hystérie ; le ventre est très ballonné, il y
a des éructations continuelles. Les garde-robes contiennent du mucus intestinal
concrété..

Le 26, il ne sort presque plus de fèces par la vessie, mais il s'échappe toujours
une grande quantité de mucus concret par l'anus.

Le 31, on ne constate plus du tout de matières fécales dans les urines.

Le 2 août, les forces se rétablissent ; l'urine contient une petite quantité de
mucus. Le ventre reste un peu ballonné et le malade rend toujours de longues
mucosités intestinales.

Pendant cette première partie de la maladie, le traitement a été d'abord celui
de l'occlusion intestinale due à la compression par une tumeur inflammatoire ;
puis, on fit dans la vessie des injections répétées avec des liquides désinfectants
très variés.

En septembre, le malade a fait une cure à Vittel ; on essaya là des douches
ascendantes qui provoquèrent de graves accidents, vomissements, syncopes,
hémorrhagie intestinale.

En octobre, l'état général était très bon ; quelques petits fragments de matières fécales ont disparu dans les urines. Les garde-robes sont faciles grâce aux
lavements de deux litres introduits avec une longue sonde ; il n'y a plus de crises
de nerfs. Injections vésicales au permanganate de potasse.

Le 10 octobre, fausses membranes intestinales épaisses. On continue la dilatation du rétrécissement intestinal à l'aide des sondes et des grands lavements.

Rien n'est plus venu indiquer la persistance d'une communication entre la
vessie et l'intestin ; mais, en avril 1878, il y eut encore une émission par l'anus
de produits que le malade désigne sous le nom de morceaux de chair ; l'état
général restait bon.

D'avril à juin, dilatation de l'intestin par la laminaria et l'éponge aidée des purgatifs doux et des grands lavements.

En mars 1883, des signes d'occlusion intestinale incomplète ont reparu ; puis il y a eu une phlébite des membres inférieurs.

En août, l'état général était bon, mais il y a toujours expulsion de longues mucosités intestinales par l'anus et nécessité de minoratifs fréquents.

Obs. 182. — Maas (in Chavannaz, obs. n° 93). — Fistule recto-vésicale de cause inconnue, orifice rectal de 5 millim. visible sur la paroi antérieure du rectum au-dessus de la prostate.

Opération, sphinctérotomie. Dilatation du rectum ; valves de Simps. Abaissement de la paroi antérieure, avivement large autour de l'orifice, suture longitudinale. Sonde à demeure.

Suites. Constipation provoquée pendant huit jours. Sonde de Nélaton enlevée le treizième jour. Continence progressive du sphincter.

Obs. 183. — J. Croft. *Lancet*, 1885, I, p. 1164 (cité par H. Cripps ; résumé in Chavannaz, obs. n° 34). — 69 ans. Il y a six semaines, douleur pendant la miction. Quinze jours plus tard, urine épaisse avec sédiments couleur vin de Porto. Mictions fréquentes. Amaigrissement rapide, urine acide non albumineuse avec copieux sédiment. Au microscope, pus et fibres végétales.

Mort, neuf semaines après le début.

Autopsie. — Péritonite généralisée. Communication entre la vessie et l'iléon qui adhéraient fermement. Dans la partie de l'iléon examinée, ulcérations tuberculeuses typiques. Tuberculose pulmonaire.

Obs. 184. — Henri James. *Saint-Barth. Hosp. Museum* (cité par H. Cripps ; résumé in Chavannaz, obs. n° 36). — 85 ans. Le patient mourut asthmatique. Il ne s'était pas plaint du rectum ou de la vessie jusqu'à une semaine avant sa mort, époque à laquelle il nota que du vent passait par l'urètre ; les fèces passaient en petites masses grosses comme des pois.

Autopsie. — Ulcération étendue et profonde siégeant à 8 pouces de l'anus ; en un point, l'ulcération s'étend à travers le tissu induré réunissant la vessie au rectum et forme entre eux une large communication.

Obs. 185. — J.-F. Goodhart. *Roy. College of Surgeons* (cité par H. Cripps et par Chavannaz, obs. 38). — Depuis six ou sept mois, avant la mort, vent à travers le pénis.

Autopsie. — Néoplasme malin faisant communiquer la vessie et le rectum.

Obs. 186. — *Saint-Barth. Hospital Museum* (cité par Chavannaz, obs. n° 39). — La maladie datait de deux ans et devint fatale par hemorragies répétées.

Autopsie. — Fistule par néoplasme malin qui partant du rectum avait perforé la vessie.

Obs. 187. — Hunter (citée par Chavannaz, note n° 40). — Autopsie. — Fistule recto-vésicale par néoplasme malin.

Obs. 188. — W.-R. Williams. *Lancet*, 1881, p. 588 (in H. Cripps, résumé in Chavannaz, obs. n° 32). — 79 ans. Hypertrophie de la prostaste, urine alcaline, sédiment formé de leucocytes et phosphates, albuminurie. Le 29 juin, diarrhée, ténesme. Le 5 juillet, vomissements, douleurs ; les évacuations ont une odeur urinaire.

Mort, quatre jours après.

Autopsie. — Péritoine normal. Dans la vessie, masse pâteuse noire pesant une once un quart. De chaque côté de la base de la vessie existent plusieurs hernies de la muqueuse. L'une d'elles, située à un pouce et demi au-dessus de l'uretère gauche, s'ouvrait au milieu du rectum. La prostate était hypertrophiée.

Obs. 189. — Blizzard (*autopsie* citée in Chavannaz, obs. 51). — Fistule recto-vésicale par néoplasme malin.

Obs. 190. — *Saint-Barth. Hosp. Museum* (citée par Chavannaz, obs. n° 43). — Rectum épaissi et adhérent aux parties environnantes. Juste au-dessus de l'anus, ulcération avec courts canaux fistuleux dont l'un s'ouvre dans la vessie.

Obs. 191. — Howshipp. *Roy. coll. of Surgery* (cité par H. Cripps et in Chavannaz, obs. n° 44). — Communication entre le rectum et la vessie.

Obs. 192. — Briddon. *Société de chirurgie de New-York*, séance du 22 décembre 1885. — J. Van Tassel, 22 ans, cultivateur. Entra à l'hôpital-Presbyteries de New-York, le 4 novembre 1885.

Il y a deux ans, il tomba sur un pieu qui lui pénétra dans le corps tout près de l'anus. Quand le malade se leva, l'urine s'écoula de la plaie ; elle n'était pas très sanguinolente. Le malade ne souffrait pas beaucoup.

La nuit suivante, des gaz et des fèces passèrent à travers son urètre. La plaie extérieure se ferma en quatre à cinq semaines, mais les autres symptômes continuèrent. La plupart des urines passaient par le rectum. Sept mois avant l'entrée à l'hôpital, le patient commença à souffrir beaucoup dans la région périnéale.

Au moment de l'admission les conditions générales du malade étaient bonnes ; il se plaignait quelquefois de difficultés d'uriner et avait des exacerbations vespérales de la température, non influencées par la quinine. Une sonde française n° 27, introduite dans la vessie, vint en contact avec une pierre de dimensions considérables. Le toucher rectal révéla une communication fistulaire avec la vessie située un peu à gauche de la ligne médiane, 2 c. m. 1/2 au-dessus du bord de l'anus. 60 onces environ d'urine passaient par l'anus tous les jours, le maximum de l'urine, rendue par l'urètre en vingt-quatre heures, était de 4 onces.

Opération le 14 novembre 1885. Malade endormi à l'éther ; la cavité vésicale lavée par la solution boriquée ; la sortie du liquide par le rectum fut facilitée par l'introduction d'un spéculum anal. Le cathéter fut retiré ensuite et le malade placé sur les coudes et les genoux, le bassin était un peu plus élevé

-que les épaules ; les cuisses écartées. Au niveau du coccyx, dans la ligue médiane, on fend la paroi postérieure du rectum ; pour faciliter l'opération on introduit le spéculum de Sims et des rétracteurs latéraux. Maintenant on pouvait faire un examen digital et oculaire de la communication entre la vessie et le rectum. L'index y pouvait passer et permettait de se rendre compte de l'état des parois. Il traversait d'abord un orifice circulaire dans la paroi résistante du rectum, puis un court canal oblique de moindre résistance et probablement ne dépassant pas un 1/2 centimètre, enfin un second orifice, évidemment celui de la vessie ; puis, venait en contact avec la pierre.

La pierre, d'un poids de 9 drachmes, fut retirée par la taille périnéale médiane exécutée facilement. Les bords de la fistule furent avivés et les parois rapprochées par dix sutures de catgut ; l'incision faite à la paroi postérieure du rectum fut suturée aussi. Drains dans le rectum et la vessie.

24 novembre. Le drain rectal fut enlevé, la plaie de la paroi postérieure n'est pas encore tout à fait close.

Le 27. Drain périnéal enlevé.

A partir du jour de l'opération. Il n'y eut pas d'écoulement d'urine par le rectum.

Les examens du 25 novembre, du 3 et du 11 décembre révèlent l'occlusion complète de la communication fistulaire et le malade part guéri.

OBS. 193 et 193 *bis*. — MAC BURNEY, *Eodem loco*. — Pendant la discussion, le président, Mac Burney, mentionna qu'il avait eu deux cas où une fistule *urétro-recto-vésicale* resta après l'extraction d'une grande pierre vésicale.

OBS. 194. — *Fort Pitt Museum* (reproduite par CHAVANNAZ, note n° 42). — AUTOPSIE. — Large cavité d'abcès en contact avec le sommet et la face postérieure de la vessie et communiquant avec la vessie par deux ouvertures situées sur le côté interne de l'uretère droit. La flexure sigmoïde adhérait au sac et communiquait avec lui par une large ouverture irrégulière.

Un petit morceau d'os dans la cavité de l'abcès.

OBS. 195. — *Fort Pitt Museum* (citée par CHAVANNAZ, obs. n° 45). — Dysenterie remontant à quatre mois. Mort.

AUTOPSIE. — Vaste abcès situé à gauche entre la vessie et le rectum et communiquant avec la vessie par une ouverture pouvant admettre une plume commune et siégeant entre les orifices des uretères. Surface du rectum irrégulière et ulcérée communiquant avec le sac par cinq larges ouvertures.

OBS. 196. — COULSON. *Diseases of the bladder* (citée par CHAVANNAZ, note n° 46). — Pendant un an, douleurs abdominales, gaz et matières dans les urines. Mort.

AUTOPSIE. — Communication entre le bas-fond de la vessie et le côlon, juste au-dessus d'un rétrécissement de l'S iliaque.

OBS. 197. — BAUDENS, cité par BLANQUINQUE. *Plaies par armes à feu.* (note in CHAVANNAZ, n° 47). — Un soldat reçut une balle qui lui enleva d'arrière en avant une partie du coccyx, lui dechira l'anus et laboura la partie postérieure du périnée. A la chute des eschares ; fistule vésico-rectale, issue des gaz et des fèces par l'urètre.

OBS. 198. — ROESEN. *Münchener medicin. Wochenschrift.*, 1886, p. 424-7. — *Fistule vésico-intestinale.* A. R..., boucher, 33 ans, souffrait depuis juillet 1884, au moment de la miction. Un médecin consulté, quelques mois après, posa le diagnostic d'une cystite. Dans les derniers temps, le malade remarqua que son urine était sanglante et d'une odeur fétide. Un médecin consulté. à la fin de janvier 1885, le cathétérisa et lui trouva une pierre dans sa vessie.

Il entra à l'hôpital de Munich, le 17 février 1885. On diagnostiqua : calcul vésical, cystite purulente.

18 février. Le malade ne peut rendre lui-même que peu d'urine ; forte diarrhée depuis deux jours, amaigrissement prononcé.

Lavage de la vessie avec solution phéniquée de 2 1/2 p. 100. Teinture d'opium.

Le 21. Le malade éprouve des douleurs violentes pendant le cathéterisme ; urine rendue en vingt-quatre heures : 500 centim. cubes. Diarrhée continue et persistante.

Le 26. Patient très affaibli. Quantité d'urine diminue encore. Diarrhée abondante.

Le 28. Faiblesse augmente.

2 mars 1885. Mort.

Température montait, le soir à 39°,5, pour descendre le matin à la normale et même, dans les cinq derniers jours, à la subnormale (35°,70).

AUTOPSIE. — Dans la vessie une pierre d'oxalate, lourde de 3-4 grammes ; carcinome de la paroi antérieure de la vessie ; péritonite adhésive ; perforation de la vessie et de l'intestin grêle, fistule vésico-intestinale ; phlegmons purulents du tissu conjonctif du bassin, septicémie généralisée (xyphoscoliose de la colonne vertébrale dans portion thoracique, anémie des poumons, foyers broncho-pneumonaires dans le lobe inférieur droit ; cirrhose hépathique hypertrophique).

Les intestins sont adhérents en maint endroit, surtout les anses de l'intestin grêle, situées au-dessus du sommet de la vessie, sont assez fortement unies l'une à l'autre.

Dans l'*intestin grêle* les portions fixées à la vessie présentent plusieurs *perforations de la paroi intestinale. La sonde engagée pénètre ensuite dans la vessie.*

OBS. 199. — TH. BOSHOSIEVICZ. *Wien. klin. Woch.*, 1887, p. 298 (rés. in CHAVANNAZ, obs. n° 76). — 23 ans. Un uhlan se blesse le 12 décembre 1885, avec une pièce de lit en fer. Le 19 janvier 1886, à 4 centim. de l'orifice anal, sur la paroi antérieure, trou allongé de la grandeur d'un kreuzer, à bords douloureux et assez mous. Le spéculum montre sur les bords des granulations. Par cette ouverture l'urine suinte constamment. Léger catarrhe rectal. Toute l'urine passe par la plaie, aucune envie d'uriner. Douleur à chaque selle. Le 11 février 1886, après cocaïnisation sphinctérotomie sous-cutanée. Au commencement de

P.   16

juin, on supprime la sonde à demeure. L'urine ne s'écoule plus spontanément par la fistule, mais dans la miction, elle s'écoule en partie par la fistule et en partie par le canal. Le 24 juin, la fistule est grande comme un haricot et ses bords sont durs; urines claires. Le 15 août, l'ouverture est grosse comme un pois.

OBS. 200. — OPPENHEIM. *Berliner Klin. Monatschrift*, 1886, p. 256-258. *Un cas de fistule vésico-rectale chez un homme.* — Le 22 octobre 1885, fut reçu, au sanatorium du professeur Sonnenburg, M. F..., âgé de 44 ans. Son médecin, le Dr Stern avait diagnostiqué chez lui une communication de la vessie avec une portion de l'intestin, probablement du gros intestin.

Le malade provient d'une famille très bien portante. A l'âge de 32 ans, il a eu une forte dysenterie. Il a vécu toujours modérément et nie toute infection gonorrhéique ou syphilitique.

Au mois de juin 1884, il remarqua, qu'au moment où il urinait. des gaz sortaient de son urètre. Comment et pourquoi cela est-il arrivé. Il n'en sait rien. Voilà comment il décrit la première manifestation de ce symptôme :

« J'urine dans un cabinet; alors le jet s'arrête net et, avec un bruit sonore, des gaz sortirent de l'urètre. Je n'éprouvai aucune douleur. Après la sortie des gaz, l'urine revint ».

Depuis ce temps le malade sentait souvent de la cuisson en urinant et le symptôme récemment décrit se répétait de temps en temps. Tous les autres symptômes de communication faisant défaut, le Dr Stern soupçonnait le développement des gaz dans la vessie même et chercha s'il n'y avait pas de pierre. N'ayant rien trouvé il tourna ses prescriptions contre la cystite qui fut guérie bientôt.

Au mois d'août 1885, il éprouva un chatouillement dans l'urètre et un morceau de fèces, solide, long de 2 centim. et formé selon l'urètre sortit de la lumière urétrale *sans* être accompagné d'urine. Bientôt après, le malade vit dans son urine des graines de baies, qu'il avait mangées la veille. De temps en temps aussi des petits morceaux de fèces s'y montraient. Depuis quatorze jours, il y a à droite une inflammation de testicule. Dans les derniers jours, le malade a maigri considérablement.

On l'examine d'abord sans chloroforme, dans la position lithotomique. Le rectum se laisse bien dilater. La muqueuse a l'air normal, il n'y a pas d'hémorrhoïdes.

Aucune trace de formation de fistule dans le voisinage du rectum, ni de la prostate. Plus loin, un peu au-dessus de la prostate, on trouve un endroit épaissi dans la paroi rectale, mais même la sonde la plus fine ne peut découvrir un orifice. Du lait injecté dans la vessie *ne pénètre pas* dans le rectum ; au contraire, si on injecte un liquide coloré dans le rectum, il sort par la vessie.

Après ces essais on se met à observer strictement l'urine et les fèces du malade.

Les fragments des fèces contenus dans l'urine sont d'une coloration foncée et se présentent au microscope comme débris des aliments végétaux ou animaux. Les excréments rejetés par l'anus sont normaux et ne contiennent pas d'urine. Le malade dit qu'il a la sensation, comme si les gaz se rapprochaient tout près de l'anus, puis comme s'ils se dirigeaient en avant et sortaient par l'urètre.

De ces symptômes il résulte :

1) Que la communication est une fistule vésico-rectale ;

2) Qu'elle a la forme d'une soupape, ou bien qu'elle présente des sinuosités bien compliquées ;

3) Que probablement elle ne se trouve pas à la portion supérieure du rectum.

26 octobre. Patient examiné sous chloroforme. Quoique la main puisse pénétrer plus haut, on ne trouve ni orifice de fistule, ni aucun rétrécissement appréciable. Les jours suivants, on obtient des selles liquides, l'urine est pendant ce temps libre de fèces et la cystite est aussi améliorée.

Pour empêcher l'amas de fèces et l'entrée de ces dernières et des gaz dans la vessie (à la suite d'une forte pression), et pour obtenir de cette façon une guérison spontanée de la fistule, on incise, le 3 novembre, le sphincter de l'anus dans la direction postérieure. Au début cette opération semblait avoir de bonnes suites ; mais dès que le sphincter commença à se fermer, les symptômes anciens revinrent.

Le 15 novembre, après plusieurs explorations infructueuses, la sonde pénètre au-dessus de la prostate, dans la paroi antérieure du rectum, à travers un petit orifice rond, et suit un long canal dirigé en avant et en bas. On sent facilement le bouton de la sonde dans la région périnéale. On fait l'incision sur le bouton et on fend le canal entier jusqu'au rectum. On arrive maintenant immédiatement dans la vessie ; le cathéter introduit dans la vessie n'est séparé du doigt que par la paroi vésicale ; cependant, sur l'espace dénudé, on ne peut pas trouver la communication entre le rectum et la vessie.

On espérait maintenant qu'à la suite de la cicatrisation des parois de la plaie, la fistule vésico-rectale, située plus haut, descendrait en bas et deviendrait plus accessible. Car on devait s'abstenir pour le moment de toute autre opération. L'ouverture de la vessie, faite dans le but de pénétrer de là à la fistule, aurait à peine donné quelques résultats, vu les adhérences manifestement très étendues du rectum et de la vessie. En outre, cette opération, vu la difficulté de se rendre compte des circonstances, n'aurait dû être considérée que comme le dernier refuge. Cependant les accidents ultérieurs devaient en général prohiber toute intervention chirurgicale.

Dans la première nuit après l'opération, vomissements intenses, malaise continu.

16 novembre. Température monte à 38°,8 (avant l'opération elle était au-dessous de la normale), pouls petit, 120. Le malade est très inquiet, les joues sont d'un rouge fiévreux, la langue devient sèche. La plaie est béante et a l'air malpropre ; on la remplit d'abord d'iodoforme, puis on la rince avec de l'*angilla acetica*, et l'on panse avec la gaze thymolo-sublimée.

Le **21**. La plaie est propre ; des granulations se produisent au fond assez vite. État général, le même. Température oscille entre 38° et 39°. Pouls rapide. Région inguinale gauche résistante et sensible à la pression. Vessie de glace, onguent gris.

Pendant les trois semaines suivantes, l'état général ne change pas. Les symptômes généraux graves ne sont en aucun rapport avec l'étendue et l'aspect de la plaie. Parfois, surtout après les évacuations alvines, l'état subjectif s'améliore. La douleur et la résistance de la région inguinale gauche varient tellement d'étendue, de localisation et d'intensité ; en outre, le malade est tellement affaibli par la fièvre et la longue maladie, qu'on ne peut pas penser à l'opération. Exploration digitale du rectum ne donne rien. L'urine examinée tous les jours contenait seulement une fois, quatorze jours après l'opération, des traces de fèces ; les gaz sortaient aussi fort rarement par l'urètre.

31 novembre. Dans les derniers huit jours, l'urine était tout à fait claire. La courbe de la température montre les élévations vespérales allant à 39ⁿ,2, avec grosses rémissions matinales de 36°,3. La langue, pendant un temps bref, propre, est de nouveau sèche et saburrale. Les symptômes locaux de la région inguinale gauche (matité, résistance, sensibilité à la pression) laissent présumer la formation d'un abcès dans cet endroit. Nulle part la fluctuation ne fut observée. L'examen est rendu difficile à cause de la distension de l'abdomen et d'un léger météorisme. Ce dernier fait penser plutôt à une péritonite chronique (tuberculeuse). La matité splénique a augmenté décidément. Ponction à l'appareil Potain, ne rapporte pas de pus.

3 décembre. Le malade ne peut rien manger. On le nourrit avec la sonde stomacale. Vers le soir, grande inquiétude. Collapsus.

Le 4, 1 heure et demie de l'après-midi, mort.

Autopsie le lendemain. — Corps assez gros, élancé. Peau pâle. Tissu adipeux assez développé. Muscles rouge foncé, secs.

A l'ouverture de l'abdomen l'épiploon paraît riche en graisse, légèrement transparent. Anses intestinales dans l'intestin grêle, contractées, dans l'intestin gros un peu gonflées par le gaz. Péritoine partout d'un gris pâle rougeâtre, lisse et brillant. L'incision qui traverse les muscles abdominaux arrive un peu à gauche de la symphyse sur un foyer purulent, dont s'écoule, à chaque pression des anses intestinales, une quantité abondante de pus jaune-verdâtre.

Après l'ablation des intestins, on voit que les abcès forment des cavités colossales s'étendant depuis le bassin jusqu'aux reins et séparées de la cavité abdominale seulement par une couche mince.

A gauche, le pus contient des débris nécrotiques et très volumineux des tissus. Sur la *flexura sigmoïdes* se trouve, en deux endroits, une adhérence solide et autour d'elle on voit un vieux foyer purulent encapsulé.

Après l'extraction des organes du bassin *in toto*, on voit, entre les deux anses adhérentes, une fistule que peut presque traverser le petit doigt ; juste au-dessus d'elle une cicatrice étroite et annulaire rétrécit le rectum. Au pourtour de ce rétrécissement, on tombe sur trois autres orifices fistulaires, dont deux mènent dans

un abcès encapsulé, tandis que la troisième traverse obliquement la paroi posté-
térieure de la vessie, près du fond, sur la ligne médiane. La sonde passe bien
plus facilement à travers la fistule du rectum à la vessie, qu'inversement. Dans
toute la muqueuse intestinale il n'y a pas d'abcès; seulement au rectum, à peu
près à 5 centim. des fistules, on en trouve un profond et sous-muqueux, nettement développé à la suite d'un abcès folliculaire. La muqueuse de la vessie et
du rectum est intacte.

Les deux reins légèrement gonflés et troubles. Calices et bassinets non modifiés. La rate a quadruplé de volume, elle adhère dans toute sa circonférence au
diaphragme. Pulpe assez molle, gris rouge. Foie gros, légèrement trouble,
infitré de graisse.

Les deux poumons sanguinolents, œdématiés. Cœur d'un volume moyen, très
flasque, contient peu de sang.

Diagnostic : Strictura flexuræ sigmoidis, fistula recto-vesico fistulæ recti
interuæ completæ, periproclitis chron-circumscripta, paraproclitis et phlegmone
apostematosa telæ adiposæ pelvis et regionis iliacæ utriusque. Nephri et hepatitis
parenchym. Œdema pulmonum.

Cette autopsie confirme d'abord le diagnostic de la « fistule recto-vésicale »,
puis explique comment le contenu rectal passait dans la vessie, et le contenu
vésical ne venait pas au rectum. Puis, elle nous montre que dans la portion
correspondante du rectum, il y avait encore une série d'autres orifices conduisant
dans le tissu cellulaire lâche ; ces orifices ont donné lieu aux abcès encapsulés.
D'ici, probablement, s'étendit soudain une forte suppuration dans le tissu rétro-
péritonéal, jusqu'aux reins. Là, à cause de sa situation profonde, recouverte
qu'elle était par les anses intestinales gonflées, elle ne pouvait être diagnostiquée
ni du côté du rectum, ni du côté des parois abdominales.

Quant à l'*étiologie*, l'autopsie ne pouvait nous donner aucun renseignement
convaincant.

Comme le malade n'a jamais été cathétérisé avant les premiers symptômes de
sa maladie, il faut exclure de prime abord toute action fâcheuse de cathéter. Le
plus probable est que la fistule est en certain rapport, quoique pas direct, avec
la dysenterie d'il y a douze ans. Le rétrécissement date probablement de ce temps
et la supposition que, consécutivement au passage difficile pendant de longues
années des masses fécales dures à travers ce rétrécissement, les abcès follicu-
laires se sont formés (voyez Esmarch Verschwävungen des Mastdarmes. Abcès
du rectum), n'est peut-être pas tout à fait erronée.

Obs. 201. — Auché. *Journal de Médecine de Bordeaux* (1), 1886-1887, p. 82
(résumée in Chavannaz, obs. n° 63). — 52 ans. Vers le 10 mars 1886, un
matin, en faisant effort pour uriner, il sentit sa vessie se vider; quelques gouttes
d'urine passèrent par l'urètre, et par l'anus une abondante quantité de liquide
mêlé à une matière blanchâtre et filante. Mêmes phénomènes les jours suivants.

(1) Cette observation a fait l'objet d'une leçon de M. Boursier, de Bordeaux.

Dans l'intervalle des mictions le malade conserve bien ses urines et il sent parfaitement sa vessie se distendre ; il éprouve très bien le besoin d'uriner, et ce n'est qu'au moment de le satisfaire qu'il commence à perdre du liquide par la voie anale.

Prostate bosselée, hypertrophiée ; vésicules indurées. Au-dessus de la prostate dépression où l'on peut enfoncer le doigt. Orchi-épididymite tuberculeuse. Tuberculose pulmonaire. Mort.

Autopsie. — Urètre sain jusqu'au niveau de la prostate. Dans ce point, sa paroi postérieure est profondément ulcérée et communique, largement, avec un volumineux abcès développé dans et autour de la prostate et pouvant loger 80 grammes de pus. L'ulcération gagne le col de la vessie et s'étend dans le bas-fond vésical. Uretères sains. Rein droit sain. Rein gauche, plusieurs foyers caséeux. A 6 ou 7 centimètres au-dessus de l'anus, ulcération d'où le stylet passe dans l'abcès.

Obs. 202. — *Annalen des Stadt kranenhauser*. Münich, t. V, 1892, p. 184. — A la clinique de Nussbaum, à Munich, il y eut en 1886 une fistule recto-vésicale chez l'homme. Non guérie.

Pas d'autres indications.

Obs. 203. — Weinlechner. *All. Wien. med. Ztg.*, 1887, p. 403 (note in Chavannaz, obs. n° 78). — Fistule consécutive à une taille pour calcul de 'enfance. Intervention. Guérison.

Obs. 204. — Weinlechner. (*Loco citato.*) Note in Chavannaz, obs. n° 79. — Fistule par coup de timon de charrette dans l'anus. Intervention. Guérison.

Obs. 205. — Czerny (res. in Chavannaz, n° 82). — Homme, 48 ans. Janvier 1887 ; phénomènes fébriles, avec gaz et fèces par l'urètre. Fréquence. Diagnostic : carcinome, flexure sigmoïde avec perforation vésicale.

Laparotomie médiane. — 9 mai, adhérence sigmoïdo-vésicale ; perforation de la grosseur d'une plume d'oie sur ces deux organes. Sutures des orifices. Drainage.

28 juillet : Colotomie avec fermeture du bout inférieur et suture du bout supérieur à la paroi. Mort le 8 août.

Autopsie. — Reins gros. A gauche de la vessie, cavité pleine de pus. Anses grêles réunies par de vieilles adhérences. Ouverture à 26 centimètres de l'anus ; sur la vessie, à 3 centimètres à gauche de la ligne médiane et à 7 centimètres au-dessus du repli péritonéal.

Obs. 206. — Mosetig-Moorhof. *Handbuch der chirurgischen Technik.* Leipzig, 1887, p. 701. — Les incisions rectovésicales sont maintenant hors d'usage, pourtant il y en a des indications. J'ai dû en faire une dans le cas suivant :

Il s'agissait d'une pierre vésicale en forme de pipe. Une partie reposait dans la prostate, l'autre dans la vessie. Celle-ci avait, du côté tourné vers la paroi vésicale postérieure, un tubercule qui comprimait la paroi vésicale, et finit par la perforer et trouer aussi la paroi du rectum. Une fistule vésico-rectale se forma de cette façon.

La sonde révéla un obstacle dans la portion prostatique, obstacle rugueux et sonore ; le doigt introduit dans le rectum pouvait sentir à la paroi supérieure, au milieu de l'orifice fistulaire, le sommet rugueux du tubercule. L'opération consistait en descente de la paroi postérieure du rectum, moyennant le spéculum de Sims ; puis je fendis, de la fistule la paroi réunie recto-vésicale en avant, à travers la prostate dans l'urètre jusqu'au bout antérieur de la pierre. L'exérèse fut facile, guérison de la plaie relativement rapide. Seulement une fistule capillaire s'était formée dans le rectum ; elle résista longtemps à tout traitement, mais se ferma enfin après les cautérisations répétées avec une aiguille incandescente.

Obs. 207. — H. Cripps. *The passage of air and fæces from the urethra* 1888, (rés. in Chavannaz, obs. n° 35). — 69 ans. Constipé depuis vingt ans. Envie d'aller à la selle, en se levant ; mais souvent seulement mucus gélatineux. Constipation ou diarrhée, très rarement un peu de sang. Amaigrissement très marqué ; bon appétit.

Sous chloroforme intestin normal, mais tumeur dure ovale paraissant derrière la prostate.

En janvier 1885, polyurie nocturne pouvant aller jusqu'à deux vases de chambre ; pas de douleurs ni avant ni après la miction. Urine pâle.

Récemment air sans odeur par le pénis. Trois mois plus tard, très rarement de l'air, mais un peu de mucus écumeux. Vers la fin de l'année, le vent passe en plus grande abondance, urine à odeur fécale avec dépôt foncé et, parfois, sang caillé.

Au commencement de 1886, léger degré de cystite : peu de troubles intestinaux.

Mort vers la fin de l'été 1886.

Obs. 208. — H. Cripps. *Loco citato* (rés. in Chavannaz, obs. n° 37). — 50 ans. Une ou deux fois, petite perte de sang par le rectum. Trois mois plus tard, irritabilité de la vessie avec miction plus fréquente. Quatre mois plus tard (mars), un peu de vent par le pénis ; le vent est bien décelé par la miction dans un bain.

En avril, urine acide, épaisse, déposant un sédiment brun. Vers la fin du mois, fèces en grande quantité par le pénis, douleur aiguë, rétention d'urine quand le canal s'obstruait. L'urine ressemblait à de la purée de pois avec une notable quantité de matières fécales comme du mastic de vitrier. Sous chloroforme on sentit une dureté qui paraissait être le bord inférieur d'une tumeur du bassin. Du lait injecté dans la vessie ne passa pas dans le rectum.

Colotomie au mois de mai. Quatre jours après, presque plus de matières dans l'urine, presque plus de douleurs, irritabilité de l'intestin très diminuée.

Dans les jours suivants, sang et petites masses gélatineuses (cancer) par l'anus.

Mort à la fin de la première semaine de juin.

Obs. 209. — H. CRIPPS. *Communication entre l'intestin et la vessie.* — Dame mariée, sans famille, âgée de 69 ans. Bonne santé jusqu'il y a deux ans. A ce temps, douleurs abdominales ; diarrhée, parfois muqueuse et sanguinolente. Il y a un an, urines sanguinolentes après des douleurs subites.

Suit une excrétion d'une petite quantité de sang avec les urines tous les deux jours. Parfois la malade remarque dans son urine les pellicules de fruits. Enfin des matières fécales en très petite quantité passent de temps en temps par l'urètre. L'intervalle de leurs apparitions n'a jamais dépassé une quinzaine de jours. Ce symptôme est toujours accompagné de plus ou moins de douleur ; parfois, seulement d'une sensation désagréable à la région vésicale. Maintenant il n'y a pas de cystite.

Dernièrement sa santé s'est améliorée considérablement et, après quelques mois de séjour au lit, la malade peut se lever. Il n'y a pas de tumeur maligne à suspecter quoique dernièrement la malade avait attiré mon attention sur une tumeur en train de croître au sein droit.

Obs. 210. — SKENE. *Amer. Journal of obstetrics,* t. XII, p. 740 (d'après CRIPPS, p.61, cas 42). — Une dame, âgée de 50 ans, fut atteinte de cellulite pelvienne. Sa maladie faisait des progrès et elle eut, enfin, une attaque de constipation qui faillit lui coûter la vie. Cinq mois plus tard, des matières fécales commencèrent à lui passer par la vessie. Elle mourut, quelques mois, après d'une obstruction intestinale complète.

AUTOPSIE. — Rectum obstrué par une masse cancéreuse. L'iléon et le côlon adhèrent à la vessie et s'ouvrent dans elle. Les orifices étaient obliques et valvulaires, ce qui explique pourquoi, durant la vie, l'eau injectée dans la vessie ne sortait pas par le rectum.

Obs. 211. — CZERNY. *Loco citato* (reproduite in CHAVANNAZ, n° 83 ; résumée). — Chute sur une perche qui pénètre par l'anus, perfore le rectum et la vessie.

Symptômes d'abcès périvésical. Urines avec dépôt abondant de pus, cylindres et matières fécales.

Examen. — A 5 centim. de l'anus, à droite de la ligne médiane, fistule de la grosseur d'un pois.

Opération, 16 novembre. — Section postérieure du raphé, avivement large en entonnoir. Suture au catgut. Pas de sonde à demeure. Drain rectal ; 15 jours après, fermeture de la plaie de sphinctérotomie. Guérison, 24 décembre.

Obs. 212. — WALLACE. *Saint Bartholomews Hospital Reports London,* 1888, XXIV, 258. — Femme de 25 ans, n'ayant pas eu d'enfants, entre à l'hôpital le 10 septembre 1869.

Sa maladie remontait à décembre de l'année précédente.

Le début en avait été marqué par des vomissements, de la diarrhée pendant deux jours avec douleur vive au niveau de l'ombilic, suivie de constipation. La douleur ombilicale dura douze semaines.

Dès le début, elle remarqua un sédiment dans les urines ; ce sédiment, d'une odeur fécaloïde, avait augmenté ces derniers temps. Il ne passait pas d'urine par le rectum. Dès le début l'urine a contenu des matières fécales ; il y avait pollakiurie, et les mictions étaient douloureuses. Elle n'a jamais repris ses forces. Elle est maigre : langue rouge au sommet, saburrale dans le reste de son étendue ; soif continuelle. Appétit bon. Pouls 120°, faible. Pas d'insomnie. Pas de constipation. A la palpation, on trouve une petite région sensible, un peu au-dessus et à gauche de l'ombilic. C'est là que se localise la douleur. On lui donna de l'opium, du vin et de la viande.

Le 17 septembre, on commence le traitement après s'être assuré que l'urine contenait bien des matières fécales. On se proposait de la maintenir dans le décubitus dorsal en lui donnant de l'opium pour calmer les mouvements péristaltiques, et comme aliments seulement des liquides. La fistule pouvait alors s'oblitérer ou se contracter de telle sorte que les aliments demi-solides ne pourraient plus y passer. On lui donne du lait, du jus de viande, du vin et on lui prescrit le repos absolu au lit.

Le 21. Selles régulières, pas d'insomnie, soif continuelle, langue normale ; la quantité de matières fécales dans l'urine diminue.

Le 28. État meilleur, moins de matières fécales.

20 octobre. Exeat. Toujours des fèces par l'urètre, mais peu.

18 janvier 1870. A peine quelques traces de fèces dans l'urine.

L'auteur pense qu'il s'agissait d'une fistule vésico-intestinale et non d'une communication directe entre les deux cavités. Le traitement purement médical a donné d'assez bons résultats.

Obs. 213. — Niehans. *Centralb. für Chirurg.*, 1888, p. 521, n° 29. — *Fistule vésico-intestino-cutanée par abcès pérityphlitique.* — L'auteur est intervenu en employant un procédé réglé par lui, et qui fut le suivant :

Une incision verticale médiane descend sur la symphyse pubienne, contourne d'un côté la grande lèvre de la vulve (ou la racine de la verge) et s'arrête au sillon génito-crural. Dans l'angle inférieur, la branche descendante de l'ischion est exposée, puis sectionnée au ciseau. De même pour la branche horizontale du pubis juste en avant de la veine fémorale.

La symphyse est alors fendue et le volet ostéo-cutané ainsi mobilisé est rabattu au dehors.

L'auteur obtint de la sorte un jour très grand pour aborder les parties inférieures et latérales de la vessie ; tout se passe en dehors du péritoine.

Dans son compte-rendu, l'auteur ne parle de cette observation qu'au seul point de vue opératoire.

(Noté in traitement.)

Obs. 214. — Arcy Power, in Albarran. *Tumeurs de la vessie*, p. 108-109. — Résumé d'une observation parue in *Lancet*, vol. I, 1888, p. 575. — Sarcome à petites cellules, mixte, de la vessie, etc., avec fistule vésico-intestinale.

Obs. 215. — E. Stedman. *Boston medical and surgical journal*, 1888, t. CXIX, p. 241-243. — *Deux cas d'appendicite ; un fatal.* — A. B..., âgé de 41 ans, commerçant, père de deux enfants. Il se considérait comme un homme bien portant, mais je n'étais pas du même avis. Ainsi, en 1882, je l'ai traité contre une attaque prolongée de rhumatisme aigu qui l'affaiblit beaucoup. En outre, dans le courant des onze dernières années, il eut plusieurs attaques de dysenterie et, l'hiver dernier, il souffrait de constipation. Ses parents étaient chétifs et sa sœur était morte de phtisie.

Le 29 mars 1888, le matin, il commença à se sentir mal portant et vomit dans l'après-midi. Les vomissements furent suivis d'une douleur abdominale peu marquée et d'un peu de frisson.

Je fus appelé, le matin du 30. Les symptômes n'étaient pas alarmants, le pouls était un peu accéléré ; température normale.

Mais, dans l'après-midi, la douleur devint plus intense et s'étendit sur les aines et la partie inférieure droite de l'abdomen. Les vomissements biliaires continuaient.

Le 31, la température remonte à 102°, le pouls à 100 ; douleur, calmée par la morphine, reparaît et devient intolérable dans l'après-midi. Les vomissements diminuent un peu ; constipation. Ces symptômes persistent jusqu'au 3 avril. Ce jour-ci, les douleurs se concentrent dans la région inguinale droite.

Quelques jours après, une tumeur qu'on peut sentir à cette région par le rectum confirme le diagnostic de l'appendicite.

Le 5 avril, je voulais procéder à l'opération. La famille et le malade y consentirent ; mais, une amélioration étant survenue, l'opération fut remise.

Le 12. La température était redevenue normale, la douleur était presque disparue grâce à l'élixir d'opium, la tension abdominale était aussi moindre. Miction normale.

Cependant, le 16, une induration parut dans la fosse iliaque droite, la température monta à 102°, le pouls à 115-120 et les forces du malade fléchirent. Opération impérieusement indiquée.

Après l'éthérisation, une incision fut faite juste au-dessus du ligament de Poupart. L'abcès fut trouvé bientôt après ; à la pression du doigt qui était allé à sa recherche s'écoula une grande quantité de pus épais, brun, très offensif : après lui, vinrent les gaz et les fèces.

La cavité abcédée fut lavée avec l'eau phéniquée chaude, et un tube à drainer long de 6 centim. et demi introduit.

Après l'opération, la température tomba à 98° ; le pouls, à 110.

La tumeur qu'on avait sentie par l'intestin avait disparu. Dans l'après-midi il y eut un frisson ; la température remonte à 120°, le pouls à 120, mais la nuit fut bonne.

Dès ce temps jusqu'au 29, la température se maintenait entre 100° 2 et 97°. Le 29, le malade se mit à se plaindre d'une grande douleur dans le côté gauche du ventre. Cet état dura pendant les dix jours suivants.

Le 31 avril, le malade rendit pour la première fois les *fèces* par l'anus. Elles s'écoulent aussi par la plaie. Mais, ce jour-ci, elles *apparaissent aussi dans l'urine*, la miction est douloureuse et *l'urine s'échappe* aussi *par la plaie.*

Les six jours suivants sont caractérisés surtout par la faiblesse croissante du malade. Il s'éteint le 6 mai.

AUTOPSIE. — Ventre seul examiné. Intestin grêle, côlon descendant, flexure sigmoïde, et paroi abdominale antérieure unies par des adhérences fibreuses. Portion pelvienne de la cavité péritonéale contient du pus gris jaunâtre visqueux.

La cavité péritonéale communiquait librement avec la plaie incisée dans la fosse iliaque droite.

La muqueuse de l'appendice vermiforme était épaissie, rouge, rugueuse. A la paroi postérieure de la vessie, vers 1 centim. et demi du bord postérieur de la prostate, se trouvait un orifice nettement délimité d'un quart de centim. de diamètre, à travers lequel *la vessie et la cavité abcédée communiquaient* librement.

Reins normaux ; parois de l'intestin grêle dans la proximité de l'abcès, friables ; celles du cæcum et de la partie inférieure de l'iléon, normales.

OBS. 216. — M. THUN. *Ueber den Versdluss der Scheide bei Blasen-Scheiden fisteln*, thèse de Greifswald (1889). — *Fistule vésico vagino-rectale.* — Jeune fille, 23 ans. Toujours bien portante, menstruation régulière. Il y a dix semaines, le 28 avril 1889, premier accouchement. Il fut difficile, car il dura trois jours et demi. Un médecin appelé enfin fit une perforation et le travail se termina en vingt minutes. Une légère fièvre puerpérale après cela. Elle se passe, mais dès l'accouchement la malade rend involontairement l'urine. Elle maigrit, sa jambe gauche devient douloureuse et œdématiée.

Le 4 juillet 1889, elle entre à la clinique de Greifswald. A l'exploration bimanuelle on arrive tout de suite derrière la symphyse à la vessie dont la paroi postérieure fait totalement défaut et n'est représentée que par un bord étroit. L'urètre est oblitéré complètement dans le sens postérieur.

Dans la paroi postérieure du vagin, il y a aussi une fistule par laquelle le doigt pénètre facilement dans le rectum. Donc : fistule vésico-vaginale et recto-vaginale.

Le 15, on procède à l'opération. Sous le chloroforme, avec toutes les précautions antiseptiques on avive l'entrée du vagin en enlevant la muqueuse et les petites lèvres sur le pourtour d'un centim. et demi avec le couteau et les ciseaux. On suture les surfaces saignantes avec le fil de soie et on met un pansement iodoformé moyennant bande en T.

Les jours suivants l'urine n'est pas sécrétée goutte par goutte par le vagin ; mais la malade la rend toutes les deux à quatre heures par l'anus. Aussi les selles passent après l'application de l'huile de ricin. La malade se plaint de maux de tête et de douleurs dans la jambe et le pied gauches.

Le 23, on enlève les sutures ; on aperçoit près du coin antérieur de la plaie, une petite fistule ; on l'avive largement, le 8 avril.

Le 15, on voit, après l'ablation des sutures, qu'elle s'est réunie par première intention.

La malade se lève le 19 août, mais prétend perdre l'urine par le vagin. En effet, on trouve que l'urine passe d'un canal de suture dans la lèvre à gauche. Mais ce symptôme disparaît de lui-même en quelques jours. La malade se rétablit visiblement, et rend l'urine et les fèces par le rectum. Pour éviter une hématomètre au moment du retour des règles, on fait, le 14 septembre, une castration double. La malade se lève le 29.

Le 5 octobre, on voit que l'anus est enflammé à cause du passage de l'urine ; contre cela on applique la pâte de Lassar. La malade avait pendant quelques temps des douleurs violentes dans le rectum, probablement à cause de la décomposition des fèces sous l'influence de l'urine.

Elle partit guérie le 18 octobre.

Obs. 217. — Chrobak. *Centralblatt f. Gynek.*, 1889, n° 33, p. 588.— Rapporte un cas de fistule recto-vagino-vésicale avec un museau de tanche enclavé dans la paroi antérieure du rectum. (Communic. à la Société des accoucheurs de Vienne.)

Obs. 218. — Gwynne. Société médico-chirurgicale de Sheffield (Angleterre). Séance du 21 novembre 1889. — *The Lancet*, 1889, II, p. 1231. — Dr Gwynne lit l'histoire d'un cas où une colotomie lombaire fut faite à cause de la constipation produite par une tumeur maligne de la partie supérieure du rectum.

La malade, une femme de 36 ans, avait souffert pendant plusieurs mois de la constipation alternant avec la diarrhée. L'opération fut faite chez elle le 3 décembre 1886, dans la région lombaire gauche. Elle se sentait très soulagée et sa santé s'améliora tant qu'elle put revenir à ses occupations.

Deux ans après l'opération, elle commença à perdre du sang par la vessie. Dépérissement, mort, le 19 mai 1889, après six mois de souffrances cruelles.

A l'autopsie il trouva les intestins pâles et distendus par les gaz, mais d'une apparence saine. A la partie supérieure du rectum une large masse cancéreuse fut trouvée. Elle adhérait en arrière à la colonne vertébrale, en avant à la vessie et entourait complètement l'intestin. Une large communication fistulaire entre le rectum et la vessie. Différents nodules dans la partie inférieure du rectum, large ulcère malin de l'anus, larges tumeurs secondaires dans le foie. L'examen microscopique montre que c'est un épithéliome cylindrique.

Obs. 219. — S. R. Hermanides. *Nederl. Tijdschrift voor Geneeskunde*, 1889, II, p. 429-431. — *Fistules vésico-rectales directes et indirectes.* — Femme âgée de 36 ans ; n'a jamais eu d'enfants, pas de maladie antérieure, pas de syphilis ni gonorrhée. Il y a trois ans, paramétrite due à une cause inconnue. La paramétrite suppure ; le pus se fraie le chemin à travers l'intestin, probablement près de la flexure sigmoïde.

Après huit mois, la malade se rétablit, la fistule se ferme.

Dix-huit mois après, récidive. Paramétrite tellement étendue que l'utérus entier est englobé d'une masse molle. Abcès ; il s'ouvre de nouveau dans l'intestin. Trois ou quatre semaines après cela, il s'ouvre aussi dans la vessie. Pus, gaz et selles liquides et solides sortent à travers l'urètre.

La communication entre le rectum et la vessie dure deux mois. Puis, l'orifice vésical se ferme ; ensuite, beaucoup plus tard, l'orifice rectal. Après cinq mois, la malade est complètement rétablie.

OBS. 220. — F. KÜTHE, de Tiel. *Nederlandsehe Tijdschrift voor Geneskunde.* Amsterdam, 1889, I, p. 595-6. — *Fistula-entero-vesicalis.* — Homme 25 ans, souffrait pendant longtemps de diarrhées fréquentes. Soudain il s'aperçut que chaque fois qu'il urinait l'air sortait du pénis vers la fin de la miction. En outre, son urine donnait un dépôt brun et floconneux.

J'examinai ce dépôt au microscope : il se composait de globules sanguins altérés, de la matière colorante de la bile et des particules des légumes et de la viande non digérés. Cela confirma pleinement le diagnostic de la fistule intestino-vésicale.

Mais quelle portion de l'intestin y était-elle intéressée ? Je pense que c'était l'intestin grêle, car après l'administration de l'extrait d'opium qui devait constiper le malade, la quantité de fèces rendue avec les urines était à peu près la même.

Comme j'avais traité auparavant mon malade contre la syphilis, l'idée me vint que peut-être une gomme syphilitique s'était formée dans l'intestin grêle et que son ramollissement en amena la perforation. Donc, avant d'entreprendre une opération risquée, j'ai donné à mon patient de l'iodure de potassium et du sublimé. En effet, le succès ne se fit pas attendre trop longtemps ; mais, un an après, vint la récidive. Un traitement plus énergique et plus long fut entrepris. Grâce à lui, la guérison s'ensuivit et depuis sept ans il n'y a pas eu de rechute.

OBS. 221. — CH.-P. NOBLE. *Medical and surgical reporter.* Philadelphie, 1889, t. LX, p. 77-78. *Une nouvelle méthode de diagnostic dans les cas obscurs de fistule entéro-vésicale.* — Je fus récemment appelé, par le D\u1d63 Wilson, pour que je visse une de ses malades, qu'il supposait atteinte d'une fistule. C'était une femme qui avait eu, il y a cinq ans, un abcès ischio-rectal. Quelque temps après cet abcès, elle dit avoir commencé à sécréter, par l'urètre, des gaz et des petites particules de matières fécales.

Il n'y avait pas de symptômes d'irritation vésicale. Nous trouvâmes dans le vagin une large cicatrice due à une ulcération provoquée par le port d'un pessaire. Ne pouvant pas nous baser sur l'opinion de la malade, nous l'endormîmes et cherchâmes des communications entre le vagin et le rectum, car vu le manque d'irritation vésicale nous avions exclu une communication intestino-vésicale. Mais aucune trace de communication du vagin et du rectum ne fut trouvée.

Alors je conseillai au D\u1d63 Wilson de se servir du gaz hydrogène comme décelant. Le lendemain, le D\u1d63 Wilson injecta, en effet, de l'hydrogène dans le rectum et, en même temps, approcha une allumette enflammée au bout d'un cathéter introduit dans la vessie. Je ne pouvais pas assister à l'expérience ; mais le Dr Wilson dit que, sans avoir entendu un gargouillement (qu'aurait causé le gaz s'il avait forcé la valvule iléo-cæcale) il vit au bout du cathéter une flamme produite par l'hydrogène venant du rectum. Le défaut du gargouillement lui a fait présumer chez sa malade plutôt une fistule entre la vessie et le gros intestin, qn'entre la première et l'intestin grêle.

Je recommande à mes collègues cettte nouvelle méthode de diagnostic.

Observations de 1890 à 1899.

Obs. 222. — Reginald Harrisson. *Brit. med. journ.*, 1890 (résumée in Chavannaz, obs. n° 77). — 19 ans. Le patient subit la colotomie lombaire et se porta bien pendant trois ans ; puis, il mourut avec de la suppuration à l'intérieur et à la périphérie du rectum.

Autopsie. — Le côlon, entre l'anus artificiel et le lieu de la fistule, avait presque entièrement disparu et il n'en restait qu'un cordon fibreux aréolaire.

Obs. 223. — R. Harrison. *Lancet*, 1890, II, 1272-3. — L'auteur rapporte cinq cas de communication non maligne entre la vessie et l'intestin :

I) Un homme de 28 ans qui avait souffert, il y a dix ans, d'une douleur violente dans la région lombaire, rendait du pus avec l'urine. Dernièrement, il remarqua un échappement d'air de son pénis vers la fin de la miction. Il rendait, en outre, du rectum, aux intervalles des défécations, un liquide clair, évidemment urineux. Aussi des débris d'aliments se trouvaient dans son urine, et les symptômes vésicaux augmentaient avec la diarrhée.

II) Homme, 50 ans. Il y a deux ans, symptômes abdominaux dans la région vésicale, avec beaucoup de douleur. L'air passait, vers la fin de la miction, et l'urine était mélangée avec les matières féculentes.

III) Homme, 61 ans. Symptômes d'irritabilité de la vessie, hématurie, douleur, pollakiurie, bulles d'air passant souvent. Il mourut avec les symptômes de maladie des reins.

IV) Homme, 60 ans, avec douleur dans région sciatique droite ; rétention de l'urine à cause d'une hypertrophie de la prostate et d'un rétrécissement. La douleur disparut soudain et, en même temps, du pus parut dans l'urine de mauvais aspect. Le malade dit qu'il y a vingt ans il avait eu un abcès abdominal. A l'autopsie on trouva, en effet, une communication indirecte du sommet vésical avec le côlon descendant.

V) Homme, 50 ans. Diarrhée pendant six semaines, irritabilité de la vessie pendant trois semaines, douleur abdominale, urine purulente. Miction se termine par un sifflement semblable à celui que produit l'eau de seltz en s'écoulant d'un siphon. Dernièrement, un fragment de fémur de lapin lui sortit de l'urètre.

6ᵉ cas, rés. in Chavannaz (n° 77).

Obs. 224. — K. Thornton in Harrison (*Eod. loco*). — Un cas de fistule recto-vésicale consécutive à un abcès aurait été guéri au point de vue des symptômes vésicaux, par une colotomie.

Obs. 225. — Dino Battistini. *Annales des maladies génito-urinaires*, 1890, p. 557). — Bl., en 1880, entérite ulcéreuse guérie par des lavages au nitrate d'argent.

En 1887 ; le malade a eu la sensation de quelque chose qui tombe de la partie supérieure de l'abdomen dans le bas-ventre à gauche ; on constate météorisme localisé au côlon transverse et descendant avec impossibilité d'aller à la selle. Purgatifs répétés amènent l'expulsion de petites scybales, ce qui fait penser à un rétrécissement cicatriciel de l'S iliaque. Pendant quelques jours le malade présente les symptômes de l'occlusion intestinale et de la péritonite partielle ; puis l'état s'améliore, et les matières circulent de nouveau librement.

En avril 1888, perte de sang par le rectum et issue de gaz intestinaux par l'urètre. La palpation combinée avec l'insufflation du côlon montre que la fistule part de l'S iliaque pour aboutir dans une cavité accessoire creusée au milieu d'un exsudat péritonéal qui a dû, par contact, ulcérer la paroi postérieure de la vessie.

En octobre 1889, le malade émet chaque jour des matières fécales dans les urines.

A l'examen microscopique on y trouve, en effet, des cristaux d'urates, des fibres musculaires, des cellules végétales, des grains d'amidon avec des globules de pus, de zooglées, des bacilles et même des acares, tels que l'acarus domesticus (du fromage) ; l'acarus eruditus, et le tyroglyphus farinæ.

L'opération étant jugée impossible, on prescrivit au malade, en avril 1888, les lavages antiseptiques (au sublimé). Ces lavages lui rendirent la santé. Mais, comme ensuite il les négligea, son état empira considérablement. On lui recommanda d'y revenir, et en effet après un mois de ce traitement le malade, tout en émettant tous les jours un peu de matières fécales par l'urètre, put revenir à ses occupations.

Obs. 226. — Lanelongue, de Bordeaux (clinique de l'hôpital Saint-André). — *Fistule vésico-rectale chez une femme* (1). — Femme, 32 ans. Deux grossesses, prolapsus utérin presque complet amenant le museau de tanche au niveau de l'orifice vaginal : rien autre du côté des organes génitaux. Après sa deuxième grossesse, signes évidents de syphilis (alopécie subite et abondante, ulcérations buccales multiples ; ulcération arrondie sur l'épaule). A cette époque, douleurs vésicales très fortes avec fréquence et pyurie ; guérison avec lavages boriqués. En août 1889, il y a six mois, douleur hypogastrique, constipation et rétention d'urine avec fièvre et vomissements, indiquant un certain degré de réaction péritonéale pendant une semaine. Puis, brusque détente avec rejet d'urines troubles, épaisses, purulentes, et accompagnées de gaz ; et en même temps, par l'anus, liquide purulent très épais. Même accident un mois et demi après.

Depuis lors chaque miction s'accompagne de gaz et quelquefois de matières

____

(1) Obs. extraite d'une leçon recueillie par mon ami Baudet, interne médaille d'or des hôpitaux de Paris, et publiée ici grâce à son obligeance.

fécales, et la défécation d'une certaine quantité d'urine. Le besoin d'uriner s'accompagne toujours du désir d'aller à la garde-robe.

Examen : au palper hypogastrique empâtement profond, impossible à délimiter. Au toucher vaginal, prolapsus utérin incomplet, mais irréductible , dans le cul-de-sac postérieur, masse empâtée, immobile, que l'on trouve aussi par le toucher rectal. A 5 centimètres au-dessus de l'anus, rétrécissement annulaire de 1 centim. de hauteur, peu épais, très souple. A son niveau, sur la paroi antérieur du rectum, zone indurée. On ne perçoit pas, au toucher, d'orifice fistuleux.

Examen par injection vésicale avec de l'eau, puis avec du lait, demeure négatif, du côté du rectum ; par contre, quand on sonde la malade, l'issue de l'urine est suivie de l'émission de gaz nombreux et fétides.

Nous avons affaire à une fistule recto-vésicale qui a pu se créer, ici, l'utérus n'étant plus à sa place. La cause est la syphilis ; il s'agirait donc d'une *gomme suppurée sous-péritonéale du petit bassin ouverte à la fois dans la vessie et dans le rectum.*

On institue le traitement suivant : lavages vésicaux à l'eau boriquée tiède, et médication anti-syphilitique mixte. Au bout de quelques semaines la malade sortait de l'hôpital complètement guérie.

Obs. 227. — Herczel. *Pesther medic. Chirurg. Presse*, 1890, p. 24 et p. 51. — *Fistule vésico-rectale. Laparotomie, puis colotomie.* — Chez un homme porteur d'une fistule vésico-rectale, l'auteur a tenté une laparotomie. Il est arrivé à décoller le rectum d'avec la vessie, ce qui lui permit de constater sur chaque organe un trou de 5 millim. de diamètre dont il ne put aviver les bords à cause de la profondeur à laquelle il opérait, mais qu'il parvint à suturer à la soie. Drain de la plaie abdominale qu'on enlève au bout de quatre jours.

Au bout de neuf jours, issue de pus et de matières fécales par la plaie à l'endroit où était le drain. Matières fécales dans l'urine. Deux mois plus tard, *colotomie*. Le bout inférieur de l'S iliaque est suturé ; le bout supérieur fixé au dehors : mort du malade au bout de huit jours.

La fistule était due non à un cancer comme on l'avait cru avant l'opération, mais à la perforation, dans la vessie, d'un des nombreux diverticules que présentait le rectum.

Un seul cas semblable, au dire de Herczel, existerait dans la science : ce serait celui de Sidney Jones. (Obs. résumée in Chavannaz, n° 14.)

Obs. 228. — Pamard. *Bullet. et mém. Soc. chirurgie*, t. XVI, p. 294-296. — Le 1er février dernier, je reçois dans mon service une malheureuse fille de 34 ans qui m'est envoyée d'une ville des environs. Elle accuse une incontinence absolue des urines et des douleurs aiguës siégeant dans le bas-ventre. Il n'est pas difficile de lui faire avouer qu'un crayon introduit par accident dans la vessie est la cause de tout le mal. L'accident remonte à plus d'un an, 14 janvier 1889. Pendant une semaine le corps étranger a été supporté sans souffrances; puis celle-ci se sont montrées avec une intensité variable ; l'incontinence d'urine date de plus de six mois.

Le diagnostic ne me paraît pas douteux, le corps étranger est devenu le noyau d'un calcul et a déterminé, comme dans un cas que j'ai communiqué à la Société, une fistule vésico-vaginale.

Le 5 février, la malade ayant été chloroformée, est placée au bord du lit. Dès que les grandes lèvres sont écartées, on aperçoit une masse ovoïde, grénue, blanchâtre, qui refoule devant elle l'hymen intact et se continue dans le vagin. C'est un calcul phosphatique enrobant l'extrémité du corps étranger.

Avec les doigts aidés d'une pince il me fut facile, en déchirant l'hymen, d'extraire ce calcul volumineux (plus de 6 centim. de hauteur et 4 centim. d'épaisseur) et à sa suite le crayon qui avait une longueur dont nous fûmes stupéfaits, 14 centim.

A ce moment, il nous fut facile de constater l'existence d'une large fistule vésico-vaginale. La paroi était complètement détruite à gauche ; on en retrouvait à droite une portion notable. En arrière, 3 à 4 centim. de cloison étaient conservés, et le doigt introduit dans la vessie arrivait à sentir la région postérieure du trigone et l'embouchure des uretères. En avant elle avait complètement disparu.

En présence de pareils désordres on ne pouvait songer à une restauration de la paroi vésico-vaginale ; un seul moyen me parut possible, la suture ; je la proposai à la malade qui l'accepta, et l'opération fut faite le 10 février. La malade avait été préalablement purgée, rasée, lavée au sublimé.

Les dimensions de crayon, et ce fait que, sur une longueur de 8 centim., sa surface ne présentait aucun dépôt calcaire, m'avaient donné à penser que cette partie s'était logée en dehors de la vessie. Je profitai, pour m'éclairer, du sommeil anesthésique. Mon doigt introduit dans la vessie trouva sur la paroi en arrière et en haut, et un peu à droite, une perte de substance arrondie, dans laquelle je pus facilement engager une sonde de femme, qui ramena un liquide brun verdâtre, d'aspect huileux, ressemblant à de la bile altérée. Un hystéromètre s'enfonça sans difficulté à 7 centim. et demi. Le fait de la pénétration du crayon par son bout pointu dans la cavité abdominale était démontré, et nous fûmes tous conduits à penser qu'il y avait une fistule de l'intestin, en même temps que nous nous étonnions de la tolérance du péritoine pour ce corps étranger qui n'était guère aseptique.

L'existence de la fistule ne me parut pas devoir faire reculer l'opération projetée, et j'y procédai de la façon suivante qui m'a donné un excellent résultat l'an dernier dans un cas de fistule vésico-vaginale obstétricale irréparable :

Je fais tout autour de l'orifice vaginal une incision curviligne, concentrique à cet orifice. Je dissèque ensuite de dehors en dedans, et j'obtiens un lambeau ayant environ 8 centim. et demi de hauteur sauf à la partie antérieure. La face muqueuse du lambeau est repoussée en arrière (c'est elle qui sera en contact avec l'urine) dans le vagin, et les surfaces cruentées sont adossées et suturées au moyen du catgut fin.

Les surfaces avivées sont ensuite rapprochées par deux étages de sutures. Pansement iodoformé. Toutes les deux heures, une pilule contenant 0,01 d'extrait thébaïque; 4 grammes de naphtol β dans la journée. Le cathétérisme est pratiqué toutes les quatre heures.

Les premières vingt-quatre heures se passèrent sans incident; mais le lendemain, dans la matinée, le thermomètre monte à 40°; le malade se plaint d'une toux fatigante, convulsive. L'auscultation révèle de nombreux râles muqueux, sifflants et ronflants, surtout à droite. Pas de douleurs au côté. Crachats à peu près nuls.

Il n'y a pas de doute: notre opérée, quoique placée dans une chambre particulière, a contracté l'épidémie qui sévit avec intensité dans notre hôpital.

Le soir, température 40°2. Douleurs de la tête très accusées.

Le 12 février, température matin, 39°. Température soir, 39°7. La toux augmente; quelques crachats muco-purulents. Nausées. Le ventre reste souple et insensible.

Les vomissements apparaissent et résistent à toute médication. Les sutures cèdent et laissent couler l'urine.

L'affaiblissement augmente et la malade succombe le 17, à 4 heures du matin.

AUTOPSIE, faite par mon interne, M. Dubesson. — Les sommets des deux poumons sont farcis de tubercules ulcérés sur certains points, surtout à droite. Le reste des poumons n'a pu être examiné. Les surfaces d'avivement ne sont pas réunies; elles sont recouvertes d'une masse grisâtre. Deux fils de la suture profonde ont lâché prise.

De la région postéro-supérieure droite de la vessie part un canal à minces parois, creusé d'abord au sein de la paroi vésicale très épaissie, puis d'une bride celluleuse allant de la vessie à la surface d'une anse d'intestin grêle voisine. Là ce canal se continue sous forme d'un tunnel creusé entre la séreuse et la musculeuse. En un point de ce trajet se trouve un orifice de communication avec la cavité intestinale.

De l'intestin grêle à la face antérieure du cæcum s'étend une seconde bride celluleuse dans laquelle la trajet fistuleux se poursuit pour venir se terminer en cul de-sac sur le cæcum.

Le travail de péritonite adhésive, qui a donné naissance aux deux brides canalisées formées autour du crayon, est resté rigoureusement localisé. Nulle part ailleurs, en effet, on ne trouve la moindre trace d'inflammation péritonéale, sauf quelques adhérences de peu d'importance existant dans le cul-de-sac de Douglas.

OBS. 229. — CHOPART, in WAGNER. *Archiv f. klin. Chir.*, 1892, B. XLIV, p. 303-368. — Wagner cite l'observation que voici : Chopart rapporte un cas dans lequel une femme, lors d'un vomissement, vomit de l'urine en même temps qu'une grande quantité de matières fécales. La mort survint par péritonite (même remarque de la part de Wagner.).

OBS. 230. — M. VELITCHKIN, *Rousskaïa Miéditsina*, 1890, n° 3, p. 39. — *Une plaie de la vessie et du rectum produite par les armes à feu. Fistule vésico-*

rectale, guérison. — Un voleur persan, essayant d'échapper à un policier russe, reçut une balle de carabine dans le dos. Onze heures après on lui trouva la région hypogastrique un peu distendue et très douloureuse, les régions iliaques étaient d'un rouge foncé. La balle était entrée par la fesse gauche près de l'échancrure sciatique ; elle perfora le rectum 7 centim. au-dessus de l'anus. La sortie occupait la face dorsale du pénis près de sa racine ; elle était irrégulière, béante, aux bords meurtris; un doigt pouvait facilement pénétrer à travers elle dans la vessie.

Des 2 orifices s'écoulait l'urine, mélangée de fèces, rien ne sortait de l'urètre.

Pendant douze jours, le blessé était fort malade, la fièvre atteignait 39°6 et était accompagnée d'une diarrhée abondante. Mais dès le 13e jour son état s'améliora beaucoup. La *fistule recto-vésicale* persistait toujours. Le 27e jour l'orifice d'entrée se rétrécit ; le 29e jour, la fistule vésico-rectale se ferma. Dès ce jour l'urine cessa de contenir des fèces ; et dès le 58e, elle s'écoula exclusivement par l'urètre. La fermeture définitive de l'orifice de sortie eut lieu le 74e jour ; le 85e, le malade était complètement guéri.

Le traitement consistait en lavage à l'eau au sublimé (1 p. 100), alternant avec les lavages boriqués (3 p. 100) et salicylés (2 p. 100). Au commencement on administrait à l'intérieur de l'opium, de la valériane, de la teinture d'Hoffmann et de l'eau-de-vie. Plus tard on y ajouta la cathétérisation.

Obs. 231. — Sandberg. *Medicinsk.* (*Revue Copenhague*), t. VIII, 1891, p. 114-119. — *Fistula vesico-rectalis.* — Employé de commerce, 24 ans. Il y quatre ans, il a eu une blennorrhagie ; neuf mois après cela un rétrécissement de l'urètre tout près de la vessie ; six mois après les premiers symptômes du rétrécissement, rétention d'urine. Déjà, à ce moment, on remarqua, pendant le toucher rectal, une grande sensibilité du rectum et un ramollissement de la prostate.

Un mois après il perd toute l'urine par l'anus. Depuis ce temps, la fistule existe malgré la dilatation du rétrécissement (d'ailleurs très considérable). Une cystite grave et une proctite se développent aussi, et ni les injections de nitrate d'argent dans la vessie, ni les lavages boriqués de la vessie et du rectum après chaque selle ne peuvent les guérir.

On exécuta une dilatation sanglante du rectum en fendant le sphincter anal dans le sens antérieur, mais on ne put pas voir l'orifice fistulaire. On sutura l'incision et laissa un cathéter à demeure, Mais le patient mourut bientôt au milieu des symptômes diarrhéiques, et des vomissements.

A *l'autopsie,* on trouva en dehors de deux fistules recto-urétrales, grandes comme un pois et distantes de 3-4 centim. de l'anus, 10 à 12 centim. au-dessus de l'anus, un orifice grand comme une demi-couronne danoise et faisant communiquer la vessie et le rectum. La vessie elle-même était grande comme un œuf de poule ; autour de la fistule et à la paroi postérieure se trouvaient de grands abcès et le périnée entier formait une masse molle et persemée de tuméfactions. Les intestins présentaient de vieilles adhérences, parmi lesquelles une entre la vessie et l'intestin grêle ; dans les reins il y avait une infiltration purulente. Les deux uretères étaient dilatés, le foie pesait 2,500 grammes.

Obs. 232. — Albarran. *Tumeurs de la vessie*, Paris, 1891, p. 453. — Épithélioma cylindrique de l'intestin et de la vessie. Fistule vésico-intestinale consécutive.

Obs. 233. — Boiffin. *Société de Chirurgie*, 1891, 22 avril. — *Appendicite ouverte dans le rectum et dans la vessie. Laparotomie. Guérison.* — Homme, 28 ans. L'affection qu'il présente remonte à la première enfance, dès cette époque crises de violentes douleurs abdominales avec symptômes atténués d'occlusion.

En novembre 1889, le malade est atteint d'une typhlite, qui ne suppure pas, mais il persiste une tumeur avec douleur et fièvre. En janvier 1890, on constate des évacuations de pus dans la vessie et dans le rectum. En outre des gaz et des matières s'échappent par l'urètre. L'état général devient très grave, il ne prend que des aliments liquides, encore provoquent-ils des douleurs violentes.

Laparotomie latérale, tumeur volumineuse occupant l'origine du gros intestin ; vu l'état de faiblesse, entéro-anastomose entre l'intestin grêle et colon transverse.

Il décolle ensuite le péritoine de la fosse iliaque pour aller à la recherche de l'abcès ; il tombe sur une masse solide, dans laquelle il pratique quatre ponctions blanches.

La plaie guérit en quelques jours ; la santé revient rapidement, véritable résurrection.

Remarquons d'abord cette typhlite qui ne suppure pas présentement, mais persiste sous forme d'une induration ; au bout d'un an, un abcès pyo-stercoral s'ouvre dans le rectum et dans la vessie.

Obs. 234. — L. Husson, in Wagner, (*Loco citato*.). — Aurait trouvé à l'autopsie d'une femme morte de cancer utérin, une fistule utéro-vésico-intestinale, résultant de l'envahissement par le néoplasme des organes voisins de l'utérus, puis de la désagrégation de ce néoplasme. La vessie et l'iléon communiquaient ensemble.

Obs. 235. — Meyer, in Wagner, (*Eod. loco*.). — Une femme âgée de 28 ans, s'aperçut vers le milieu d'une grossesse qu'elle perdait des gaz par l'urètre, en même temps que des parcelles alimentaires (trois-quatre heures après le repas). Les selles étaient, la plupart du temps, liquides, gris-verdâtre, semblables aux urines, mais ayant en plus une odeur fécaloïde. La région iliaque droite était sensible à la pression.

Wagner range ce cas, parmi les fistules dues à une affection quelconque du tube digestif dont il ne put trouver chez l'auteur, le diagnostic exact.

Obs. 236. — Dʳ S. Jezierski. *Gazeta lekarska* (Varsovie), 1893, t. XIII, p. 75-76. — *Atrésie anale. Plaie de l'intestin et de la vessie. Fistule vésico-intestinale. Anus artificiel.* — Au mois de décembre 1888, vint chez moi, un paysan avec un enfant mâle de 5 mois, dépourvu totalement d'anus ; sur l'étendue, partant du coccyx au testicule, se trouvait une cicatrice lisse, étroite. Le ventre était gonflé, très douloureux ; à la pression il s'en écoulait, à travers l'urètre, un liquide jaunâtre, que je reconnus à l'examen être des matières fécales diluées dans l'urine. En outre, des vésicules de gaz sortaient de temps en temps avec les fèces, par l'urètre.

L'histoire de mon malade était assez curieuse.

Huit jours après la naissance de l'enfant, les parents remarquèrent qu'il n'avait pas d'anus. Ils se rendirent chez un charlatan pour lui demander un conseil médical, et celui-ci fit à l'enfant une incision allant du coccyx aux testicules. Mais les fèces ne sortirent pas par cette plaie. Au lieu de cela, elles commencèrent à être sécrétées, à tout cri un peu plus fort de l'enfant, par son urètre. Tantôt elle coloraient l'urine, tantôt elles sortaient en parcelles solides ; souvent elles étaient accompagnées d'un bruit semblable à celui qu'on rend au moment de l'issue des gaz.

Dans deux semaines, la plaie faite par le médecin improvisé guérit complètement, et quatre semaines après l'opération, on apporta l'enfant chez moi, car à ce qu'on racontait, il ne dormait plus depuis quelques jours, ne voulait plus têter et criait sans cesse. Après avoir examiné l'enfant, je proposai l'opération ; les parents l'acceptèrent. Je rendis donc, avec de l'éther, la vieille cicatrice insensible, et puis je fis l'incision depuis le testicule jusqu'au coccyx. 3 centim. au-dessous de la surface de la plaie, je trouvai une tumeur bleu cendré, molle, je la perforai avec un' trocart, des fèces sortirent du point de perforation. C'était donc une anse intestinale. Je me décidai de m'en servir pour former un anus artificiel ; dans ce but je la fixai aux bords de la plaie à l'aide de deux ligatures menées à travers la paroi intestinale, transversalement à la direction de l'incision ; ensuite j'ouvris l'intestin avec des ciseaux, une quantité considérable de fèces et de gaz en sortit.

Après avoir lavé l'intestin et nettoyé la plaie, je fixai la paroi de l'anse intestinale aux bords de la plaie à l'aide de huit sutures à nœuds. Pour empêcher la pénétration des fèces et l'infection de la plaie je fis passer dans l'intestin un drain épais long de 6 centim que j'entourai de gaze boriquée.

Le malade n'eut pas de fièvre, pendant quatre jours, il sécréta encore des fèces avec l'urine, quoique leur quantité fût beaucoup moindre. Quant à la vessie je la lavai pendant huit jours avec l'eau boriquée à 2 p. 100 ; pendant trois jours, l'eau introduite dans la vessie sortit en grande partie par le drain introduit dans l'intestin ; mais ensuite cette quantité diminua, et le huitième jour, elle revenait toute par l'urètre. La plaie guérit par première intention, les sutures furent enlevées le huitième jour et sur la demande des parents, le petit malade fut renvoyé chez lui.

Six mois plus tard, j'ai rencontré de nouveau ce garçon ; il allait tout à fait bien, mais l'anus artificiel s'était fort rétréci et ne laissait pas passer le bout du petit doigt. A cause de cela, l'enfant faisait des efforts évidents en défécant. Quand au passage des fèces avec l'urine, ce symptôme avait disparu complètement.

A mon avis, le garçon était venu au monde sans anus, en outre, le rectum manquait sur une étendue considérable ; l'incision faite par le charlatan, blessa la vessie et le rectum, d'où fistule vésico-rectale guérie par mon opération.

Obs. 237. — Brewis. *Transactions Edimburg Obstetrical Society*, XIX, 1893-1894, p. 17-19. — Mme M..., 33 ans, mariée depuis huit ans, n'ayant eu ni accouchement, ni fausse couche, entra à l'hôpital le 9 octobre 1893, se plaignant d'émissions d'urine par le rectum. Cette infirmité datait de cinq ans, elle ne s'était pas soignée et son état n'avait fait qu'empirer.

Réglée à quinze ans, ses règles avaient été régulières jusqu'à sa maladie actuelle : elles duraient trois jours et revenaient tous les vingt-huit jours : elles étaient quelquefois très abondantes, mais toujours indolores. Actuellement, elles sont irrégulières ; elle les a eues la dernière fois le 6 octobre, et n'a vu que fort peu. Quand elle urine, il sort bien plus de liquide par le rectum que par l'urètre : les mictions s'accompagnant d'une sensation de pesanteur très accentuée et très douloureuse. Elle se plaint aussi de diarrhée et, après chaque défécation, elle se sent faible et fatiguée. L'état général a été bon, jusqu'à sa maladie actuelle. Elle a treize frères et sœurs dont douze sont en bonne santé. Sa mère dut subir une résection du coude, probablement pour arthrite tuberculeuse. On examine la malade sous chloroforme : utérus en rétroversion fixe, dévié à gauche par une tumeur solide occupant la partie droite du bassin. La vessie contenait deux drachmes environ d'urine, mêlée à des particules de matière fécale. La sonde pénétra de deux centimètres et demi dans la vessie, à droite ; à gauche elle pénétra presque en entier. Un doigt introduit dans le rectum révéla la présence d'une bande de tissu cellulaire épaissi, faisant le tour du rectum et situé à une longueur de doigt de l'anus.

Immédiatement au-dessus de ce rétrécissement, on pouvait sentir la sonde qui émergeait d'une fente valvulaire dans la paroi rectale. L'ampoule rectale était très distendue par de l'urine. On pouvait introduire le doigt par cette fente et on tombait alors sur une tumeur ferme, située apparemment entre les feuillets du ligament large. Quant à l'utérus en rétroversion, on le sentait à gauche de la perforation rectale.

La malade pouvait garder ses urines, pendant plusieurs heures, dans l'ampoule rectale ; le sphincter anal jouant absolument le rôle de sphincter vésical.

L'auteur se proposait d'ouvrir la vessie par la méthode supra-pubienne, puis de fermer l'orifice fistuleux par des sutures. Mais la malade s'est refusée à toute intervention.

Le Professeur Simpson rapporte un cas semblable de fistule vésico-rectale : les matières fécales pénétraient dans la vessie, mais l'urine ne pénétrait pas dans le rectum. La fistule guérit par des applications de nitrate d'argent sur le cul-de-sac latéral du vagin, près duquel passait la fistule.

Obs. 238. — Francis Heuston. *Brith. med. journ.*, 1894, p. 405 (résumée in Chavannaz, obs. n° 52). — 35 ans. En janvier 1891, douleurs, mictions fréquentes ; il crut voir des matières fécales dans les urines. Après une selle liquide par purgation, les matières passèrent dans l'urine. Urine acide avec faible dépôt de phosphates et mucus.

Du lait injecté dans la vessie ne passait pas dans l'intestin. Quelques minutes après l'injection de salicylate de soude dans le rectum, on trouva ce sel dans l'urine. Une injection intra-vésicale de salicylate de soude ne passait pas dans l'intestin. Gaz et matières fécales dans les urines.

Laparotomie : vessie adhérente à la courbure sigmoïde du côlon. Cette adhérence fut facilement détachée par la vessie, perforation de la grosseur d'un pois, avivement double plan de sutures.

Résection de trois pouces d'intestin et réunion des deux bouts par la suture de Czerny-Lembert.

Mort dans le collapsus, le quatrième jour après la laparotomie.

AUTOPSIE. — Pas de péritonite ; les sutures avaient bien tenu.

L'examen histologique a montré un épithélioma.

OBS. 239. — STEPHEN PAGET. *Lancet*, 1894, p. 915 (obs. résumée in CHAVANNAZ, n° 66). — 50 ans. Tuberculose pulmonaire ; soigné depuis quelques mois pour cystite chronique, il rendait des urines mêlées de fèces.

AUTOPSIE. — Tuberculose des deux poumons. Masse entre le rectum et la vessie, composée de débris de glande tuberculeuse. Dans cette masse, deux trajets fistuleux, l'un allant de la vessie dans le rectum, l'autre du rectum dans la masse et s'ouvrant encore plus bas dans le rectum.

OBS. 240. — PÉRON. *Soc. anat. de Paris*, 1894, p. 557 (résumée in CHAVANNAZ, obs. n° 80). — *Fistule vésico-intestinale suite d'un cancer de l'S iliaque.* — 36 ans. En 1893, on tente une opération, une laparotomie qui reste simplement exploratrice. En janvier 1894, fistule recto-vésicale. Depuis le mois d'avril jusqu'à sa mort (11 juillet), le malade n'a rien rendu par l'anus, si ce n'est quelques gaz. Souffrances atroces, urine sanguinolente, boueuse. Mort de cachexie.

AUTOPSIE. — Cancer ulcéré de l'S iliaque, au-dessus, cloaque fermé en haut par des anses agglutinées et des fausses membranes épaisses. Les bourgeons cancéreux pénétraient de dehors en dedans plusieurs anses du jéjunum. L'une d'elles était ulcérée et versait son contenu dans la poche, où venait s'ouvrir aussi la vessie. — La muqueuse vésicale est enflammée chroniquement, épaississement, érosions, ulcérations). Les orifices des uretères, sains ; l'uretère et le bassinet droits, distendus et enflammés. Les reins sains. — L'uretère gauche est enserré vers son tiers moyen par la tumeur cancéreuse ; au-dessus le conduit est dilaté, ainsi que le bassinet. Dans le rein gauche, partie inférieure, deux à trois petits abcès en voie de formation.

Autres organes rien, sauf un petit foyer de broncho-pneumonie tuberculeuse dans un poumon.

Obs. 241. — Launay. *Soc. anat. de Paris*, 1894 (résumée in Chavannaz, obs. n° 81). — 43 ans. En avril 1894, frissons et douleurs abdominales vagues, tumeur dans fosse iliaque gauche. Quinze jours plus tard, miction plus fréquente, légèrement douloureuse; urines foncées et troubles.

Par le toucher rectal, masse se continuant avec la tumeur abdominale.

Pas de matières fécales dans l'urine. Le 19 mai, mort.

Autopsie. — Péritonite purulente généralisée. Masse bourgeonnante située entre la vessie et le rectum, creusée en son centre d'une cavité remplie de pus et ouverte en haut dans le péritoine. Cette masse communique avec la vessie par un orifice situé au-dessus de l'uretère gauche. La vessie contient du pus. La masse tient à la fin du côlon iliaque. En ce point l'intestin offre une perforation de la grandeur d'une pièce de 5 francs à bords bourgeonnants, continus d'une part avec la masse, d'autre part avec la muqueuse intestinale.

Obs. 242. — Fischer. *Wien. med. Woch.*, 1894, p. 366 (résumée in Chavannaz, obs. n° 84). — 17 ans. Tombe, le 1er septembre, d'une hauteur de 15 mètres et se blesse sur un manche de pelle.

A 6 centimètres au-dessus du sphincter, sur la paroi antérieure du rectum existe une ouverture en forme de fente à direction transversale, admettant le bout du petit doigt. Pas d'écoulement spontané d'urine par le rectum.

Le 17 décembre, le malade se trouve tout à fait bien.

Obs. 243. — Heubner. *Gesellschaft der Charitearzte in Berlin*, séance du 5 janvier 1895. — Heubner rapporte un cas clinique d'un enfant de sept ans dont l'urine exhalait une odeur fécaloïde et qui souffrait d'une cystite et dépérissait visiblement.

Il fit le diagnostic de fistule vésico-rectale; mais le traitement chirurgical ne fut pas entrepris, vu le mauvais état du malade.

Obs. 244. — Pr Terrier cité in Quénu et Hartmann. *Chirurgie du rectum*, p. 235. — « Le professeur Terrier plus heureux que Czerny dans un cas de fistule intestino-vésicale consécutive à l'ouverture d'un foyer suppuré dans l'S iliaque et dans la vessie, put, par la laparotomie, aborder la poche intermédiaire du volume d'une noix. Aucun orifice ne fut suturé; un drain fut simplement placé entre la vessie et l'intestin. Immédiatement le passage des matières dans la vessie cessa et, quelques jours plus tard, la fistule stercorale extérieure se ferma spontanément à son tour. » (Juin 1890) (1).

Obs. 245. — J. Becher. Thèse de Berlin, septembre 1896. *Uber die Operation der Blasen-Mastdarmfisteln.* — Becher rapporte deux observations inédites dont voici la traduction :

I) M. L..., 27 ans, contracta, en 1888, une gonorrhée dans le cours de laquelle un abcès se forma dans la prostate.

En 1890, cet abcès s'ouvrit spontanément dans l'urètre, un an plus tard dans le périnée. Il ne se tarit pas, mais suppurait toujours de nouveau, de sorte que

____

(1) Terrier et Hartmann. *Annales de Gynécologie*, 1893, t. I, p. 417.

le malade entra en 1892 dans un hôpital. On lui ouvrit là l'abcès par une incision externe.

Comme le malade présentait un rétrécissement considérable de l'urètre, on le traita avec les bougies et les cathéters. Malgré cela, un jour, il ne rendit pas d'urine malgré la plénitude de la vessie. L'examen révéla que le bout du cathéter avait suivi une fausse route et perforé, à travers la cavité de l'abcès, la paroi du rectum.

Toute l'urine s'écoule dès ce moment par le rectum, inversement, les gaz sortent par l'urètre. Mais petit à petit l'urine commença à sortir par le rectum en une quantité toujours moindre et enfin elle cessa de s'en écouler. Le seul signe d'une communication entre la vessie et le rectum reste le passage constant des gaz à travers l'urètre. On fait (à l'hôpital et dehors) plusieurs tentatives pour fermer la fistule (Becher ne décrit pas ces tentatives), mais toujours sans succès.

Le malade entre alors, le 20 août 1893, dans la clinique du docteur polonais Karewski, à Berlin.

A l'examen extérieur, on trouve deux fistules urinaires, l'une à la *pars pendula* l'autre au périnée.

L'urine ne sort pas par le rectum, mais au moins un tiers de la quantité totale s'écoule de la fistule périnéale.

On ne peut pas trouver une communication entre la vessie ou l'urètre et le rectum.

Réaction de l'urine : acide; l'urine est mélangée de pus et contient de l'albumine.

Le 27 août, on essaie de fermer la fistule urinaire. On extirpe le rétrécissement et les fistules, on ferme l'urètre sur un cathéter moyennant sutures et on couvre la perte de substance qui résulte de l'opération avec un morceau de chair enlevée du périnée. Cathéter élastique à demeure est laissé.

Six à sept jours après, la plaie s'était fermée et seulement une petite ouverture fistulaire était restée.

Au mois d'octobre de la même année, on essaya encore une fois de faire fermer cette fistule moyennant sutures, mais en vain.

Le malade devient maintenant de plus en plus chétif, sans qu'on puisse se l'expliquer trop. Bientôt s'installent une épididymite droite et une fièvre intermittente, et le patient se plaint de douleurs rectales au moment de la défécation. A l'examen rectal on trouve, à la paroi antérieure du rectum, une tumeur grosse comme une petite pomme ; au contact du doigt elle éclate, et à peu près 500 grammes d'urine fétide s'en écoule. L'abcès prostatique, qui s'était formé de nouveau, s'était ouvert dans le rectum et il y avait à présent une large communication au-dessus de la prostate, entre la vessie et le rectum. C'est par là que toute l'urine passe dans le rectum.

Le 13 novembre, on procède à une opération. D'abord on fait la sphinctérotomie, puis on fend obliquement le périnée, entre l'anus et le scrotum, et on libère la vessie et le rectum en avant et en arrière. Après un avivement des bords on ferme moyennant sutures l'orifice dans le rectum ; on draine la vessie par le périnée et on ne suture pas la plaie péritonéale.

Cette opération échoue complètement. Le malade cesse pourtant de souffrir de la fièvre, son état général s'améliore. Mais la communication entre la vessie et le rectum reste et les gaz et de petites quantités de fèces sortent par l'urètre, tandis que l'urine s'écoule par le rectum. Au contraire, la fistule urétrale s'est fermée tout à fait. L'amélioration de l'état général disparaît aussi bientôt, l'élévation de la température revient et l'urine contient 4 p. 100 d'albumine.

Au mois de janvier 1897 deuxième essai de fermer la fistule recto-vésicale. On incise circulairement le rectum et on le descend tant que l'orifice vésical est recouvert par la paroi rectale saine. Le segment inférieur abaissé du rectum reste devant l'anus comme un prolapsus artificiel.

Le malade se sent beaucoup mieux après l'opération ; la quantité d'albumine diminue considérablement. Cependant, le but n'est pas entièrement atteint, car les gaz passent toujours par l'urètre.

Donc on entreprend une troisième opération, le 16 mai.

On réséque de la façon typique le coccyx.

On libère circulairement l'intestin, et on extirpe la surface ulcérée de même que l'orifice fistulaire.

Par la translation de l'intestin à la base du coccyx, on crée un intervalle aussi grand que possible entre la vessie et l'intestin pour empêcher, grâce à lui, une nouvelle formation de fistule.

A peu près quatorze jours plus tard la plaie rectale s'était fermée, de sorte que ni les fèces ni les gaz ne sortaient par elle. L'albumine dans l'urine tombe à 1/3 p. 100 et le malade quitte l'établissement, le 14 octobre 1894, avec une petite fistule périnéale par laquelle il perd seulement quelques gouttes d'urine.

Il n'y a pas eu de récidive de la fistule rectale.

OBS. 245 *bis.* — J. BECHER. *Eod. loco.* — M. B..., 36 ans, a eu plusieurs fois la blennorrhagie ; mais, en dehors de cela, se portait toujours bien et n'a jamais souffert d'une maladie du rectum. Dans les derniers temps une recrudescence de gonorrhée (qui était devenue chronique). Bientôt après vinrent des symptômes d'une cystite : l'urine devint trouble, enfin sanguinolente, la miction douloureuse. Un jour le malade éprouva un fort frisson, en même temps s'installa un ténesme marqué de la vessie et du rectum. Le malade se rendit chez un médecin, celui-ci lui prescrivit des cataplasmes et le cathétérisa une fois (ce qui lui causa beaucoup de douleur). Tout de suite après un nouveau frisson, douleurs rectales, diarrhée et arrêt presque complet de miction.

Le 16 janvier 1893, le malade se rendit à la clinique du Dr Karewski.

A l'examen on trouva qu'à la paroi antérieure du rectum il y avait au milieu d'une surface ulcérée un orifice grand comme une pièce de 5 pfennigs. Il était en communication au-dessus de la prostate normale avec la vessie, dont la paroi postérieure était aussi perforée.

Il y a donc entre la vessie et le rectum une communication anormale qui conduit presque toute l'urine dans le rectum. Le malade est très cachectique et souffre d'une fièvre intense.

On fait l'opération le jour même.

On fend transversalement le périnée entre l'anus et le scrotum ; on libère la prostate et l'urètre en avant, le rectum en arrière autant que c'est possible sans danger pour le Douglas.

Après en avoir avivé les bords, on ferme l'orifice dans le rectum moyennant sutures ; on fait la sphinctérotomie et on draine la vessie par le périnée. La plaie rectale se ferme par première intention. Au bout de quinze jours, la fistule du drain seule reste ouverte ; mais quatre semaines plus tard aussi, elle se ferme. Le malade part guéri.

Depuis ce temps, il n'y a pas eu de récidive (trois ans) Quelque temps après son départ, il souffrait d'un incontinence vésicale, mais celle-ci disparut spontanément dans un bref délai.

Dans les deux observations précitées Becher attribue un rôle considérable dans la formation de la fistule au cathéter. Vu la cystite antérieure, il ne fallait pas trop d'effort pour perforer avec l'instrument la paroi vésicale.

Dans le reste de la thèse Becher passe en revue les différents procédés opératoires employés dans le but de guérir les fistules vésico-rectales, et il donne à celle de Karewski la préférence sur toutes les autres (à savoir celles de Simon et de Bardeleben).

Obs. 246. — Pousson (résumé de l'obs. 95 de Chavannaz.). — Homme de 29 ans. Aucune affection antérieure. En 1893, après copieux repas, douleurs abdominales violentes avec évacuations alvines accompagnées de douleurs vésicales et de mictions fréquentes purulentes. — Six mois après, également après un repas copieux, mêmes phénomènes, mais en plus avec émission de gaz par l'urètre et rejet, quelques jours après, de matières fécales passées à la filière (n° 12). Cet état dure un an, avec des intervalles de plusieurs semaines de repos, sauf depuis six mois où les accidents sont journaliers. Les gaz urétraux font un tel bruit que le malade n'ose uriner dans un water-closet public.

A l'examen, on trouve dans la région iliaque droite à la palpation un empâtement limité, douloureux, mieux appréciable par le toucher rectal combiné. — Les organes génitaux paraissent sains. Urines claires non purulentes, mais contenant de petits cylindres de matière fécale jaunâtre ; pas de bacilles de Kock. Au cystoscope, vessie en apparence normale, sauf à droite et en haut où il existe une tache brunâtre ecchymotique.

Opération. — Chloroforme. Cystostomie longitudinale sus-pubienne. Inspection vésicale avec une petite lampe électrique ; fin pertuis à l'union de la face latérale droite et de la face inférieure de la vessie à 4 centim. du col. Avivement de l'orifice, suture au catgut ; tubes de Guyon-Périer. — Résultat parfait pendant cinq jours ; mais, le sixième, gaz et matières par l'urètre ; ces phénomènes disparaissent peu à peu et pendant trois mois le malade peut se considérer comme guéri. Mais en novembre 1896, les gaz et les matières repassent par l'urètre ; mais cet accident ne se reproduit qu'à intervalles éloignés souvent de plusieurs semaines, et le malade n'en est pas incommodé comme avant l'opération.

Obs. 247. — Von Bardeleben, in Becher. (*Loco citato*, p. 15.) — Mlle G..., âgée de 43 ans, a fait un accouchement en 1882 (l'enfant est vivant et bien portant) ; pas de fausse couche ; elle nie toute maladie contagieuse. La malade déclare que par suite d'hémorrhoïdes elle a toujours souffert en allant à la selle ; ces souffrances augmentèrent à tel point, au commencement de l'année 1893, que souvent elle se présentait 20 fois par jour à la garde-robe, mais en vain. En août apparurent brusquement des douleurs de ventre, des nausées, des vomissements et une impossibilité complète d'aller à la selle. Un médecin diagnostiqua un rétrécissement rectal à la suite d'un ulcère syphilitique et fit admettre la malade dans un des hôpitaux de la ville. Elle y resta pendant trois semaines, gardant le lit, ayant de la fièvre et des vomissements fécaloïdes ; puis elle en sortit sur son désir. Elle s'adressa alors à une sage femme qui lui administra un lavement. Aussitôt elle ressentit un violent besoin d'aller à la selle ; mais les matières sortirent à la fois par l'anus et par le vagin. Des irrigations vaginales et des bains de siège restèrent sans effet ; aussi la malade se fit-elle recevoir à la Charité en septembre 1893 : on lui administra d'abord de l'iodure de potassium ; mais au bout de trois semaines elle demandait à sortir. Elle retourna de nouveau à son premier hôpital où, le 18 novembre, on lui fit un anus contre nature. Après huit mois on la laissa partir améliorée ; elle se trouvait relativement bien et était, entre autres, capable de faire des petits travaux de ménage. Mais bientôt son état empira de nouveau. Les matières cessèrent de passer par l'anus artificiel ; la défécation se fit par la voie naturelle ; (du vagin il ne sortait plus la moindre matière fécale), mais accompagnée de douleurs intolérables. Vers Pâques de 1895, l'intestin fit une hernie longue d'un doigt environ hors de l'anus artificiel, mais il put être réduit à l'hôpital. Ce prolapsus se reproduisit dans la suite à plusieurs reprises, mais la malade put chaque fois en amener elle-même la réduction. Peu de temps après, la malade ayant eu une constipation de trois jours se donna, par l'anus artificiel, un lavement de glycérine ; aussitôt elle fut prise d'un pressant besoin d'aller à la selle et d'uriner, suivi de l'évacuation, accompagnée d'une douleur lancinante, de matières fécales par l'anus, le vagin et l'urètre. Des irrigations vaginales restèrent absolument sans effet ; constamment on retrouvait des fèces dans les urines ; par contre, jamais il ne sortit d'urine par le rectum. L'état de la malade resta le même jusqu'au 25 mai, jour où, à la suite d'un repas copieux, l'intestin fit de nouveau hernie par l'anus artificiel. Les tentatives de réduction étant restées inutiles, la malade se fit recevoir le même jour à la Charité.

Au moment de son entrée, elle présentait les symptômes suivants :

Femme maigre, dont le tissu adipeux est peu développé. Sur le tibia gauche, on trouve plusieurs tuméfactions osseuses, qui sont probablement des gommes. A gauche, on voit sortir de l'anus artificiel une tumeur de la longueur et du volume de l'avant-bras, d'un violet foncé, recouverte par la muqueuse. Cette tumeur est formée d'une portion invaginée de l'intestin qui avait pu faire une telle saillie grâce à une déchirure du péritoine en ce point.

L'intestin est attiré sous anesthésie, refoulé en dedans et réduit ; les points déchirés sont de nouveau suturés. Les fils sont enlevés au bout de huit jours.

A partir de ce moment, l'état de la malade reste stationnaire jusque dans le dernier tiers du mois, époque à laquelle éclatent de nouveau des douleurs dans le ventre et dans la région sacrée ; la malade souffre pendant la miction et il y a de nouveau des matières fécales dans les urines.

L'exploration rectale montre qu'il existe, sur la paroi antérieure du rectum, à environ 10 centim. de l'anus, un orifice qui est situé au milieu d'une surface ulcérée ; en ce point il existe un rétrécissement du rectum, rétrécissement au-dessus duquel ce dernier organe présente une dilatation en forme d'ampoule La paroi postérieure du vagin ne présente aucune lésion.

La malade est opérée le 26 mai.

On commence par débarrasser le rectum, à l'aide de lavements donnés par l'anus artificiel, des scybales qu'il contient en grande quantité et dont quelques-unes ont le volume d'un œuf de pigeon. Puis à partir de l'angle inférieur, épaissi de la fistule stercorale, on fait une incision cutanée de 11 centim. se dirigeant vers la symphyse. Après que l'exploration digitale eut montré qu'il était impossible d'opérer la fistule par la voie péritonéale, on se décida à supprimer complètement l'issue des matières fécales par en bas, avec l'espoir que de cette façon on amènerait peut-être une guérison spontanée de la fistule ou, du moins, qu'on faciliterait son traitement par une opération ultérieure. Après avoir libéré l'intestin on se rend compte, par un nouveau lavement, de la partie de l'intestin qui constitue le bout inférieur ; puis celui-ci est lié en deux points distants l'un de l'autre de 2 centim., à l'aide de fils de catgut et, enfin, sectionné entre ces deux ligatures. L'extrémité supérieure est fermée de la façon suivante : 5 points séparés à la soie par la muqueuse, puis invagination des bords et triple suture continue au catgut. On lie également à l'aide d'un fil de catgut la portion de mésentère au niveau de laquelle l'intestin a été sectionné.

Comme le côlon transverse est très lâche et descend très bas, on résèque une partie de l'épiploon. On fait une suture continue au catgut pour chacune des couches séparées de l'abdomen : péritoine, fascia, muscles, peau. — Emplâtre anglais et pansement à l'ouate collodionnée.

Au bout de deux jours l'état de la malade, comparativement à ce qu'il était avant l'opération, s'est considérablement amélioré ; la suture tient bien.

Au bout de cinq jours, on change le pansement et on enlève de nouveau les scybales qui se sont accumulées sous lui. Il ne se fait plus d'évacuation de matières par le rectum. Bientôt la malade commence à prendre une alimentation solide ; son état s'améliore de jour en jour ; le 23 juillet ; elle quitte l'hôpital améliorée.

OBS. 248.— JERVELL, de Christiania. *Typhlitis und Blasendarmfistel. Central-blatt f. Chirurgie*, 1896, n° 25. — Il présente un calcul du volume d'une noisette qui a été évacué avec les urines chez une jeune fille de 17 ans. La malade, aux dires de la mère, aurait eu entre sa quatrième et sa dixième année quatre accès d' « inflammation de l'estomac ». Entre ces accès comme d'ailleurs toujours depuis, elle aurait présenté les symptômes habituels de la cystite et ses urines auraient été troubles et sentant mauvais. Il y a un mois, à la suite de l'absorption d'une bouillie d'avoine, un médecin aurait constaté dans ses urines des cosses de grains d'avoine; plus tard, le microscope aurait dévoilé la présence de cellules végétales et de fibres musculaires striées transversalement. Grâce à la palpation abdominale, combinée au toucher rectal, on put noter une tuméfaction à droite de la vessie, tuméfaction qui semblait empiéter sur la paroi vésicale. En ce point la pression éveillait en même temps de la sensibilité. Grâce à la cystoscopie, on put voir dans la partie droite de la paroi vésicale un corps brillant, saillant, du volume d'un pois qu'on retrouvait toujours au même endroit et qu'on considéra comme un bourgeon de granulations.

L'examen du calcul qui était ovale, brun foncé, un peu irrégulier (cône) et dont l'expulsion remontait à sept ans, montra qu'il était formé de couches concentriques bien visibles à la coupe ; dans deux de ces couches — non au centre — on trouva deux pépins de framboise ou de groseille.

Le diagnostic fut celui de communication probable entre la vessie et l'appendice vermiforme. Laparotomie dans la position de Trandelenburg. L'appendice se présente comme un cordon tendu entre la face droite de la vessie et le cæcum, et allongeant ce dernier organe en forme d'entonnoir. La face profonde des surfaces adhérentes est contiguë à une poche en forme de poire, à paroi mince entourée d'une gangue conjonctive qui se montre être un hydrosalpinx. Après rupture des adhérences avec la paroi du kyste, on lie les extrémités cœcale et vésicale du processus vermiforme puis on le résèque. Les deux moignons préalablement cautérisés au thermocautere sont enterrés l'un dans la paroi cæcale, l'autre dans la paroi vésicale. On extirpe ensuite le kyste dont le pédicule est formé par la trompe droite. Suites opératoires excellentes. L'urine redevint rapidement et complètement claire et tous les symptômes de cystite disparurent.

Obs. 249. — A. Innes. *Medical Press. and ciruclar.*, 1896, I, p. 469. — *Une complication unique de la fièvre typhoïde : fistule intestino-vésicale.* — M. W., femme, tomba malade au mois d'août 1894. Diarrhée, fièvre ; la courbe de la température pendant six jours me permit de porter le diagnostic d'une fièvre typhoïde. Pendant toute la maladie il n'y eut pas de taches rosées. La maladie était d'une sévérité moyenne ; comme complication, il n'y avait qu'une bronchite peu intense. La température fut prise par moi tous les jours, dans les troisième et quatrième semaines deux fois par jour.

Dans ces deux semaines elle oscillait entre 102°,6° et 104°, une fois seulement elle était de 105°2 ; mais le lendemain la quinine et les enveloppements froids la firent tomber.

Le 29e jour, la température redevint normale et la malade semblait être guérie. Cet état persistait pendant cinq jours ; le traitement fut cependant maintenu (naphtol, bromure, sirop d'ammoniaque, alcool, lait). L'urine examinée de temps en temps ne contenait ni sucre ni albumine.

Le sixième jour récidive. La température monte (jusqu'à la fin de la maladie (102°, 105°6). La diarrhée revient.

Naphtol β huit jours après le début de la récidive ; pleurésie gauche avec épanchement modéré. Digitale, strychnine. Pouls devient cependant très petit et parfois irrégulier ; on perçoit aussi un murmure systolique mitral avec signes de la dilatation du cœur. Dans la nuit, elle délire ; l'état général laisse beaucoup à désirer et, dans la troisième semaine, il y a un peu d'hémorragie intestinale.

Mais justement avant cela le pied et la jambe gauches deviennent gonflés à cause d'un thrombus fémoral facile à sentir. La jambe droite présente le même symptôme trois jours après. Le cœur va mal, malgré les stimulants cardiaques et l'alcool. Le 22° jour de la récidive, je fus appelé immédiatement auprès d'elle, elle était presque mourante. Collapsus, Température subnormale, pouls extrèmement faible. Elle avait été prise d'une douleur subite dans le ventre et de vomissements. Un peu de morphine la soulagea, mais en peu d'heures l'abdomen devint très distendu et douloureux. On lui donna de la glace à avaler et on la nourrit par lavement alimentaire.

A ma surprise la mort ne vint pas immédiatement, et la malade lutta encore pendant six jours. Dans ce temps-là des escarres se formèrent sur son sacrum ; elle était en demi-délire jour et nuit. Morphine en doses petites et répétées. Lait et alcool par cuillerées à café.

Le quatrième jour de cet état, la mère me dit que depuis avant-hier *les urines de sa fille contenaient des fèces*. Elle me les montra, c'était exact. La miction causait à la malade des douleurs inouïes, et des fèces et des gaz passaient abondamment par son urètre. Cet état dura pendant cinq jours. Je lavais la vessie avec l'acide borique, mais sans succès. Pendant les derniers jours toutes les fèces venaient par l'urètre.

L'autopsie fut refusée par la famille.

Je ne connais pas de cas pareil.

Obs. 250. — H. Beach. *Annals of surgery*, 1896, II, p. 484-7. — *Un cas de tumeur pelvienne formée par un diverticule de Meckel calcifié, unissant l'iléon et la vessie.* — Une femme, âgée de 62 ans entre à l'hôpital général de Massachusetts. Elle déclare avoir souffert depuis quinze ans presque constamment dans la partie inférieure du ventre. La miction a été fréquente le jour et la nuit et, enfin, la malade ne peut plus retenir son urine.

L'urine était épaisse, foncée, mais ne contenait pas de sang frais. Avec l'urine elle rendait par l'urètre des gaz, des parcelles d'aliments et comme de petites pierres.

Poids spécifique de l'urine entre les 30 septembre et 15 octobre : elle variait entre 1012 et 1030. L'urine était toujours acide et dépourvue de sucre ; par contre, le pus, le sang, le détritus granulé, les urates et les cristaux d'acide urique y étaient souvent. Le pathologiste de l'hôpital, le D' Whitney, dit que l'urine contient beaucoup de matières fécales.

Au palper on put trouver, avec difficulté, une résistance ferme et profonde à la jonction de la région ombilicale et iliaque gauche. Examen de la vessie relativement au calcul, négatif.

Le 8 octobre, laparotomie. Position de Trandelenburg ; épiploon adhère au péritoine pariétal à la moitié inférieure gauche de la paroi abdominale. Ligaments larges et ovaires de chaque côté atrophiés considérablement adhèrent à une masse dure comme de la pierre et grosse comme un œuf de poule et attachée fortement à la paroi postérieure de la vessie. Il se montra que la surface de cette masse était calcaire et que sa face postérieure adhérait par une surface circulaire de 1/2 centim. de diamètre à une anse de l'iléon, à peu près à 2 centim. au-dessous du cæcum.

Pour enlever la tumeur, il fallait la séparer de l'iléon et de la vessie. Je commençais par l'intestin en enlevant la tumeur, je fis une ouverture dans la paroi de l'intestin, ouverture que je suturai par trois sutures de Lembert, puis je rattachai l'intestin au mésentère. De même, une ouverture dans la vessie fut faite pendant la dissection de la tumeur (près du fond du bassin) ; je la suturai avec quelque difficulté, mais toutefois sans faire échapper quelques gouttes d'urine dans la cavité péritonéale.

Au-dessous de la masse décrite, fut trouvée une corde solide, s'étendant du mésentère iliaque à travers le fond du bassin jusqu'à la vessie. Elle fut coupée aux deux bouts et enlevée. Puis vint nettoyage de la plaie, drainage à la gaze et fermeture avec fils de soie. Drainage constant de la vessie par cathéter flexible.

La masse dure unissant l'iléon à la vessie se montra une poche tapissée d'épithélium intestinal. Elle contenait une concrétion fécale du volume d'un œuf de pigeon.

La guérison couronna cette opération. Les intestins et la vessie reprirent leurs fonctions, la malade quitta l'hôpital le 26 novembre et le 8 avril 1896, elle m'écrit qu'elle jouit toujours d'une santé excellente.

Le Dr Whitney m'a communiqué le résultat de l'examen de la tumeur enlevée :

- Volume, une petite pomme de terre ; forme, sac oval. Paroi irrégulièrement calcifiée, surface externe rugueuse et fibreuse. Au bout communiquant avec la vessie, il y a un orifice irrégulier de quelques centimètres de diamètre. Au bout intestinal, orifice d'un demi-centimètre de diamètre. Les tissus autour des orifices sont mous sur une petite étendue, puis prennent le caractère mentionné.

Examen microscopique : cette membrane consiste en doubles glandes tubulaires doublées d'un épithélium cylindrique, semblable à celui de l'intestin grêle. Du côté de la vessie, il y a simplement des cellules rondes formant une espèce de tissu granulé.

La corde était longue de 5 centim., large d'un 1/2 cent. Elle consistait en tissu solide entourant un petit vaisseau ; en dehors elle était recouverte du péritoine.

Cette structure correspond le mieux au diverticule de Meckel. Il y avait ici une espèce d'entérocèle, puis à la suite d'une inflammation, les adhérences se firent, enfin vint une fistule vésico-intestinale.

Je n'ai pas pu trouver dans la littérature un cas semblable.

OBS. 251. — ROERSCH. *Ann. de la Société méd. chirurg. de Liège*, févr. 1897. — Homme atteint de tuberculose vésicale. Perforation vésico-intestinale à la suite de lésions de cellulite ou de péricystite limitées au bas-fond de la vessie. L'auteur (cité par Tuffier, in *Traité de Chirurgie*) signale ce fait comme exemple de péricystite tuberculeuse, affection mal connue encore.

OBS. 252. — TUFFIER et DUMONT. In *Revue Gynécologie*, 1898, p. 442. — *Fistule consécutive à une suppuration pelvienne ou peut-être à un cancer du rectum ou de l'S iliaque* (résumée). — Mme D..., 43 ans, 5 enfants. Dernier accouchement suivi de douleurs abdominales nécessitant séjour de six semaines à Cochin. En 1888, trois ans après, les douleurs redeviennent plus violentes, avec diarrhée, glaires. Au mois d'août, sans phénomènes nouveaux, des gaz sortent par l'urètre. Quelque temps après, l'urine devient fétide et contient des débris de toutes formes. M. Desnos l'examine, en septembre 1889, et trouve un empâtement dans le petit bassin, remontant à l'hypogastre. L'utérus peu mobile fait corps avec la tumeur abdominale. Le cathétérisme donne de l'urine trouble et quelques gaz.

En octobre, les mictions sont plus fréquentes. Pas d'issue d'urine par l'anus.

En janvier 1890, poussée de cystite, malgré les lavages boriqués. La malade vient consulter M. Tuffier, qui, en mars 1890, fait une taille hypogastrique. Il trouve un orifice irrégulier sur la face postérieure et près du sommet de la vessie, à bords indurés, entouré de végétations fongueuses. Avivement et suture ; sonde à demeure et décubitus latéral, opium et régime sec. Au bout de quelques jours, les matières et les gaz reparaissent dans l'urine.

En juillet, nouvelle taille hypogastrique, mais la paroi postérieure de la vessie est tellement infiltrée que M. Tuffier considère la suture comme impossible. On draine la vessie d'une façon permanente. Malheureusement les douleurs reprennent avec intensité, les matières et les gaz continuent à passer. En septembre, la malade a succombé avec de violentes douleurs abdominales.

OBS. 253. — TUFFIER et DUMONT. (*Eodem loco*). — *Fistule consécutive à un cancer de l'S iliaque.* — Femme, 52 ans. Aucune maladie antérieure. Cinq grossesses normales dans leurs suites. En avril 1897, sans motif apparent, vives douleurs abdominales avec pollakiurie. Au bout d'un mois, elles deviennent plus vives, se localisent au-dessus du pubis, et s'exaspèrent pendant la miction et la défécation ; signes de réaction péritonéale passagers ; enfin apparaissent dans les urines des particules de matières fécales très odorantes. La malade vient voir M. Tuffier. Les urines, troubles, avec dépôt abondant, gris ou vert, d'odeur fécaloïde ; pas de gaz par l'urètre, mais probablement urines par le rectum.

A l'examen, on palpe, au-dessus du pubis, un empâtement assez dur ;

pas de cystoscopie. En août 1897, opération pratiquée par un jeune chirurgien remplaçant le Dr Tuffier.

LAPAROTOMIE. Adhérences remplissant le petit bassin et la fosse iliaque gauche. La moitié supérieure de l'S iliaque et la vessie sont envahies par un néoplasme de la grosseur du poing, assez limité. Résection. On reconstitue la vessie au catgut. Ne pouvant anastomoser ce qui reste de l'S iliaque et le rectum, l'opérateur décide d'anastomoser le cæcum au rectum. Malheureusement au milieu des adhérences l'S est unie dans son segment inférieur au cæcum et le rectum est suturé en cul-de-sac au lieu et place de l'S iliaque. Il en résulte un circulus vitiosus, rendant la vie impossible. En effet, devant l'occlusion intestinale complète, on crée, au bout de quarante-huit heures, un anus inguinal gauche, mais la malade succombe douze heures après. L'autopsie permit de vérifier l'erreur opératoire. L'examen histologique montra qu'on avait affaire à un cancer de l'S iliaque.

OBS. 254. — TUFFIER et DUMONT. (*Loco cit.*) — *Fistule consécutive à une pelvi-péritonite puerpérale.* (Obs. résumée.) — Femme, 33 ans. A la suite d'un deuxième accouchement, péritonite avec convalescence lente qui laissa une douleur sourde dans la partie inférieure de l'abdomen du côté gauche, et de la leucorrhée purulente. Enfin, la malade put reprendre ses occupations pendant trois ans. Mais, depuis deux ans, ont reparu des crises douloureuses survenant toutes les trois ou quatre semaines. Pendant une de ces crises, elle remarqua que les envies d'uriner étaient plus fréquentes ; bientôt les urines continrent un dépôt abondant, en même temps que les douleurs s'amendaient. Il y a trois semaines, la malade fut surprise de sentir des gaz s'échapper par l'urètre après une miction, avec une odeur fétide. A l'examen, on palpe une tuméfaction s'élevant à peine au-dessus de l'épine iliaque antérieure et supérieure, s'enfonçant dans le bassin peu mobile et peu sensible. Au toucher vaginal, paroi vésicale sensible. Col utérin, court et béant ; utérus rétrofléchi, peu mobile, ses mouvements se transmettent à la tumeur abdominale.

Après cathétérisme, gaz fétides ; distension vésicale facile ; urine purulente avec débris de toutes formes. Au cystoscope, vascularisation de la muqueuse généralisée, avec desquamation épithéliale. En haut et à gauche, très près de la ligne médiane, on trouve un amas de végétations peu saillantes, d'où l'on voit des bulles de gaz s'échapper. La malade refuse une intervention ; on conseille des injections vaginales chaudes, des lavages vésicaux avec une solution de permanganate à 1/2 p. 100, et les laxatifs. En mai, très légère amélioration. Non revue depuis.

OBS. 255. — TUFFIER et DUMONT. (*Eod. loco*). — *Fistule consécutive à une pelvi-péritonite causée par une salpingite ou un fibrome.* — Femme, de 42 ans ; jamais de maladie sérieuse ; réglée régulièrement ; pas d'enfants. Il y a dix ans, entorse du pied qui nécessite un séjour au lit pendant lequel elle s'aperçoit qu'en allongeant ou fléchissant la cuisse une douleur s'éveillait dans la région inguinale. Trois mois après, violente métrorrhagie abondante avec caillots ; les mois suivants, dépérissement général. L'année suivante, pelvi-péritonite ; depuis lors, la malade reste alitée.

En 1889, mêmes phénomènes avec mictions plus fréquentes ; on fait un curettage. En 1891, sans motif nouveau, douleur abdominale aiguë avec vomissements. A la suite de cette crise, pertes blanches et mictions fréquentes, puis purulentes, et enfin accompagnées de gaz ; mais pas de matières fécales. Toutefois, par le rectum s'écoulaient quelques gouttes d'urine et des glaires. Plus tard apparaissent des matières fécales dans l'urine.

En 1896, le même état persistait avec aggravation du côté vésical et la malade vient consulter M. Tuffier, qui trouve tous les signes fonctionnels précédents. Dans la région sous-ombilicale, on sent une tumeur du volume d'une tête de fœtus, arrondie, lisse, peu mobile, plongeant dans le petit bassin. Au toucher, l'utérus peu mobile se confond avec la tumeur abdominale ; on fait le diagnostic de fibrome utérin ; quand on a sondé la vessie, des gaz s'échappent.

Le toucher rectal fait constater les rapports intimes du fibrome et du rectum. Un lavement coloré n'est pas expulsé par la vessie. Les urines laissent déposer une purée stercorale.

Première opération (août 1897). — Hystérectomie abdominale supra-vaginale, après destruction des adhérences. Drainage abdominal, sonde vésicale à demeure. Fin septembre, la malade semble guérie ; mais, après une purgation, rechute.

Deuxième opération (octobre 1897). — Laparotomie (voir dans l'observation les détails opératoires). M. Tuffier isole l'S iliaque, dissèque un trajet fistuleux, libère la vessie de la gangue qui l'unit à l'intestin. Résection partielle de la vessie ; puis, reconstitution du réservoir urinaire. Impossibilité de retrouver la perforation intestinale. Tamponnement, sonde à demeure dans la vessie.

Suites opératoires. — Sauf les douleurs, tous les symptômes ont reparu pendant les premiers mois ; puis peu à peu les symptômes s'amendent sans arriver, un an après l'intervention, à une guérison parfaite (fin 1898).

Obs. 256. — H. A. Kelly et W.-M. Callum. *Journal of the american medical association*, 1898, II, p. 375-381. — Ces auteurs publient les deux cas suivants :

Mme C. A..., âgée de 60 ans, vint en se plaignant du passage des gaz et des fèces à travers la vessie.

En février 1896, elle commença à souffrir dans le bas-ventre ; l'urine était épaisse avec un sédiment brun et très fétide pendant les premiers deux mois. Les gaz commencèrent à paraître dans l'urine au mois de juin.

En juillet, étant constipée elle prit un purgatif; toutes les fèces y passèrent par la vessie. Ensuite les symptômes s'apaisèrent un peu.

Au mois d'octobre, elle subit une opération pour un abcès sous-urétral. Le passage des fèces cessa pendant quelques mois. Au mois d'avril 1897, son état empira de nouveau : une grande partie des fèces, de même que les gaz passent avec l'urine. Au mois de juillet, les gaz seuls prennent ce chemin. Au mois de novembre, elle eut plusieurs attaques de douleur intestinale ; mais c'est surtout depuis le mois de janvier 1898 que les symptômes devinrent graves. A la présence des gaz dāns la vessie s'associa un continuel besoin d'uriner, toutefois sans être douloureux. Les gaz se dégageaient de l'urine avec un bruit que pouvaient entendre facilement ceux qui se trouvaient dans la même chambre ou même dans la chambre voisine. Ils avaient une odeur fécale ; au moment de leur passage la malade ressentait quelquefois une douleur dans le ventre.

A partir de janvier, beaucoup de fèces passèrent à travers sa vessie ; toutes les fois qu'elle était constipée, leur quantité était plus considérable. L'urine donnait un sédiment brunâtre contenant des particules de muscles striés, des débris végétaux, uu bout d'un trichocéphale dispar, du pus et des cylindres granulés et hyalins. Les cultures y révélèrent la présence de bactéries intestinales. En outre, il y avait, dans l'urine, de l'albumine et un peu d'indican.

Après l'administration, par la bouche, de sous-nitrate de bismuth, des cristaux noirs de sulfite de bismuth apparurent dans l'urine. De même l'injection bleue par le rectum colora l'urine en bleu.

L'examen cystoscopique de la vessie donna le résultat suivant :

Un spéculum nº 11 introduit dans la vessie eut à franchir 6 centim., de l'orifice urétral interne à la paroi vésicale postérieure. A l'hémisphère postérieur la vascularosité des capillaires devint de plus en plus marquée en allant vers la base de la vessie ; cette dernière était d'un rose uniforme.

Dépôts irréguliers de pus au-dessus de la base vésicale qui est profondément injectée. Un spéculum nº 13 est introduit, puis je retire un calcul. Dans l'hémisphère postérieur et à gauche, à la ligne médiane, il y a une espèce de poche avec l'axe dirigé en haut et en arrière. Les bords en étaient injectés sur une étendue de 3-5 millim ; mais au-dessous d'eux le tissu avoisinant était relativement normal.

Uretère droit profondément injecté autour de l'orifice et surtout dans la ligne médiane ; uretère gauche déplacé vers la gauche. Autour de l'orifice urétral droit il y a un dépôt membraneux presque blanc contenant des bacilles courts et des cellules de pus.

Muqueuse rectale normale.

A L'OPÉRATION on trouva que la flexure sigmoïde du côlon adhérait au sommet de la vessie du côté gauche. Cette adhérence était traversée d'une fistule, du diamètre de 2 centim.

On disséqua soigneusement les deux organes, protégeant la cavité péritonéale ávec la gaze. L'orifice vésical de la fistule fut réuni moyennant sutures interrompues de catgut et allant dans la direction de haut en bas, et à gauche, sur l'étendue de 4 centimètres.

Ensuite, le tissu fibreux épais au rectum fut séparé de celui-ci, la muqueuse qui bordait la fistule fut enlevée aussi et on forma ainsi un orifice dans l'intestin, long à peu près de 2 centim. Cet orifice fut fermé avec des sutures en soie. Vinrent ensuite : irrigation saline de la cavité péritonéale, fermeture de l'abdomen et drainage. La vessie fui drainée par un cathéter à demeure et lavée de temps en temps.

La malade guérit totalement. L'urine devint claire tout à coup et le passage des gaz cessa immédiatement. Depuis ce temps, guérison ininterrompue.

II) Mlle J..., âgée de 57 ans, admise à l'hôpital de John Hopkins au mois de novembre 1890. Bien réglée jusqu'à l'âge de 48 ans. A l'âge de 42 ans, elle eut des œdèmes des jambes avec hémorragie vaginale ; dès 50 ans, ces symptômes reparurent de temps en temps ; dans les derniers mois, ils sont devenus très marqués.

Les masses subovariennes, gauche et droite furent enlevées.

La malade guérit.

Au mois de mars 1896, elle revint à l'hôpital, se plaignant de douleurs pelviennes généralisées. Une ponction vaginale fut faite : d'une cavité située entre l'utérus et la vessie s'écoula un sang rouge foncé contenant des caillots.

Elle se plaignait, à ce moment, du passage de bulles de gaz dans l'urine. Au cystoscope, je vis un orifice d'un millimètre et demi de diamètre dans le quart inférieur gauche de la paroi postérieure de la vessie ; du pus en sortait et la sonde y pénétra sur l'étendue d'un centimètre.

Je ne l'ai revue qu'au mois de mars 1898. Elle était alors âgée de 64 ans. Mon ami, le Dr Cullen, à l'examen de la vessie trouva une petite rougeur autour du trigone, et une autre plus marquée au-dessus et à gauche. Aucune ouverture ne put être aperçue, quoiqu'on vît des bulles de gaz et des particules de fèces venir du côté de l'aire injectée. Injection rectale du lait apparut dans la vessie.

Le 23 mars, l'abdomen fut ouvert. La partie supérieure et gauche de la vessie adhérait fermement au rectum. Les adhérences furent séparées graduellement et, alors, je trouvai une espèce de fort cordon fibreux d'un millimètre de diamètre, qui unissait la vessie au rectum. Il fut coupé ; puis, je suturai les bords de l'orifice rectal de la fistule recto-vésicale, moyennant quelques sutures matelassières. L'orifice vésical fut formé de la même façon.

La malade alla bien pendant vingt-quatre heures ; mais elle était tellement affaiblie qu'elle succomba sans qu'il y ait eu péritonite ni hémorragie.

Obs. 257. — G.-R. Fowler. *Medical News*, 1898, I. 653-653. — *Un cas de communication fécale avec la vessie.* — L'histoire de ce cas indique une des conséquences possibles de l'abcès de l'appendice. Il démontre aussi qu'il faut enlever l'appendice vermiforme enflammé avant la suppuration, ou bien assurer au pus collecté, une issue.

J. B..., 62 ans, admis à l'hôpital Brooklyn le 4 mars 1895. Il y a douze ans, il fut pris soudainement d'une douleur abdominale constrictive, suivie de nausées et de vomissements. Les douleurs furent ressenties d'abord à l'épigastre, puis à la région iliaque droite. Le malade resta au lit pendant plusieurs semaines, présentant de la fièvre et de l'anorexie. Enfin, une quantité de pus sortit avec l'urine ; après cela vint un apaisement des symptômes.

Bientôt après, il commença à rendre des matières fécales avec l'urine.

Depuis la première apparition de ce symptôme, il souffrait d'une cystite chronique avec des exacerbations aiguës passagères. Un an avant l'admission à l'hôpital, ces symptômes s'aggravèrent beaucoup ; une douleur considérable s'installa au périnée et au pénis, puis la dysenterie et l'irritation vésicale. Tout cela cloua le malade au lit pendant plusieurs des derniers mois.

Il souffrait souvent de l'arrêt de l'urine dû à ce que des masses fécales s'engageaient dans l'orifice vésico-urétral. Dernièrement, se joignit à cela l'arrêt subit de la miction, caractéristique pour le calcul vésical.

Au moment de l'admission, le malade était très affaibli. On l'endormit, et la sonde découvrit un calcul dans sa vessie. En même temps, on ouvrit la vessie, d'abord pour enlever le calcul, puis pour la nettoyer des fèces,

On trouva un calcul phosphatique gros comme une noix.

La partie latérale droite du fond vésical fut trouvée adhérente aux tissus avoisinant le cæcum. Tout cela formait une poche profonde de laquelle pendant l'opération fut exprimée une petite quantité de fèces. Il n'y avait pas de néoplasme. Vu l'affaiblissement du malade, on ne lui ouvrit pas le ventre.

Le malade se rétablit rapidement, mais n'accepta aucune opération. Il quitta l'hôpital quelques semaines après, avec un tube de drainage supra-pubien de Bolton Bangs. Son médecin m'écrivit plus tard que l'ouverture supra-pubienne est guérie, et que le malade ne présente aucune trace de la maladie antérieure.

Il me paraît hors de doute que la communication vésico-intestinale était consécutive à un abcès appendiculaire qui s'était ouvert dans la vessie et dans l'intestin.

Obs. 258. — W. Keen. *Journal of the american medical association*, 1898, I, p. 1108. — *Appendicite suivie de fistule vésico-intestinale.* — Homme de 25 ans. A l'âge de sept ans, extraction d'une épingle de son urètre. Autres détails manquent.

Depuis quelques années, il souffrait d'un abcès que son médecin localisait à la prostate ; cet abcès s'ouvrit d'une façon tellement fâcheuse qu'une fistule vésico-rectale se forma et qu'ensuite vinrent des attaques de cystite. On fit de nombreux efforts pour préciser les points où se trouvaient les orifices fistulaires ; mais on ne put arriver qu'à cette seule conclusion, que l'orifice se trouvait très près de l'anus.

A l'âge de 25 ans, première opération. On lui fit une section périnéale, mais la fistule resta. Alors, on résolut de lui faire un anus artificiel, mais le résultat n'en était pas satisfaisant. Les matières fécales passaient souvent dans la vessie avant que quelque chose fût sécrété par l'anus artificiel. Il en était de même de graine de fraises. Ces faits semblaient indiquer que l'orifice intestinal de la fistule était beaucoup au-dessus de l'anus artificiel.

Donc on fit une troisième opération, et alors on trouva que le malade avait un appendice très long qui pénétrait profondément dans le bassin, de sorte que son bout touchait à la prostate. Il était solidement incorporé dans la paroi vésicale.

On enleva l'appendice et sutura la plaie de l'appareil urinaire. Puis, une quatrième opération fut faite pour fermer l'anus. artificiel.

Le malade se rétablit, et tous les symptômes fistulaires cessèrent. Il quitta l'hôpital.

Mais, bientôt après, il fut pris de vomissements ; une constipation opiniâtre s'installa chez lui et il mourut d'un iléus, vingt-quatre jours après la dernière opération.

L'abcès présumé de la prostate n'était donc qu'une appendicite.

OBS. 259. — HENRY O. MARCY. *Annals of Surgery* n° 73, janvier 1899, p. 69.
— *Fistulous opening between the ileum and the bladder — operation and cvre.* —
Femme, 40 ans. Irrégulièremt réglée. Pas de grossesse. A 26 ans, à la suite de
marche exagérée, douleur très vive dans région d'ovaire gauche. Diagnostic :
péritonite aiguë. Reste alitée pendant plusieurs semaines. A la fin de la
deuxième semaine sent quelque chose qui se déclanche dans l'abdomen. Peu
après, passage par l'urètre d'une quantité considérable de matière jaunâtre,
fluide avec un peu de gaz. Guérison lente et imparfaite. L'hiver suivant état
général, très mauvais : à plusieurs reprises la malade vit s'écouler de l'urètre
un liquide de couleur foncée avec ce qui paraît être des semences de fruits. Dès
lors plus de règles. A plusieurs reprises crises de cystite aiguë.

Entre à l'hôpital en mars, malade faible, anémiée, vient de terminer une
attaque de cystite aiguë : miction fréquente et douloureuse. Urine en quantité
normale, contenant faibles traces d'albumine ; fortement colorée de pigments
biliaires : contient en outre nombreux globules de pus, et débris alimentaires.

On donne à la malade des fraises : l'urine retirée avec la sonde contient des
semences.

Pas de lait dans l'urine après injections à forte pression de ce liquide dans le
rectum, utérus petit, mobile : à gauche dans la région de l'ovaire, légère tumé-
action un peu douloureuse à la pression.

L'examen cystoscopique montre une capillarisatisne anormale de la paroi : au
niveau du bas-fond orifice irrégulier autour d'une zone d'hypérémie.

Par cet orifice, l'auteur introduit facilement une sonde à une profondeur de
deux centimètres. Diagnostic : fistule vésico-intestinale. La présence des pigments biliaires avec un contenu intestinal incomplètement digéré indiquent que
la portion de l'intestin intéressée se trouve au-dessus de la valvule iléo-cæcale.

Opération. — Vessie, utérus, ovaire gauche, trompe gauche, environ 9 centim.·
les intestins sont fusionnés en une masse commune par des adhérences vasculaires, ovaires séparés avec extrême difficulté. On enlève les annexes gauches,
ovaire volume d'un œuf, trompe contournée et siège évident de l'affection primitive, un abcès qui après formation d'adhérences s'est ouvert dans l'intestin
et dans la vessie.

Ouverture dans l'iléon : un demi-centim. de diamètre : siège à 12 centim.
environ de la valvule iléo-cæcale. Ouverture dans la vessie beaucoup plus
petite (moitié) de forme valvulaire ce qui explique pourquoi l'urine ne remontait pas dans l'intestin.

Ayant avivé les bords, l'auteur referme les orifices séparément à double suture continue. Entre les deux organes, repli péritonéal fixé à chacun d'eux par une série de sutures parallèles. Les déchirures du péritoine sont suturées de la même manière. Fermeture de la paroi abdominale pansement au collodion iodoformé, sans draînage.

Pendant plusieurs jours consécutifs draînage de la vessie par la sonde à demeure : de temps en temps lavage de la vessie à l'eau boriquée, guérison sans incidents ; les urines redeviennent normales : plus de gaz par l'urètre.

Six mois après, malade revue. État général très satisfaisant : il persiste cependant un peu de cystite.

Obs. 260. — F. König (de Berlin). *Lehrbuch der speciellen Chirurgie*. Berlin, 1899, 7ᵉ édition, t. II, p. 502. — J'ai observé un malade qui a eu une fistule *vésico-rectale* tuberculeuse.

S'il allait toujours à la selle, dès qu'il en sentait le désir (et ceci se répétait plusieurs fois par jour), il ne perdait involontairement aucune goutte d'urine.

J'ai vu un autre cas où il y avait une fistule vésico-intestinale due à l'ouverture simultanée d'une péricystite purulente dans la vessie et dans le rectum, Elle guérit rien qu'avec l'antisepsie soignée de la vessie.

Obs. 261· — Zeman in thèse Michaïloff. *Actinomycose des voies urinaires*. (Lyon 1899.) *Fistule recto-vésicale actinomycosique*. — Femme âgée de 30 ans, a été reçue à la clinique du professeur Billroth, le 11 octobre 1882 et est morte le 11 novembre de la même année.

La malade est d'une famille saine et, a toujours joui d'une bonne santé ; elle a accouché trois fois, dont la dernière au mois d'avril 1881. Trois jours après ce dernier accouchement, la malade s'est levée pour vaquer à ses occupations, sans ressentir aucune douleur. Au mois de juin de la même année, la malade a senti de fortes douleurs au niveau de la région inguinale gauche, jusqu'au mois de novembre 1881 la malade paraissait rétablie, à cette époque les mêmes accidents reparaissent, la malade sent alors dans l'hypogastre une tuméfaction sensible à la pression.

Depuis janvier 1882, la malade a toujours souffert dans la région abdominale gauche, les règles n'ont pas reparu depuis la dernière grossesse.

Depuis six mois, était apparu à deux travers de doigt au-dessus de l'ombilic un nodule d'un volume d'une noisette qui a continué à s'accroître lentement et qui provoquait de fortes douleurs. Incisé, il s'est écoulé une grande quantité de liquide sanguino-purulent d'une odeur fécaloïde très fétide. Les jours suivants le même liquide s'écoulait avec de nombreux petits corpuscules arrondis jaunâtres. Depuis trois semaines la malade a la diarrhée mais rien de particulier dans les selles ; elle ne se plaint pas de son rectum.

Etat actuel, 14 octobre 1882. Ventre ballonné présentant à un travers de doigt au-dessus de l'ombilic, un orifice fistuleux gros comme une tête d'épingle.

La peau autour de l'orifice, est rouge violacée et paraît amincie. De cet orifice s'écoule sous la pression un pus rouge, contenant de nombreux corpuscules arrondis et jaunâtres de la grosseur d'un grain de millet.

A la palpation, on trouve une tumeur s'étendant du bord supérieur de la symphyse jusqu'à l'épine de l'os iliaque qui, à la pression, est plus sensible que tout le reste de la région abdominale. Cette tuméfaction paraît immobile, fixe et adhérente à l'utérus. A l'examen de la fistule, à l'aide de la sonde, on constate que la peau est traversée par de nombreux canaux fistuleux, profonds ou superficiels. On peut pénétrer à une profondeur de 12 centim. en se dirigeant du côté de l'os iliaque sans toucher à celui-ci. Au toucher vaginal, on sent à gauche et en arrière l'extrémité inférieure de cette tumeur adhérente à l'utérus. Le toucher rectal donne la sensation de petites saillies polypeuses, au-dessus du sphincter ou trouve un rétrécissement analogue à des polypes au niveau de la muqueuse.

La malade a alternativement de la constipation et de la diarrhée. Elle est morte le 11 novembre 1882.

Autopsie. — On trouve tous les viscères abdominaux adhérents entre eux et à la paroi abdominale, au moyen de fausses membranes, très minces au-dessus de l'ombilic, et assez épaisses au-dessous, entre lesquelles se trouvent des cavités remplies d'un liquide purulent, infiltré de petites particules arrondies, jaunes, de la grosseur d'une tête d'épingle. Ces cavités sont en communication par un trajet fistuleux traversant la paroi abdominale. Elles sont limitées par les pseudo-membranes, s'étendant jusqu'au petit bassin et y sont en rapport avec les foyers purulents situés derrière le rectum et la partie gauche du grand et du petit bassin, entourés de tissu cellulaire en décomposition et qui contient le même liquide muco-purulent, que les cavités sus-mentionnés.

La vessie est très distendue, remplie d'un liquide urino-purulent, mélangé avec de l'ichor putride. Les parois de la vessie sont très épaisses ; la muqueuse vésicale est d'un rouge brun. Sur la paroi postérieure de la vessie, on trouve un petit orifice arrondi, à travers lequel s'écoule de l'ichor dans la vessie, venant des cavités purulentes situées derrière la vessie. On trouve un orifice analogue à la paroi antérieure du rectum, à quatre travers de doigt, au-dessus de l'anus

L'os iliaque gauche présentait une infiltration purulente superficielle sur sa face interne près de la symphyse sacro-iliaque. Le foie était volumineux et dur.

La rate était augmentée de volume et infiltrée par de petits foyers brillants irréguliers.

L'estomac et la muqueuse intestinale étaient enflés, surtout la muqueuse du gros intestin, qui était en même temps pigmentée.

Contenu intestinal normal.

Les deux reins un peu contractés (ratatinés), entourés de tissu graisseux, épaissi, dur et infiltré de foyers purulents.

Les uretères sont distendus, épaissis ; leur muqueuse, surtout celle du côté gauche, était injectée, tuméfiée et contenait un liquide urino-purulent.

Obs. 262. — Mideldorf in thèse Michaïloff. — *Fistule recto-vésicale actinomycosique.* — Malade de 32 ans, non mariée, domestique, travaillant aux champs, mais ne s'occupant pas du bétail ; entrée dans la clinique le 2 juin 1883 avec le diagnostic fistule stercorale.

La malade a été réglée à l'âge de 12 ans, d'une durée de règles fort irrégulière, remontant à un intervalle de six à douze semaines. Depuis l'été dernier, ses règles se sont suspendues. La malade, comme antécédents, a fait une fluxion de poitrine à l'âge de 8 à 10 ans, elle se rappelle avoir bien souffert de ses yeux avant et après cette fluxion. Quelque temps après, se développa au niveau de la joue une tumeur qui fut opérée par le médecin de l'hôpital. Peu de temps après, nouvelle tumeur au niveau de l'oreille droite et, depuis lors jusqu'à l'état actuel, la malade dit s'être toujours bien portée. Elle prétend même avoir souffert, il y a quatre ans, de maux de dents et s'en être fait arracher deux.

L'affection actuelle de la malade date du 26 juillet 1882, époque à laquelle, d'après son indication, elle éprouva de fortes douleurs abdominales, de la constipation et des vomissements. Elle reste alitée six semaines. Bientôt elle rechute avec les symptômes précédents et des douleurs à la miction. Elle s'alite à nouveau et voit se former avec de fortes douleurs à l'hypogastre (partie droite) une tumeur comme une tête d'enfant qui se perfora donnant un écoulement de pus considérable. A la partie gauche de l'abdomen, se développa une autre tumeur analogue, moins grosse, mais toujours douloureuse. Elle crève le jour de son entrée à l'hôpital ; il en sortit beaucoup de pus. État actuel : à la joue droite, une cicatrice irrégulière non adhérente à l'os. Derrière l'angle du maxillaire inférieur droit, une autre cicatrice.

Sur l'abdomen les deux fistules, ouvertures des abcès dont nous avons parlé. Par les fistules sortaient avec du liquide séreux, surtout de la fistule gauche, de petites quantités de matières fécales, des pépins de raisin et des noyaux de fruits. La sonde pénètre moins dans le trajet fistuleux du côté gauche que du côté droit, sans arriver sur l'os iliaque. L'urine trouble, rejetée fréquemment avec douleurs violentes par la malade, sentait très mauvais. Dans le dépôt on trouva des corpuscules jaunâtres d'actinomycose, ainsi que des débris alimentaires.

La malade se plaint de fortes douleurs abdominales et de beaucoup de diarrhée. On curette les orifices fistuleux ; avec le pus, sortent de petits corpuscules jaunâtres, de la grosseur du chènevis. On diagnostique l'actinomycose, confirmée par le microscope. Traitement médical. Mort le 11 octobre 1883.

Autopsie. — 1º Sommet droit, ancienne lésion tuberculeuse ; 2º les anses intestinales adhérentes entre elles ; une d'elles était fixée à la partie droite de la symphyse, à un endroit circonscrit. Une autre adhérait derrière la symphyse à une collection purulente encapsulée prise à tort pour la vessie. Les parois de cet abcès sclérosées sont recouvertes par une membrane granuleuse sur la face interne. Dans le pus, de petits corpuscules jaunâtres et des noyaux de fruits.

Cette collection s'ouvre à droite et en arrière dans la vessie contractée remplie d'urine trouble et fétide contenant des noyaux de fruits, dont la muqueuse épaissie est recouverte de fausses membranes.

Tous les autres organes du petit bassin sont adhérents et entourés de nombreux trajets fistuleux remplis de pus, dans un tissu sclérosé et tous en rapport avec le sacrum et l'os iliaque. Le rectum était entouré de ces trajets remplis de matières fécales. La paroi antérieure présente une perforation de la grandeur d'une tête d'épingle, qui conduit dans les foyers purulents précédents, qui tous communiquent d'un autre côté avec la collection située derrière la symphyse. L'utérus, les trompes et les ovaires sont entourés dans le même tissu scléreux. Le microscope a confirmé le diagnostic d'actinomycose.

OBS. 263. — AMMENTORP, in thèse MICAÏLOFF. — *Actinomycose de l'appendice vermiforme ayant envahi la vessie : fistule vésico-appendiculaire.* — Homme, 35 ans, profession de laboureur : a été reçu à l'hôpital de Copenhague le 5 mai 1888 pour une actinomycose de l'appendice vermiforme avec perforation. Il est mort dix jours après, le 15 mai 1888.

A l'AUTOPSIE, on a retrouvé des abcès dans le tissu cellulaire rétro-cæcal dans les muscles, dans le tissu cellulaire du bassin.

L'uretère droit a été atteint par le processus actinomycosique. On voyait aussi la vessie envahie et perforée par le même processus.

OBS. 264. — ROUTIER. *Fistule vésico-intestinale, consécutive à un néoplasme.* (obs. inédite due à l'obligeance du Dr ROUTIER, chirurgien de l'hôpital Necker). — Le nommé Achille Goy, 34 ans, palefrenier, entre le 5 janvier 1894 dans le service du docteur Routier, à Necker.

A l'âge de 13 ans, le malade dit avoir eu une hématurie qui persista pendant trois ou quatre jours ; survenue sans cause appréciable, elle disparut sans traitement. A l'âge de 27 ans, à la suite des grandes manœuvres faites pendant les vingt-huit jours, la miction devint fréquente, difficile et douloureuse. Le malade dit avoir observé assez souvent l'interruption brusque du jet pendant la miction. Les symptômes le conduisent à consulter, et on porte le diagnostic de calcul vésical. Le malade entre à l'hôpital Necker, dans le service du professeur Guyon, le 18 mars 1887. — Lithotritie, le 5 avril 1887. Quelques jours après l'opération, le malade rend quelques graviers.

Deuxième intervention le 15 avril. Le malade sort guéri, le 22 avril, et n'éprouva aucun symptôme jusqu'en novembre 1893. A cette époque, les urines deviennent rougeâtres et troubles ; un médecin ordonne des capsules de thérébentine et des tisanes rafraîchissantes. Les urines redeviennent claires, et le malade expulse de petites masses plus ou moins molles. Le traitement étant abandonné, les urines redeviennent troubles, la fin de la miction est douloureuse, et le malade rentre à Necker le 5 janvier 1894.

L'explorateur métallique ne donne aucun renseignement. Le cathétérisme est suivi de l'expulsion de petites masses molles. La vessie se vide mal.

L'examen pratiqué par le professeur Guyon, montre l'existence d'une tumeur vésicale, avec existence d'une fistule vésico-intestinale, avec tous ses signes classiques. — Mort quelque temps après.

Autopsie, le 11 mars. — Péritonite purulente : les anses intestinales sont agglutinées, réunies en paquet au niveau de l'ombilic, adhérentes à la paroi abdominale.

Il existe des poches purulentes nombreuses, dans les fosses iliaques droite et gauche, sous le foie; celle-ci, très volumineuse contient presque 2 litres de pus ; la face inférieure du foie est repoussée jusqu'à une ligne correspondant au mamelon. Il existe une autre collection purulente au-dessus du rein gauche et autour de la rate.

La vessie et le tissu cellulaire péri-vésical très œdématié forment une masse qui remonte à 7 centim. au-dessus du pubis, remplissant tout le petit bassin. L'intestin grêle adhère à son sommet et à ses faces latérales, elles se laissent détacher, et on tombe alors dans une poche purulente, limitée en avant par l'anse de l'intestin grêle que l'on a décollée et qui porte une perte de substance permettant le passage d'un crayon; en haut par le mésentère épaissi, en arrière par une membrane pyogène appliquée sur les gros vaisseaux (3e et 4e lombaires). En bas par la vessie, qui présente vers son sommet un orifice grand comme le précédent et par où fait hernie un bouchon néoplasique non adhérent aux bords de l'orifice. La vessie ouverte, on voit qu'elle présente sur ses faces postérieure et supérieure un néoplasme de la grosseur d'une orange, très friable, d'aspect vineux. L'urine de la vessie forme une bouillie grisâtre.

Les uretères dilatés acquièrent le calibre d'un tuyau de pipe ; on trouve de la pyélonéphrose, des abcès miliaires dans les deux reins qui sont gros ; le rein gauche contient un abcès volumineux.

Pas de néoplasme intestinal.

Obs. 265. — Dr Schwartz. *Salpingite suppurée, ouverte dans la vessie et dans le rectum. Hystérectomie vaginale, fistule entéro-vaginale et vésico-intestinale*, 1896-1897 (obs. inédite due à l'obligeance du Dr Schwartz, professeur agrégé, chirurgien de l'hôpital Cochin). — Léon Marg..., 28 ans, entre le 20 janvier 1892, dans le service du Dr Schwartz, à Cochin.

Elle n'a eu ni enfants, ni fausses couches. En 1888, la malade a senti brusquement de vives douleurs dans le ventre, à gauche ; elle est restée alitée pendant six mois. En juillet 1888, elle fut opérée à Beaujon par MM. Labbé et Schwartz pour une affection de l'ovaire gauche qui ne put être enlevée par la laparotomie ; six mois après, à la suite d'une toux violente et prolongée, une éventration s'est formée en deux orifices juxtaposés, d'une longueur totale de 5 centimètres.

Le soulagement, après l'opération, dura deux ans ; les règles étaient très espacées (2 mois) et très courtes.

En octobre 1891, les douleurs reparurent, et peu après elle rendit des gaz et des matières par l'urètre, mais n'entre à Cochin pour se faire opérer qu'en janvier 1892.

Au toucher on trouve un utérus immobilisé, les culs-de-sac droit et gauche occupés par une masse dure, volumineuse, plus grosse à droite qu'à gauche. L'opération est pratiquée, le 26 janvier, par MM. Second et Schwartz qui font une hystérectomie vaginale par morcellement très difficile à cause de la fixité de l'utérus, lequel est d'ailleurs considérablement augmenté à droite par une masse dure, peut-être un fibrome, qui est enlevée avec lui. Les annexes adhérentes à la paroi sont laissées en place.

Les jours suivants, le tampon iodoformé est imbibé d'un liquide noir à odeur fécaloïde, mais on ne trouve pas dans le pansement de matières fécales.

5 février. La malade a eu une selle par l'anus, rien n'a passé par le vagin. Les urines qui contenaient jusqu'alors un dépôt purulent assez abondant commencent à s'éclaircir ; on fait des lavages boriqués vésicaux.

Le 10. La malade ne perd que très peu de matière par le vagin. Les urines contiennent à nouveau un dépôt très abondant. La malade se plaint de tousser beaucoup, ses sommets sont suspects.

5 mars. Exeat : il ne passe plus de matières par le vagin ; quelques gaz suivent cette voie, au dire de la malade.

La malade revient consulter le Dr Schwartz le 19 février 1896, et entre à Cochin. Elle raconte qu'à la suite de l'opération du 26 janvier 1892 (kyste vaginal), elle a éprouvé une certaine amélioration pendant deux ans.

Les douleurs abdominales ont reparu, elle les attribue à des excoriations de la face interne des cuisses. Les matières fécales sortent par le vagin lorsqu'elle a de la diarrhée. De plus, quand elle marche beaucoup, elle rejette des matières fécales et des gaz par son urètre. Elle présente d'ailleurs toujours l'éventration signalée plus haut.

Opération, 14 mars 1896. — Laparotomie : on trouve une communication entre la vessie et l'S iliaque ; on fait la cystostomie mais, il est impossible de la suturer, étant donnée la profondeur à laquelle les lésions se trouvent. On enlève un petit kyste de l'ovaire droit ; on fait la cure de l'éventration.

Les jours suivants, un peu d'hypothermie. La malade demande à sortir le 16 avril : l'éventration n'existe plus ; mais la malade expulse toujours des gaz en urinant, l'urine contient du pus.

Mais elle revient le 4 mai ; on l'examine sous le chloroforme. Une sonde est introduite dans la fistule vaginale. Le bec se tourne un peu à gauche et disparaît au milieu d'une masse ; mais il est absolument impossible de deviner sa présence par le palper abdominal.

Le toucher rectal révèle un rétrécissement siégeant à 4 ou 5 centim. de l'anus, adhérent à la masse.

Opération. — Laparotomie qui montre encore une fois que la communication existe entre la vessie et le gros intestin. Il existe de nombreuses adhérences ; on fait un anus iliaque en deux temps par le procédé de la baguette de verre. L'anus artificiel fonctionne bien. Les urines deviennent plus claires, quoiqu'il y ait encore au fond du bocal 1 centim. du pus ; cependant, ni les matières, ni les gaz ne passent plus par la vessie.

Toutefois,la malade se plaint de souffrir de la vessie et de l'urètre quand elle urine ; elle prétend que ses urines contiennent des filets de sang. On fait des lavages de vessie. Toutefois, l'état général n'étant pas très mauvais, la malade demande à sortir le 4 août.

Une fois encore, elle revient à l'hôpital pour se faire laver la vessie en 1897. Elle présente les signes de néphrite ascendante. Elle demande son exeat le 11 septembre 1897, et meurt chez elle trois jours après sa sortie de l'hôpital.

OBS. 266. — Pr GUYON. Hôpital Necker, 1896. — *Fistule vésico-intestinale, de siège et de cause inconnus* (obs. inédite.) — Le nommé H. C..., 67 ans, entre le 11 février 1896. Mère morte d'obstruction intestinale à 74 ans ; n'aurait jamais eu d'autres maladies.

Père mort à 68 ans probablement d'hémorragie cérébrale (coup de sang ?) ; 9 frères et sœurs, dont il ne reste que 4 (2 garçons, 2 filles) : il ignore les causes de mort.

5 enfants, dont 4 morts 2 en bas âge, 1 de fièvre typhoïde, 1 de maladie inconnue.

Antécédents personnels. — Bronchite en 1860, pas d'autre maladie.

A 19 ans, blennorhagie légère qui n'a duré que quelques jours, n'a jamais eu d'accidents spécifiques.

Il y a vingt-huit mois,il fut pris, dit-il, de coliques néphrétiques qui durèrent huit jours, qui siégeaient à la région lombaire du côté gauche, mais qui, d'après le malade, occupaient aussi l'abdomen des 2 côtés ; ces douleurs étaient très fortes ; jour et nuit, élancements.

Depuis deux ans, il a pris constamment du lait, il a cessé complètement l'alcool, l'appétit est assez mauvais.

A ce moment le médecin aurait trouvé un peu de sable dans les urines ; au bout de huit jours, il rendit par l'urètre un caillot long de 20 centimètres environ, gros comme un tuyau de pipe rouge. A la suite les coliques disparurent complètement et il n'eut plus de nouvelles crises.

Constamment depuis cette époque, il aurait uriné du sable en quantité assez abondante. Il n'aurait plus eu de nouvelle indisposition lorsque, il y a trois mois, pendant une selle, sans cause appréciable, il fut pris de douleurs extrêmement vives dans le rectum ; les douleurs, dit le malade, occupaient le côté gauche à 2 ou 3 centimètres au-dessus de l'anus.

A la première miction qui a succédé à cette selle douloureuse, le malade fut pris de douleurs occupant l'extrémité de la verge, comme si, dit-il, il aurait eu la chaudepisse ; les urines conservaient du reste, les mêmes caractères avec du sable au fond du vase. Depuis cette époque, environ deux fois par semaine, les selles déterminaient des douleurs du même genre, siégeant à la même place, mais beaucoup moins fortes.

Les mictions sont restées un peu douloureuses, mais très supportables.

Il y a quinze jours, malaise général avec un peu de douleurs dans le ventre qui l'obligent à se mettre au lit ; les douleurs de la miction sont devenues un peu plus vives ; il n'a pas remarqué le caractère de ses urines qui, dit-il, n'étaient pas belles.

Il y a une douzaine de jours, au cours de cette indisposition, il fut pris d'un frisson extrême et intense qui a duré un quart d'heure et ne s'est pas reproduit. Les choses restèrent en l'état jusque vers le 26 février (il y a cinq jours). Vers cette époque, les douleurs de la miction sont devenues plus vives et il a ressenti des douleurs abdominales, spontanées, vagues.

Les urines ont très rapidement changé de caractère ; elles ont pris la couleur « cidre nouveau » avec des membranes, quelques petits caillots et un fragment aplati ressemblant à un brin de tabac ; l'odeur est devenue extrêmement fétide. Les selles, qui étaient jaunâtres (le malade étant au régime lacté), sont devenues noires comme du charbon ou de l'encre, très liquides avec quelques grumeaux. Depuis la même époque, à la suite des mictions, il a rendu une grande quantité de gaz, presque à chaque miction. N'a jamais eu de crises d'obstruction.

État actuel. — État général satisfaisant, peu d'appétit

Douleurs en urinant à la fin de la miction, assez fortes ; mictions un peu moins fréquentes le jour que la nuit, la nuit toutes les heures.

Les urines ont conservé les mêmes caractères ; elles sont troubles, avec de petites membranes et ont une odeur nettement fécaloïde.

Les selles sont toujours liquides et noires avec des boulettes noires, une selle par jour.

A la suite de la miction, quelques douleurs vagues et légères dans le ventre.

A la palpation de l'abdomen dont la paroi est épaisse, on provoque un peu de douleur à la région hypogastrique et du côté droit ; en même temps, on perçoit une tuméfaction vague occupant la même région.

Au toucher rectal, on sent une prostate un peu grosse ; mais on n'arrive pas sur une tumeur.

Canal libre n° 18.

Vessie sensible à la distension, 100 grammes.

Rien aux reins.

La paroi abdominale est trop épaisse pour que le toucher bimanuel donne des résultats précis.

Examen, le 14 février, par M. le Professeur Guyon.

Toucher rectal : prostate très mince. Le toucher combiné donne sensation d'une masse irrégulière ne rappelant pas le globe vésical.

Au cathétérisme, évacuation de 20 grammes de liquide ; la sensation à la palpation reste la même.

Le 17. Lavages boriqués de la vessie.

Le 27. M. Janet a l'endoscope communication entre vessie et intestin.

Le 28. Sorti.

(Nous avons recherché ce malade ; il est mort deux ans après, 1898.)

Obs. 267. — Pr Guyon. Hôpital Necker, 1883 (obs. inédite). — *Calcul vésical, fistule vésico-rectale. Taille hypogastrique.* — La nommée Y. Y..., 42 ans, domestique, entrée le 15 décembre 1893, salle Laugier, lit n° 18.

Antécédents héréditaires. — Rien.

Malade jamais réglée. A l'âge de 14 ans, elle soulève des gerbes de blé avec une fourche dont elle applique le manche sur son aine droite. A la suite, plaie de l'aine superficielle.

Presque aussitôt après cet accident elle commence à uriner par l'anus, et depuis cette époque elle n'a jamais cessé d'uriner par l'anus et le méat ; le jet anal est même plus fort. Il y a trois ans, difficultés croissantes de la miction ; des douleurs en urinant à tous les moments de la miction.

Depuis trois mois, urines troubles ; mictions fréquentes, jour et nuit toutes les cinq minutes. Jamais de crises de coliques néphrétiques, jamais d'hématurie ; cependant, il y a quinze jours, quelques stries sanglantes dans les urines sorties par le méat.

État actuel : miction par le méat et l'anus ; si elle veut se retenir, les urines s'écoulent parfois malgré elle par l'anus, mais jamais par le méat. Bon appétit, pas de vomissements, mais diarrhée continuelle (les matières se trouvent évidemment diluées par l'urine).

Cathétérisme.

Explorateur à bout olivaire introduit dans la vessie ; on sent presque aussitôt au niveau du col vésical un corps dur sur lequel vient frotter l'explorateur.

L'explorateur métallique permet de percevoir facilement le contact d'un calcul assez volumineux.

On injecte par une sonde molle peu profondément introduite dans la vessie, du liquide : il ressort par la sonde.

Si, au contraire, la sonde est introduite profondément et qu'on injecte un liquide coloré à 80 grammes, la malade accuse le besoin d'uriner ; à 120 grammes quelques gouttes du liquide coloré s'écoulent en bavant, et goutte à goutte par l'anus ; à 300 grammes, la malade éprouve une envie impérieuse d'uriner.

Si on dit alors à la malade d'uriner, la sonde restant bouchée, le liquide coloré ressort presque tout entier par l'anus et en jet. Il ne sort rien par le vagin.

Il existe donc une fistule vésico-intestinale.

Sous l'influence des efforts faits par la malade on peut remarquer un prolapsus de la muqueuse rectale.

Toucher vaginal. — On ne parvient pas à sentir le col. Le vagin semble oblitéré dans sa partie supérieure.

Le toucher de la face postérieure de la vessie est douloureux.

Toucher rectal. — On sent une masse demi-dure qui semble rappeler l'utérus très atrophié en avant du rectum.

On perçoit sur la face antérieure du rectum un petit orifice haut situé admettant l'extrémité de la pulpe de l'index. Au-dessus on sent une légère induration qui semble être le commencement d'un trajet. Cet orifice surmonte un point du rectum rétréci qui n'est guère plus considérable que la largeur du doigt. Au-dessus du rétrécissement, le rectum est très large, et c'est à peine si on a la sensation d'un sphincter anal.

Les urines semblent moins abondantes qu'à l'état normal, très troubles, laissant un dépôt très abondant.

Réaction a'caline donnant par le repos un dépôt granuleux, jaunâtre, épais, formé par quelques leucocytes, quelques hématies, quelques cristaux de phosphate ammoniaco-magnésien ; par des éléments très divers et très nombreux de forme celluleuse paraissant être de nature végétale ?

Reins pas douloureux.

28 décembre. Malade endormie ; position de Trendelenburg. On essaie de placer le ballon de Petersen pour oblitérer, si possible, l'orifice recto-vésical.

Il a tendance à sortir ; on le maintient pendant la première partie de l'opération. On lave largement la vessie a l'acide borique.

On injecte 150 grammes d'eau boriquée que l'on laisse.

On sent à peine la vessie à l'ombilic.

En raison de la difficulté à distendre la vessie, M. Guyon pense d'abord à faire la taille transversale de Trendelenbourg, mais la crainte de voir une nouvelle fistule s'établir fait rejeter ce mode d'intervention.

Incision d'une longueur de 12 centimètres.

On retire, avec les tenettes, un calcul friable blanc grisâtre en trois fragments.

Vessie : volume du poing.

Sur la face postérieure, à 5 centimètres du col, on aperçoit trois masses rappelant les fongosités des vieilles cystites : l'une a le volume d'un petit marron ; l'autre, située en bas et à gauche, celui d'une bille ; la troisième, située en bas et à droite, le volume d'un pois.

M. Guyon pense que cette tumeur siège au pourtour de l'orifice vésical de la fistule. Un tenaculum est introduit dans l'épaisseur de la tumeur et la soulève. Un deuxième tenaculum est introduit dans la tunique musculeuse au-dessous des tumeurs. La tumeur est abrasée au thermocautère, il reste alors une perte de substance comme une pièce de 5 francs.

Un doigt introduit dans le rectum en fait refouler la paroi vésicale, et on cherche à mieux voir l'orifice de la fistule, mais en vain. On explore alors toute la surface interne de la vessie en soulevant et en amenant entre les lèvres de la plaie les différents points de la muqueuse.

On aperçoit alors trois crêtes villeuses qui sont abrasées avec des ciseaux.

Réparation de la plaie de la muqueuse vésicale avec catgut qu'on abandonne dans la vessie.

La partie inférieure reste libre, de peur de comprendre les uretères dans la suture.

Lavage au sublimé, sonde de Pezzer, suture de la vessie.

Le 29 : 30°,5 ; pouls rapide ; on change le pansement, lavage ; l'urine ne passe plus par le rectum.

Examen de la pièce par M. Halle.

Les grosses végétations paraissent d'origine vasculaire ; elles contiennent des caillots, les petites crêtes paraissent formées par de l'épithélioma.

4 janvier. Présence indubitable de matières fécales dans le pansement. On s'aperçoit que la vessie est ouverte dans la partie inférieure de l'incision.

Le 8. La sonde urétrale ne fonctionne plus, la totalité des urines passe par la plaie.

Le 11. Plus de matières fécales dans la plaie ; les urines y passent encore, mais en moindre quantité.

Le 13. La vessie est fermée, du liquide injecté par la sonde ne sort plus par la plaie abdominale.

Le 15. Plaie vésicale ouverte de nouveau, le liquide ressort par la plaie mélangé de matières fécales.

Le 22. Ouverture d'un petit abcès de la paroi abdominale au niveau de la partie supérieure de la plaie.

2 février. Il reste encore une petite fistule au niveau de la plaie. La sonde est toujours à demeure, il ne s'écoule plus d'urine par le rectum ni par la plaie.

Le 10. Même situation, vessie douloureuse, fréquentes envies.

Sort le 15, même état.

1er juin. Elle revient et raconte que depuis deux mois sa fistule a été alternativement ouverte et fermée.

Actuellement, fistule abdominale qui laisse s'écouler un peu d'urine, pas de matières ; elle urine toujours par l'anus. Mictions fréquentes, environ tous les quarts d'heure, douloureuses ; urines troubles.

Obs. 268. — Professeur Guyon, hôpital Necker, 1899. — *Néoplasme intestinal, communication vésicale* (obs. inédite). — Le nommé B. F..., 41 ans, employé, mars 1899. Il y a deux ans, diarrhée qui dura trois ou quatre mois ; puis, intermittence de diarrhée et de constipation ; soigné, à cette époque, pour entérite.

Juillet 1897. Violente douleur hypogastrique, se fait soigner et va plus ou moins bien, avec des hauts et des bas jusqu'en 1898. Matières fécales avec glaires sanglantes.

Il y a six mois, violent accès de fièvre ; le malade s'alite pendant quinze jours ; à la suite de cela, violentes douleurs lombaires.

Albumine dans les urines. Amaigrissement progressif.

Puis, violentes douleurs au bas-ventre quand il est debout ; ne souffre pas au lit. Douleurs, sensation de brûlure à la fin de la miction, urines troubles. Depuis le 15 janvier, le malade a rendu des gaz par l'urètre, gaz précédés de douleurs dans le bas-ventre. A la fin de février, s'alite et est soigné pour cystite ; resté couché, il ne souffre pas. Son état restant stationnaire, il se décide à entrer à Necker.

Examen. — Canal libre. La vessie ne tolère que 100 grammes.

Toucher rectal. — Grosse masse, saillante dans le rectum à la base de la prostate.

État actuel. — Les urines sont floconneuses, un peu troubles ; le malade ne souffre pas quand il est au lit : « Il lui semble, dit-il, posséder un corps étranger dans la vessie, qui, obéissant aux lois de la pesanteur, lui pèse sur la vessie, quand il est debout. »

24 mars. Examen de M. Guyon.

Prostate, rien ; sensation de quelque chose d'épais, de résistant qui s'étend transversalement ; pas de cystoscopie sur la partie latérale gauche du rectum.

Traitement : lavages à l'eau boriquée.

L'état général s'améliore ; le malade sort, il continuera son traitement chez lui (12 avril).

Nous avons recherché ce malade. Sa femme nous a appris qu'il est mort le 23 mai 1899, la communication entre la vessie et l'intestin ayant fait d'énormes progrès. Les trois dernières semaines, la presque totalité des matières passait par l'urètre d'une façon constante ; il avait ainsi de dix à douze selles par jour. Les souffrances très vives ; la fièvre nulle ; intelligence intacte jusqu'à la fin.

ŌBS. 268 *bis*. — GENOUVILLE (cas de là clinique du Professeur Guyon, hôpital Necker, 1897). Obs. inédite due à l'obligeance du Dr GENOUVILLE. — Le nommé Isidore L..., 61 ans, serrurier, entré le 7 octobre, salle Velpeau, décédé le 30 octobre de la même année.

Le malade entre, le 7 octobre, à Necker pour des troubles urinaires durant depuis deux ans et consistant en rétention incomplète d'urine avec phénomènes d'infection chronique. Les urines sont entièrement troubles, fecaloïdes. Les signes généraux étant peu accentués, le Professeur Guyon le fait traiter uniquement par les lavages boriqués de la vessie, trois fois par jour. Subitement, le 27 octobre, le malade est pris de fièvre, avec frissons ; la langue est sèche ; en un mot, il présente tous les phénomènes de l'infection urinaire grave. Le 29, veille de la mort, le docteur Genouville fait une cystostomie « in extremis ». Le flot d'urine qui sortit était infect, ressemblant à une véritable purée de pois avec des matières fécaloïdes.

L'opération avec le minimum d'anesthésie chloroformique ne présenta aucune difficulté. L'incision fut faite couche par couche, on ne mit pas le ballon de Petersen, on fit le drainage avec les tubes Guyon-Périer. — Le malade succomba la nuit suivante.

On avait diagnostiqué cancer ou abcès ; ou pensait que la fistule siégeait sur l'S iliaque, d'après la rapidité avec laquelle les lavages vésicaux revenaient par le rectum.

AUTOPSIE, le 1er novembre 1897.

Urètre. Rien d'anormal à l'œil nu dans l'urètre antérieur ; mais dans l'urètre postérieur il existe un orifice large comme une pièce de vingt sous qui communique avec une poche périprostatique pleine de pus.

La prostate est normale.

La vessie, spacieuse, à paroi assez mince, présente une muqueuse d'une couleur gris verdâtre, qui offre par places des infiltrations sanguines assez notables.

A la face postérieure, vers le sommet, on voit trois orifices communiquant avec le gros intestin ; on ne sent aucune induration au niveau de ces perforations vésicales. — Ces trois orifices vésicaux communiquent avec le gros intestin par un orifice unique.

L'S iliaque est adhérente par une large surface ; elle est coudée en ce point, ce qui rétrécit son calibre. Aucune trace de néoplasme intestinal.

Les uretères sont normaux. Les reins ne présentent rien d'anormal microscopiquement, sauf une diminution de volume qui est plus accentuée du côté gauche.

Aux poumons, congestion des bases ; foie et rate normaux.

Obs. 269. — Professeur Duplay (observation de *fistule cœco-vésicale*. Rédigée d'après une leçon du professeur Duplay, recueillie par le docteur Clado. *Bulletin médical*, janvier 1899). — Femme, âgée de 44 ans, couturière, entrée le 21 avril 1898, salle Notre-Dame, à l'Hôtel-Dieu. Elle nous apprend que ses parents sont morts jeunes. Le père a succombé à un « chaud et froid », peut-être à une phtisie galopante. Elle a perdu une fille de 24 ans, de laryngite tuberculeuse. Elle-même n'a présenté aucun accident scrofuleux ou tuberculeux dans son enfance ; mais depuis longtemps elle paraît atteinte de bronchite chronique : elle tousse constamment. Il y a trois ans, elle a dû garder le lit pendant un mois, par suite d'une congestion pulmonaire pour laquelle on lui a fait des pointes de feu à la partie supérieure du thorax.

Sa ménopause est survenue à 41 ans. Il y a neuf ans, elle a souffert d'une maladie qui a été diagnostiquée comme étant une péritonite et qui était caractérisée par de la fièvre, du ballonnement du ventre, des douleurs abdominales et des vomissements, symptômes survenus sans cause connue, car il ne faut attacher aucune importance à une chute sur les reins survenue longtemps auparavant.

Trois ou quatre mois après la convalescence de cette péritonite, il s'est déclaré une gastro-entérite caractérisée par de l'anorexie sans vomissements, des douleurs intestinales, des troubles digestifs et surtout par une diarrhée persistante et abondante qui se montre encore de temps à autre.

Le début de l'affection paraît remonter à deux ans. Les symptômes que le malade a présentés à cette époque étaient ceux d'une cystite et consistaient en douleur au niveau de l'hypogastre : mictions fréquentes et impérieuses, douleurs pendant la miction et présence de mucosités dans les urines qui étaient manifestement troubles. Malgré les soins assidus, notamment des injections vésicales, les phénomènes de cystite ont continué à s'aggraver ; puis, environ un an après le début de la maladie ou, plus exactement, il y a dix mois, de nouveaux phénomènes ont été constatés. On remarque, en effet, que les urines exhalaient une odeur fécale et présentaient des grumeaux ressemblant à des débris de matières stercorales. Ces phénomènes se sont installés sans grand fracas et sous les apparences de l'ouverture d'un abcès dans l'intestin. Depuis l'établissement de cette fistule, depuis un an les symptômes de cystite ne se sont pas notablement aggravés.

Un jour où le malade avait mangé du raisin, on constata la présence dans l'urine d'un certain nombre de pépins. Enfin, à diverses reprises, des gaz s'étaient échappés par l'urètre au moment de la miction.

Nous signalerons en même temps chez cette femme un amaigrissement progressif, sans autres troubles fonctionnels du côté des voies digestives, ni d'autres organes.

A son entrée à l'hôpital, on confirme l'exactitude des renseignements qui précèdent. Les urines sont troubles et présentent un dépôt peu épais, chargé de grumeaux noirâtres, jaunâtres, ayant des caractères de débris stercoraux et exhalant une odeur fécale. Les fèces sont formées; ce n'est pas un liquide fécaloïde analogue à celui de jéjuno-iléon. La malade accuse des sensations particulières comme si quelque chose lui touchait de temps à autre la vessie, en provoquant des douleurs suivies immédiatement d'un besoin irrésistible d'uriner ; les urines rendues à ce moment sont plus troubles que d'habitude et présentent des débris de matières fécales. Bien que la malade ait maigri de 31 livres depuis deux ans, son état général n'est pourtant pas trop mauvais. Son appétit est capricieux. Elle a souvent de la diarrhée alternant avec des périodes de constipation.

Les principaux viscères sont sains. Toutefois, la malade tousse presque constamment, surtout pendant l'hiver. La percussion des sommets ne donne que des signes négatifs, et l'auscultation permet seulement de constater quelques craquements à ce niveau.

L'examen de l'abdomen ne révèle ni déformation, ni ballonnement. Le ventre est souple dans toute la région sus-ombilicale; mais au-dessous de l'ombilic et vers la région hypogastrique, bien qu'il n'existe ni gonflement ni tumeur, le ventre a perdu de sa souplesse et se laisse bien moins déprimer qu'à l'état normal.

En outre, tandis que la fosse iliaque gauche est tout à fait normale, dans la fosse iliaque droite il existe un peu d'empâtement profond donnant la sensation d'une tuméfaction en forme de boudin, médiocrement volumineuse, et à limites peu précises, dirigée en bas et en dedans, de consistance assez dure et résistante, rappelant en un mot soit le cæcum, soit l'appendice dilaté et à parois épaisses et indurées. Cette tuméfaction est douloureuse à la pression. Par un examen attentif on peut se convaincre que l'induration et la tuméfaction de la fosse iliaque droite se prolongent dans le petit bassin, ce que vient confirmer le toucher vaginal.

Celui-ci, en effet, nous permet de reconnaître que l'utérus est petit, mobile, sans adhérences et sans aucune lésion. Les culs-de-sac latéral gauche et postérieur sont sains; mais le cul-de-sac latéral droit est occupé par une induration qui semble arriver jusqu'à la vessie, et qui est indépendante de l'utérus puisque cet organe est parfaitement mobile.

L'exploration de la vessie faite par le vagin révèle de la sensibilité à la pression, et peut-être un peu d'épaississement des parois vésicales qui néanmoins ne semblent pas notablement altérées.

Le toucher rectal est négatif.

La cystoscopie permet de constater que l'orifice fistuleux siège sur la face postérieure de la vessie, en haut et à droite, près de la ligne médiane. La vessie ne présente pas de lésions tuberculeuses manifestes. L'examen bactériologique des urines y démontre la présence du bacille de Koch.

Laparotomie. — L'incision de la paroi faite sur la ligne médiane met à découvert une masse d'adhérences unissant le cæcum à la paroi latérale droite de la vessie, près du sommet. En détachant avec prudence les parties accolées, on a pu se convaincre qu'il n'existait qu'une très petite cavité intermédiaire entre l'intestin et la vessie. L'orifice vésical, qui atteignait à peine les dimensions d'une pièce de vingt centimes et de forme assez irrégulière, a été suturé avec soin. Quant à l'orifice intestinal, il était tellement petit qu'on a cru devoir le suturer. Drainage avec une grosse mèche de gaze. Mort quelques jours après.

Obs. 270. — Professeur Duplay (notes inédites). — Le Professeur Duplay rappelle dans sa leçon publiée dans le *Bulletin médical* de janvier 1899 l'observation d'une femme atteinte d'une hématocèle ou d'une pelvi-péritonite suppurée s'étant ouverte à la fois dans l'intestin et dans la vessie. La collection purulente se fit jour aussi du côté du vagin.

Obs. 271 et 272. — Pr Duplay. (Notes inédites citées dans la leçon clinique parue dans la *Médecine moderne* du 18 janvier 1899, concernant deux cas de fistule.)

Premier cas en 1896. Intervention par cystostomie. Après dédoublement des parois de la fistule l'auteur fit une suture à 2 étages de ces parois, ce qui permit d'avoir une cicatrice solide ; guérison.

Deuxième cas en 1895. (Cystostomie, mauvais résultats car il y eut récidive de la fistule après quelques semaines de guérison apparente.)

Obs. 273. — Tuffier. (Observation inédite due à l'obligeance du Dr Tuffier, professeur agrégé à la Faculté, chirurgien de Lariboisière.) — Un malade âgé de 60 ans, habitant Vanves, vient me consulter en m'affirmant qu'il perd des matières fécales avec ses urines. Je pense d'abord qu'il s'agit d'une simple cystite et l'examen des urines montre à première vue un dépôt nettement purulent. Après deux lavages de vessie au nitrate d'argent, les urines avaient une telle odeur de matière stercorale, qu'examinant le dépôt je remarquais qu'il s'agissait bien de matières intestinales. L'examen micrographique confirme cette donnée.

Le toucher rectal ne me fait constater aucune espèce d'empâtement, ni aucune adhérence entre la vessie et le rectum. Dans ces conditions, le diagnostic de fistule vésico-intestinale portant sur l'anse oméga ou sur l'intestin grêle s'impose. Le malade entre à Saint-Jean-de-Dieu où je pratique la taille hypogastrique.

Je trouve alors à la partie postéro-supérieure de la vessie un orifice fistulaire à bords durs laissant passer le petit doigt. Je résèque les bords de la fistule, je mobilise la paroi vésicale et je la suture au catgut n° 3, de façon à affronter largement les surfaces cruentées.

Drainage vésical hypogastrique par les tubes Guyon-Périer. Au bout de huit jours j'enlève les tubes, la fistule se ferme et je crois le malade guéri ; quinze jours après les matières passent de nouveau. Je débride la plaie et vois que la fistule s'est reproduite ; je cherche à la suturer à la soie. Mais avant que les tubes hypogastriques aient été enlevés elle se reproduit une deuxième fois. Le malade succombe six mois après ; toutes les matières intestinales passaient par la plaie hypogastrique.

M. Tuffier pense qu'il s'agit d'un cancer de l'intestin grêle.

Obs. 274. — Dr Tuffier. (Observation inédite due à l'obligeance de M. le docteur Tuffier). — M. D..., alcoolique, syphilitique, est un malade que j'avais opéré d'un rétrécissement de l'urètre environ un an auparavant.

28 juillet 1895. La présence d'une fistule vésico-intestinale était manifeste puisque les matières passaient dans la vessie. — Amaigrissement progressif. — Le 19 juillet, le malade subit une deuxième intervention pour une fistule anale et des hémorrhoïdes.

Le 29 juillet 1895, je pratique la taille hypogastrique. Je trouve bien une induration sur la face postéro-supérieure de la vessie, mais il m'est matériellement impossible de découvrir l'origine de la fistule.

Le 4 octobre, nouvelle taille hypogastrique, sans résultat bien marqué.

Cependant il y eut des périodes de dix à quinze jours, pendant lesquelles il ne passa par la vessie aucune matière stercorale. Il est vrai que ces périodes coïncidaient avec une constipation complète. La fistule persistant et le malade menaçant de se suicider si les accidents continuaient, après avoir pris l'avis de M. Terrier, je me décide à une deuxième intervention, par laparotomie. (16 décembre 95).

Les douleurs intestinales étaient extrèmement vives et les matières intestinales, du volume d'un haricot et très dures, passaient par la vessie, provoquant parfois des rétentions diurnes.

L'opération fut faite avec l'aide de M. Terrier.

Nous trouvons l'anse oméga adhérente à la paroi postéro-supérieure de la vessie par un véritable tissu gommeux n'ayant nullement la consistance, la vascularisation, ni l'adhérence d'un tissu néoplasique. La libération de l'anse effectuée, j'ai suturé très facilement la perforation intestinale. M. Terrier me conseille de laisser la perforation vésicale non suturée. Malheureusement, au moment de fermer l'abdomen, un écarteur appuyé sur la vessie fait sourdre à travers la perforation un flot de liquide infecté.

On fait le drainage sus-vésical ; on met une sonde à demeure. Le malade succombe à une péritonite suraiguë dans les quarante-huit heures.

Obs. 275. — Dr Tuffier. (Observation inédite due à l'obligeance du docteur Tuffier.) — M. X..., âgé de 65 ans, professeur. Il n'accuse aucune maladie antérieure à celle qui fait l'objet de cette courte observation. Depuis dix ans, il a subi un grand surmenage. Le début de son affection remonte à sept ou huit ans. Son médecin habituel d'alors, le docteur Couzon, le soigna à Paris pour des phénomènes de cystite, dont la cause ne pouvant être nettement déterminée fut mise sur le compte de l'abus des vins généreux et des dîners copieux. Ces accidents disparurent bientôt. Quelque temps après cependant le malade fut surpris de rendre des gaz par l'urètre, à la fin d'une miction.

Il y a à peu près un an, le malade rejeta avec ses urines, sans douleur, à une ou deux reprises, des matières fécales. Ses urines colorent le linge et sont odorantes. Il accuse de la pollakiurie par crises. Pas de douleur.

En mars 1899, les mêmes symptômes continuent mais plus accentués. A part un peu d'amaigrissement, le malade mène sa vie habituelle et continue ses leçons.

M. le docteur Tuffier, consulté, l'examine au cystoscope. — Résultat négatif.

On a fait une analyse d'urine dans laquelle on a trouvé des résidus végétaux et des fibres musculaires.

Le diagnostic du docteur Tuffier est épithélioma limité de l'intestin, sous réserves? — Le malade est actuellement encore vivant et son état n'est pas changé.

Obs. 276. D. Desnos. (Observation inédite communiquée par M. le Dʳ Desnos.) — L..., curé de P..., 40 ans. Ce malade a été vu par les Dʳˢ Mathieu et Desnos. Appelé le 26 février 1899 par le Dʳ Laporte, j'apprends que M. L... est atteint depuis plusieurs mois d'une affection intestinale mal caractérisée, pour laquelle le Dʳ Mathieu, médecin des hôpitaux de Paris, a porté, sous réserves, le diagnostic d'entéro-colite, affection qui paraît ne s'être accompagnée de fièvre que depuis peu de temps.

Il y a quinze jours environ, les phénomènes douloureux abdominaux vagues jusque-là se localisèrent à droite, dans la fosse iliaque d'abord, qui, augmentant d'intensité, gagnent la partie latérale droite de l'abdomen. Les douleurs devinrent rapidement très violentes, en même temps que la fièvre s'allumait. La température, prise assez irrégulièrement, paraît ne pas avoir dépassé 39°; des frissons se sont montrés. La diarrhée, assez abondante, resta sans modification.

Huit jours environ après, des douleurs mictionnelles se montrèrent, mais sans fréquences. Les douleurs vésicales devinrent presque aussitôt constantes, sans irradiations dans la verge ni aux aines, s'exaspérant au moment de la miction. Les besoins ne devinrent fréquents que trois ou quatre jours après.

Les urines ne semblent pas avoir présenté de modifications ces jours derniers.

La veille de ma visite, le 25 février, le malade avait remarqué l'issue de gaz par l'urètre à la fin de la miction qui était devenue extrêmement douloureuse, et un peu plus fréquente. Ce phénomène s'était renouvelé trois ou quatre fois jusqu'au moment de mon examen. 26 février. Malade très abattu, anxieux, répondant avec peine aux questions. Température 38°,8 ; s'alimentant très peu avec du bouillon et du lait ; en proie à une diarrhée glaireuse cependant moins abondante depuis quelques jours.

L'abdomen est légèrement météorisé ; il existe du tympanisme et une douleur beaucoup plus vive à doite dans la fosse iliaque et jusqu'à 2 ou 3 centimètres de l'ombilic. Cette même région est occupée par une tuméfaction mal limitée, rénitente, sans bosselures, très douloureuse à la pression.

Le toucher rectal montre une prostate normale, la région péri-prostatique œdématiée. Immédiatement au-dessus, au niveau du bas-fond vésical, le doigt tombe sur une masse dure, un peu irrégulière et mamelonnée qui fait saillie dans le rectum, absolument immobile ; le doigt ne peut en trouver les limites latérales. Les pressions imprimées à la tumeur, perceptibles dans la fosse iliaque, se transmettent au doigt rectal. On ne peut sentir de fluctuation. Ces manœuvres sont modérément douloureuses.

Le cathétérisme ne paraissant pas devoir fournir d'éléments importants pour le diagnostic, n'est pas pratiqué.

Traitement : Repos au lit ; applications émollientes sur l'abdomen ; lavements boriqués chauds, sulfate de quinine, morphine.

Surveiller les évacuations vésicales, sonder et laver la vessie au besoin.

16 mars. Pendant trois semaines environ, l'état est resté sensiblement le même ; les urines contiennent une certaine quantité de matières fécales et de gaz presque à chaque miction.

Néanmoins il y a eu une certaine accalmie ; notamment une chute de la fièvre pendant les quinze derniers jours. Le malade paraissant alors transportable, est amené à Paris chez les Frères Saint-Jean-de-Dieu, le 17 mars.

L'état général devient de plus en plus mauvais : la langue est sèche ; il y a une inappétence absolue ; des vomissements fréquents (3 ou 4 par jour) ; le lait est cependant assez bien supporté. La tumeur abdominale reste la même, mieux limitée, non plus exactement dans la fosse iliaque, mais plus rapprochée de la ligne médiane. Le toucher combiné donne les mêmes sensations que la première fois.

Les urines contiennent une très forte proportion de pus, qui atteint un 1/5 du volume total de la quantité émise. L'émission des gaz est presque constante, mais très peu de matières fécales passent dans l'urine.

La température oscille entre 38°,5 le matin et 39°,8 le soir.

On fait des lavages vésicaux boriqués très peu copieux.

20 mars. Aggravation depuis trois jours. La température est de 38°,6 a 40°,8, la douleur et le tympanisme abdominal ont augmenté, les vomissements sont plus fréquents. Les douleurs spontanées sont presque constantes dans la partie inférieure droite de l'abdomen, avec des irradiations périnéales. Cependant un peu moins de pus dans les urines.

Le 22. L'évacuation de pus par la vessie reprend, encore plus abondante, suivie d'abaissement de la température qui est de 38°,2 et de 39°,4. La tumeur abdominale paraît avoir diminué à l'examen à travers la paroi ; pas de changement au toucher rectal.

Le 26. Même état relativement satisfaisant. Je prépare à ce moment une intervention, la tumeur abdominale paraissant être constituée par une collection enkystée ouverte incomplètement dans la vessie ; mon but aurait été de pratiquer une taille hypogastrique, d'explorer et d'agrandir s'il y avait lieu l'orifice de communication avec la poche purulente, laquelle avait peut-être été drainée, me réservant de faire plus tard une opération plus complète, mais toute intervention est refusée.

Le 31. Même état, la température remonte un peu 38°,4 matin, 40°,1 soir.

4 avril. État beaucoup plus grave, langue noire, sèche ; vomissements très fréquents ; tumeur abdominale bien limitée, très douloureuse ; mais le reste de l'abdomen paraît normal, à peine un peu de tympanisme. Urines purulentes avec une proportion plus grande de matières fécales ; miction très douloureuse depuis huit jours.

Le 6. Affaiblissement très grand. Urine très chargée de matières fécales. La tumeur constatée par le toucher rectal a diminué. Température 39°,4 matin, 40°,7 soir.

Le 7. Même état, souffrances atroces à peine calmées par la morphine. L'intervention réclamée alors est impossible.

Le 9. Mort.

Obs. 277. — Dr Desnos (observation inédite due à l'obligeance de Dr Desnos). — Le nommé B..., de Paris, 56 ans. Il ne présente rien d'intéressant dans ses antécédents héréditaires. Il a eu des maladies multiples dans son enfance : des adénopathies cervicales longtemps traitées, des maux d'yeux, des affections fébriles sur lesquelles il ne peut donner aucun renseignement précis.

A 17 ans, il eut une coxalgie qui le tint cinq ou six ans alité ; de nombreux abcès s'ouvrirent à la cuisse, à l'aine, laissant des cicatrices profondes. Il guérit avec un raccourcissement du membre et ankylose. Depuis il ne paraît pas avoir présenté de nouvelles manifestations tuberculeuses, sauf cependant les « poussées de fièvre » (?), à deux ou trois reprises.

A 32 ans, il eut une blennorrhagie de longue durée avec reprises aiguës. Il paraît avoir guéri de l'écoulement apparent au bout de deux à trois ans. Il y a quatre ou cinq ans, il eut une cystite, sans cause ; elle dura de quatre à cinq semaines sous traitement local ; de la fréquence persiste, il est probable que les urines sont restées troubles depuis lors.

Il y a quatre mois, reprise de fréquence et de douleurs mictionnelles ; mais, en plus, pesanteur et gêne constante périnéale. Le médecin qui le traitait (ainsi que lui-même) fait des lavages boriqués. Tout à coup, il eut des frissons répétés et de la fièvre pendant une huitaine. A ce moment et depuis il rend beaucoup de pus par la vessie.

Après une période de soulagement, il vit reparaître la gêne au périnée, le ténesme et les irradiations douloureuses au scrotum et à la verge. L'écoulement purulent urétral est devenu presque constant ; il y a des évacuations, veritables décharges, provoquées par la défécation.

L'état général est assez bon ; on constate un peu d'amaigrissement, l'appétit est diminué.

Le 26 novembre 1897, le malade se plaint surtout de la fréquence (toutes les heures et demie). Les douleurs mictionnelles sont légères, la gêne périnéale constante, mais il peut cependant remplir ses occupations.

L'urètre est libre ; la traversée prostatique sensible. L'explorateur à boule bute dans un trajet irrégulier et ramène du pus.

Les urines rendues par miction normale sont très troubles, contenant de gros flocons en suspension ; la vessie explorée immédiatement après la miction retient 80 grammes environ d'urine très purulente.

La paroi, peu sensible au contact, réagit après injection de 150 grammes de liquide.

Le toucher rectal montre que les dispositions normales sont méconnaissables : on trouve de grosses masses irrégulières, maronnées, bosselées, dures, et quelques-unes ramollies qui occupent tout ce que le doigt peut atteindre, prostate, vésicules, bas-fond vésical. Les parois latérales du rectum paraissent même englobées dans un foyer inflammatoire chronique.

Les régions rénales et urétrales sont indemnes, l'abdomen est normal.

Le 10. Le malade est soumis à l'évacuation vésicale régulière, avec des lavages au permanganate. Une amélioration est constatée, car la purulence est moindre.

Le 12 décembre réapparaît une grande quantité de pus dans l'urine ; ce pus est filant, épais, visqueux au fond du vase.

Le 18. L'évacuation purulente a continué ; les sensations périnéales sont moindres. Les jours suivants, le pus diminue ; on trouve quelques filaments sanguinolents dans les urines.

20 janvier 1898. Après un mois d'absence, le malade revient. Il a continué ses lavages, le pus a diminué, les urines sont même parfois presque limpides ; les mictions moins fréquentes.

Le 28. Le malade revient très anxieux d'avoir vu du gaz fétide sortir de l'urètre après une miction. Pas d'autre symptôme, aucune sensation particulière. Le cathétérisme explorateur et évacuateur ne révèle rien de particulier, sinon l'évacuation de gaz fétide par la sonde, aucun débris de matière n'est vu dans l'urine.

Au toucher rectal on constate une grande diminution des masses lobulées ; toutefois, il est impossible de reconnaître la prostate et les organes normaux.

Le 2 février, le malade a remarqué des grains et des filaments brunâtres ou verdâtres mélangés au pus. Le cathétérisme pratiqué ramène des débris de matières fécales. Les lavages au permanganate sont continués matin et soir.

Le 23. Même état. Grande intermittence dans l'évacuation des gaz et des matières ; quelquefois deux jours (au maximum), sans matières ; les gaz sont presque constants. Les symptômes de cystite ont diminué notablement après quinze jours ; le malade n'urine plus que toutes les heures, presque sans douleur.

3 avril. Aucune modification. État général bon, état local encore meilleur. Les besoins sont normaux et la douleur nulle, mais les gaz et les matières sortent presque constamment par la miction. Aucun écoulement liquide par l'anus, ni diarrhée.

Le 14. On décide un examen cystoscopique devant la reprise des phénomènes de cystite. Cet examen est fait, le 22 avril, par MM. Desnos et Chanson.

Les parois supérieure et latérale sont desquamées, vascularisées. Des petits filaments y flottent La paroi inférieure est méconnaissable, les uretères impossibles à trouver, au milieu de grosses saillies tomenteuses gris rougeâtre, sans franges ni filaments, allongées, sans vaisseaux appréciables ; on voit des anfractuosités nombreuses. L'une d'elles, la plus profonde, située à l'union de la paroi postérieure et du bas-fond, est irrégulièrement infundibuliforme ; en l'observant quelques minutes, on voit une bulle de gaz réfringent s'échapper.

Le même traitement, consistant surtout en lavages antiseptiques faibles, est continué, puis avec des solutions plus concentrées (nitrate d'argent au 1/500 ; chlorure de zinc à 1/400).

Le 25 mai, on constate une amélioration. Le malade a pu rester deux jours sans rendre ni gaz, ni matière. Mais, quinze jours plus tard, retour des phénomènes de cystite et réapparition des matières.

Le 16 juin, on pratique un deuxième examen cystoscopique, en présence du Professeur Guyon. L'aspect de la vessie est peu modifié : mêmes bosselures, mêmes anfractuosités, peut-être moins profondes, sauf cependant l'infundibulum qui paraît agrandi. Aucune émission de gaz ni de matières n'est constatée pendant l'examen. On continue les lavages, et le malade va faire une saison à Contrexéville.

En novembre, après une absence de trois mois et demi, on ne trouve aucune modification notable. De temps en temps disposition passagère des gaz et matières, surtout de ces dernières, mais pendant des périodes n'excédant toujours pas deux jours.

En janvier 1849, le malade passe une période de quinze jours sans rendre de matières. Les gaz sont devenus très rares, les mictions à peu près normales toutes les trois heures, un peu plus fréquentes la nuit.

En février, les matières sont apparues de nouveau, plus abondantes que jamais, sans que les mictions se soient modifiées. En juin le Dr Chanson nous donne des nouvelles du malade qui est toujours dans le même état.

Obs. 278. — Dr Desnos (observation inédite due à l'obligence du Dr Des-
nos). — Le nommé R..., 62 ans, ferblantier. N'accuse aucun antécédent urinaire ; il a toujours eu une bonne santé. Il y a dix mois environ, il eut une hématurie abondante, brusque, de trois à quatre jours. Il se rappelle qu'auparavant il avait remarqué des urines rouges après des excès de boisson. Ces hématuries reparaissent à intervalles irréguliers, impossibles à préciser ; il croit qu'elles revenaient surtout après les courses en voiture, pendant lesquelles d'ailleurs il n'accuse aucune douleur.

Depuis deux mois il perd presque continuellement du sang dans ses urines ; très abondamment en dernier lieu.

Depuis trois ou quatre mois, les mictions sont douloureuses.

Il y a deux semaines, issue de gaz par l'urètre à la fin des mictions, odeur fétide de l'urine.

2 septembre 1898. Urètre libre, la vessie retient 20 grammes d'urine après la miction. Je laisse distendre à 150 grammes environ.

Le toucher rectal montre une prostate un peu volumineuse, sans bosselure, ni induration ; le bas-fond vésical est distendu, ses parois sont épaissies, sans souplesse ; mais aucune masse incluse à ce niveau.

Les urines sont très rouges, vin pur. Les mictions fréquentes, toutes les heures, les douleurs sont terminales.

Examen cytoscopique, relativement facile, le liquide injecté ne se colorant que lentement. On aperçoit à gauche une grosse masse lobulée, occupant le bas-fond à franges, allongées, peu saignante, flottant. A droite, une autre masse vient rejoindre celle de gauche. Entre les deux, espace sombre, mal limité, qu'il est impossible d'éclairer entièrement.

Le traitement institué consiste en injections vésicales de bleu de méthylène.

Le 20. On constate une amélioration avec diminution de sang.

Le 3 novembre. Deux ou trois fois par semaine, on a fait des lavages avec antiseptiques divers, nitrate d'argent, permanganate ; les injections de bleu de méthylène donnent les meilleurs résultats et diminuent surtout la quantité de sang.

Cependant la coloration des urines est presque continue. Les mictions fréquentes ; les urines ont une odeur fétide, ammoniacale plutôt que fécale.

Un nouvel examen cystoscopique ne révèle pas un changement appréciable.

15 mars 1899. Nouvel examen cystoscopique. Masses volumineuses occupant le bas-fond vésical ; les franges sont plus allongées. L'espace situé entre les deux masses surmontées de franges s'est agrandi et est devenu nettement infundibuliforme.

L'hématurie continue à être abondante ; l'odeur des urines est devenue infecte ; des débris de matières flottent dans les urines.

8 avril. L'état général est devenu mauvais depuis peu de temps, seulement. L'hématurie est continue et d'une grande abondance. Les tissus sont décolorés ; les téguments, les muqueuses sont exsangues ; le pouls est petit. La quantité de matières fécales contenue dans les urines est un peu moins considérable. Les urines sont extrêmement fétides.

Devant les accidents très menaçants et le redoublement de l'hématurie, j'interviens.

Taille hypogastrique longitudinale ; position de Traendelenbourg, ballon de Petersen. Incision ; désinsertion sous-périostée partielle des muscles droits. Incision de la vessie et relèvement des bords par plusieurs fils suspenseurs.

Apparaissent deux tumeurs réunies sur la ligne médiane par leur bord ; entre les deux, anfractuosité profonde. A l'union de la face postérieure et du bas-fond vésical se trouvent des masses fongueuses dans lesquelles le doigt pénètre puis est arrêté.

Je circonscris à l'aide d'une anse galvanique, l'une puis l'autre des deux tumeurs dont l'exérèse se fait sans incident. Le saignement est très peu abondant. Le pouls faiblissant, je me hâte d'enlever un ou deux bourgeons circonscrivant la cavité. Je cautérise au galvano. Sonde de Pezzer et drainage hypo‑gastrique Guyon-Périer.

Le soir : bon état. Température, 38°,1. Urines un peu rouges, quelques caillots.

9 avril. Urines à peine teintées. Température : 37°,4 matin ; 35°,5 soir.

Le 11. Très bon état général ; état local excellent. Les urines ne sont presque plus rouges, aspect qu'elles n'avaient plus depuis un an. On y trouve quelques débris de matières et quelques gaz sont rejetés avec elles. Le pansement renouvelé est absolument sec. En présence des matières fécales dans l'urine et de l'infection possible, le pansement iodoformé est renouvelé.

Le 14. Bon état, le malade s'alimente, mais l'affaiblissement est grand. Urines abondantes sans trace de sang.

Le 16. L'état local est bon. Mais le malade a du subdélire ; la température s'abaisse à 36°,4.

Le 17. Quelques spasmes des membres supérieurs et inférieurs. Délire tranquille, loquace la nuit. Température 36°,1 le matin ; 36°,3 le soir.

Le 18. Mort avec 35°,8 de température rectale (quatre heures avant la mort). Le délire s'était accentué ainsi que les autres phénomènes d'intoxication iodoformique.

OBS. 279. — S. BROWN. *Annals of surgery*, 1899, t. I, p. 744-750. — Au mois de mars 1891, un garçon de 6 ans, G. G…, fut opéré à cause d'une pierre. Taille périnéale. Après l'opération une fistule s'établit entre le rectum et la vessie, et du rectum s'écoulaient constamment des gouttes d'urine. Huit mois après, un chirurgien essaya de fermer la fistule opératoirement, mais n'y réussit pas. Le même chirurgien répétait ses essais en 1892 quatre fois, toujours en vain. Depuis ce temps jusqu'en janvier 1898, les essais n'étaient pas répétés et la fistule persistait chez le jeune malade.

Au mois de janvier, G. G…, âgé déjà de 13 ans, vint me consulter. Son état général commençait à se ressentir de la fistule.

Il fréquentait l'école, mais la marche le fatiguait ; il toussait souvent et avait des attaques de bronchite. A l'école il choquait les autres à cause de la mauvaise odeur de ses vêtements bien qu'on eût soin de les lui faire changer souvent.

A l'examen, je trouvai ses fesses dans la région anale très excoriées et parsemées de pustules et de furoncles. L'anus béant un peu à sa portion antérieure ; le périnée était devenu mince, de sorte que la couche de tissu séparant l'anus de l'urètre paraissait bien peu épaisse.

La fistule pouvait être vue facilement après la dilatation de l'anus et l'emploi de la lumière réfléchie. Elle était large comme le bout du petit doigt et avait la forme circulaire ; elle se trouvait un peu au-dessus de l'orifice interne de l'urètre.

Je lui administrai des purgatifs pour débarrasser son intestin et le mis à la diète et, après cinq jours de ce traitement, je l'éthérisai et suturai la fistule avec du fil fin d'argent. Les sutures furent posées transversalement, chacune distante de l'autre de 1/8 de centimètre. Dans la vessie fut laissé pendant quarante-huit heures un petit cathéter élastique. Le cathéter irrita beaucoup l'urètre et se recouvrit de tant d'incrustations que j'eus beaucoup de peine à le retirer. Malgré cela, la fistule se rouvrit déjà le lendemain, et cinq jours après je renvoyai le malade.

Il entra de nouveau à l'hôpital le 21 avril 1898. La fistule avait le diamètre d'un demi-centimètre. Il y avait déjà eu, en somme, 6 tentatives de la fermer et je réfléchis longtemps si j'avais à procéder à la 7e. Enfin l'idée me vint d'essayer une colostomie. Les manuels que je compulsai ne pouvaient pas me renseigner là-dessus; mais j'appris que le Dr Tuttle, de New-York, avait traité de cette façon avec succès une fistule recto-urétrale. Je me décidai donc de réaliser mon intention et de faire, en outre, une ouverture épicystique pour drainer par là l'urine très septique.

Ces opérations furent exécutées le 30 avril, toutes les deux à la même séance. Une bride de la sigmoïde fut enlevée à travers une incision dans la région iliaque gauche et une suture matelassière en fil de soie passée au-dessous à travers la peau, le mésentère et la peau de nouveau. Après cela j'ouvris longitudinalement l'intestin sur l'étendue de presque 2 centimètres; il n'y eut pas d'hémorragie. Ensuite j'ouvris la vessie.

Dix jours après, le 9 mai, j'attaquai de nouveau la fistule. Mon opération d'il y a quelques jours m'avait donné des résultats satisfaisants. La vessie et le rectum, constamment irrigués dès le moment de leur ouverture, fonctionnaient normalement.

J'avivai les coins de l'orifice fistuleux dans le rectum. Puis, je fermai la plaie à l'aide de sutures en soie transversales; mais, six jours après, la plaie se rouvrit. Les sutures furent enlevées le dixième jour. Toutefois, la fistule devint moindre. Elle était encore plus petite le 25 mai; ce jour-ci je la refermai de la même façon. Au bout de six jours, la plaie se rouvre; je renvoie le malade. Mais sa fistule est déjà beaucoup moindre. La fistule hypogastrique s'est fermée.

Il revint, le 9 septembre, avec une fistule un peu plus grande qu'une tête d'épingle. Le 12, je la fermai, cette fois-ci à l'aide de sutures verticales. La plaie se rouvre bientôt et la fistule reprend ses dimensions d'antan.

Le 31 octobre, nouvel essai opératoire, cette fois-ci *couronné de succès*. Je disséquai largement le tissu périfistulaire vésical et fermai d'abord l'orifice vésical. Puis je fis de même avec l'orifice rectal, tout en y laissant à l'angle inférieur un petit orifice pour le drainage. Les deux orifices se fermèrent définitivement.

Le 17 novembre je fermai l'anus artificiel. Mon malade se porte depuis ce temps à merveille.

OBS. 280. — TESSON. *Communication de la vessie et du côlon pelvien chez une femme, consécutive à une ablation double d'annexes suppurées.* (Obs. inédite due à l'obligeance de mon collègue et ami TESSON, interne de la clinique des voies urinaires.) — Marie R..., couturière, 33 ans, se présente en avril **1895** à la consultation du professeur Guyon, à l'hôpital Necker, pour des phénomènes déjà anciens de cystite rebelle ; ils ont débuté à la suite d'une laparotomie subie par la malade deux ans et demi auparavant, laparotomie avec ablation bilatérale des annexes pour lésions suppurées. Le professeur agrégé Albarran, qui suppléait M. le professeur Guyon, reconnut l'existence d'un calcul vésical : il pratiqua la lithotritie le 6 juin. L'opération fut assez difficile, car la pierre était collée et immobilisée sur la paroi latérale droite de la vessie ; détail particulier, qui éclaire la pathogénie de ce calcul, le lithotriteur ramena deux anses de fil de soie.

Après le débarras de la vessie, la cystite s'améliora très rapidement et le 19 juin, la malade quitta l'hôpital.

Pendant les années qui suivirent (1897 et 1898) elle revint trois ou quatre fois à la consultation externe : elle conservait un état douloureux du bas-ventre, avec exacerbations de courte durée, accompagnées parfois de fièvre. — En juillet 1898, elle constata avec surprise l'issue de gaz à odeur intestinale par le méat au moment de la miction. Cet accident se reproduisit très fréquemment depuis, au point qu'elle n'y prêta plus attention ; il ne détermina d'ailleurs aucune réaction particulière de la vessie.

Cependant, les « crises » augmentaient de fréquence ; en mars 1899, elle dut garder le lit pendant quelques jours : elle eut quelques vomissements et de la diarrhée.

Dans la nuit du 13 juillet, elle fut prise brusquement d'une très vive douleur à siège hypogastrique et pelvien, douleur qu'aucune position n'atténuait, mais qui se calma le matin après une débâcle diarrhéique abondante. L'après-midi, les phénomènes douloureux reprirent, accompagnés de nausées, puis de vomissements bilieux.

La malade est amenée à Necker, le 16, et reçue dans le service de M. le professeur Guyon, salle Laugier, nº 17. Elle a le facies péritonéal typique ; le ventre n'est pas ballonné, mais très douloureux, surtout dans la région hypogastrique, et la moindre tentative de palpation provoque une défense musculaire énergique. Depuis deux jours, aucune émission fécale. Actuellement vomissements porracés. Les touchers vaginal et rectal décèlent un utérus absolument enclavé ; les culs-de-sac, surtout le postérieur, ont perdu toute souplesse ; cette exploration, est, du reste, très douloureuse et ne peut être complète. Température : 37º,9.

Le lendemain 17, la situation ne s'est en rien améliorée. A la suite d'un grand lavement, la malade a eu deux selles diarrhéiques abondantes et, fait fort intéressant et nouveau, dans le bocal les urines ont un aspect manifestement fécaloïde ; recueillies directement dans la vessie par le cathétérisme, elles se montrent indiscutablement mélangées de matières fécales. Un lavage de la vessie ramène encore quelques détritus, puis le liquide ressort clair. A la miction qui suit, les urines sont claires ; puis, à plusieurs reprises dans la journée, elles sont à nouveau mélangées de matières fécales. La malade, interrogée sur ce point, affirme que jamais jusqu'alors ses urines n'ont présenté cette coloration si caractéristique.

Le soir, la température monte à 40° ; les vomissements sont devenus fécaloïdes ; le ventre est ballonné,très douloureux partout. — Mort le 18.

AUTOPSIE. — L'utérus, la vessie, le côlon pelvien sont unis par un magma d'adhérences anciennes, auxquelles se sont surajoutées des lésions de péritonite aiguë remontant vers l'abdomen inférieur. Après avoir ouvert la vessie par sa face antérieure, on découvre au niveau de sa paroi latérale droite un orifice dans lequel s'engage facilement une sonde cannelée qui sort, d'autre part, dans le côlon pelvien, sur la face interne duquel on voit également un orifice. Ces deux orifices vésical et intestinal sont reliés par un trajet de plus de 2 cent. passant sur le bord droit de l'utérus et constitué par une néoformation inflammatoire, solidement organisée.

En ne retenant dans cette observation que ce qui a trait à la fistule vésico-intestinale, on peut ainsi la résumer : chez une femme ayant subi l'ablation double des annexes pour lésions suppurées. une fistule colo-vésicale s'est établie, préparée par la migration d'un fil de soie à travers la paroi vésicale. Cette fistule s'est révélée quatre ans après la laparotomie par l'émission de gaz intestinaux par l'urètre, au moment de la miction ; un an plus tard seulement, les matières fécales apparurent dans la vessie, qui pendant toute cette période toléra presque parfaitement cette communication anormale.

OBS. 281. — SAVARIAUD (obs. inédite due à l'obligeance de mon ami, le Dr SAVARIAUD, prosecteur à la Faculté de médecine). — *Fistule sigmoïdo-vésicale avec ouverture cutanée. Laparotomie.* — Mme X..., 40 ans, présente depuis sept ans une fistule dans la région inguinale droite, fistule qui s'est transformée en une plaie suppurante de 20 centim. de longueur, à la suite d'une opération faite il y a un an par un chirurgien de province.

Actuellement cette plaie commence un peu au-dessus de l'épine iliaque antéro-supérieure, et descend jusqu'à l'origine de la grande lèvre gauche. Les deux lèvres de la plaie sont entropionnées, et leur bord libre a tendance à se souder aux parties profondes, de sorte que les deux lèvres sont distantes en certains endroits de 2 centimètres.

Au-dessous de ces lèvres existent plusieurs décollements : 1° dans la grande lèvre ; 2° par-dessous l'arcade crurale, au droit du muscle psoas. Ce dernier mesure 5 centim. de profondeur. Le fond de la plaie est rouge, peu bourgeonnant, mais a bon aspect.

La quantité du pus sécrété n'est pas très considérable pour une surface aussi grande et aussi anfractueuse. Le pansement n'ayant pas été fait depuis trois jours, ce pus est visqueux, glaireux, d'odeur fétide mais non urineuse ni fécaloïde. Nulle part on ne sent le squelette à nu.

Cette malade raconte que depuis qu'elle a cette fistule,il en sort des gaz intestinaux, dit-elle, quoique sans odeur caractéristique ; autrefois ces gaz sortaient fréquemment ; actuellement il n'en serait plus sorti depuis trois mois. Jamais elle n'a vu, même pendant des crises de diarrhée, les matières sortir par la plaie.

La malade dont la vie conjugale n'aurait, paraît-il, pas toujours été exemplaire, a depuis longtemps des envies fréquentes et douloureuses d'uriner ; ses urines contiennent actuellement quelques filaments et du pus. Cette cystite daterait d'il y a huit ans, elle est donc antérieure à la fistule. La malade affirme très énergiquement que par la vessie il sort des gaz, qu'elle sent ces derniers pénétrer dans la vessie, et qu'ils sortent avec bruit par l'urètre à la fin de la miction. Il n'y a jamais eu de matières intestinales dans ses urines, qui sont par contre très fréquemment purulentes (?).

Il y a sept ans que l'affection aurait débuté par un abcès volumineux qui, au 67e jour, s'ouvrit spontanément à la région inguinale gauche, en plusieurs endroits : ces ouvertures en pomme d'arrosoir furent réunies par un médecin. La plaie se cicatrisa pendant deux ans.

Enfin, en 1896, nouvelle fistule, si bien que l'an dernier elle subit un grattage de la plaie. Depuis ce temps, cette dernière est restée fistuleuse, sans aucune tendance à la cicatrisation. Elle entre dans cet état à Laennec (30 août 1899).

Examen. — La malade affirmant que les gaz passaient tantôt par la vessie, tantôt par la plaie, je devais chercher l'existence de la communication vésicointestinale. J'insufflai de l'air dans le rectum avec une canule rectale adaptée à la poire du thermocautère. Cette manœuvre n'eut aucun résultat et j'en conclus que la communication était très élevée et siégeait sur l'intestin grêle. Le lendemain, la malade ayant été purgée, l'insufflation fut recommencée avec prudence, car elle était douloureuse. Une sonde avait été introduite par l'urètre dans la vessie, contenant de l'eau boriquée. Le résultat fut parfait, car des gaz sortirent avec violence par la sonde ; je crois même, et la malade aussi, qu'il sortit des gaz par la plaie inguinale. Dès lors je posai le diagnostic de fistule faisant communiquer le gros intestin, probablement l'S iliaque avec la vessie.

L'examen du rectum avait été négatif, ainsi que celui du vagin. L'utérus en rétroflexion est mobile, mais on sentait à gauche dans le cul-de-sac une tuméfaction assez douloureuse qui pouvait bien être les annexes. Dès lors l'hypothèse la plus naturelle était : annexite suppurée très ancienne, après cystite blennorrhagique ; annexite ouverte spontanément à la paroi, dans la vessie et dans l'intestin.

Dès lors l'opération logique qui s'imposait était la laparotomie, dissection de l'intestin, suture intra-péritonéale de l'intestin et de la vessie, ablation des annexes.

La malade fut préparée : purgation énergique ; quatre lavements, vagin lavé au sublimé, la vessie au nitrate d'argent 1 p. 1000. L'opération fut pratiquée le 2 septembre 1899.

Opération. — Anesthésie chloroformique, le Dr Faure, chirurgien des hôpitaux, m'assistant. Toilette préalable d'usage ; protection avec des compresses de la plaie fistuleuse. Laparotomie sous-ombilicale.

L'épiploon est adhérent à la lèvre gauche de l'incision ; résection de cette adhérence ; ligature avec trois catguts. Des compresses sèches isolent le petit bassin. L'utérus, dévié à gauche, adhère à une masse formée par l'S iliaque et sans doute les annexes gauches qui sont fusionnées avec la fosse iliaque et la paroi au niveau de la région inguinale.

Le plan opératoire est alors le suivant : dissection de l'S iliaque, suture de la vessie et de l'intestin, ablation des annexes, drainage inguinal.

La dissection de l'S iliaque se fait assez facilement, bien qu'on soit obligé de la sculpter dans un tissu fibreux, grâce à la position inclinée de la malade et la position de l'opérateur placé à droite et assis. Cette dissection se fait principalement au bistouri, puis vers la fin avec les doigts. L'S iliaque est séparée successivement de la paroi, de l'ovaire gauche qu'on enlève à ce moment, de la vessie et de l'utérus. En décollant l'intestin de la vessie on recherche avec soin l'orifice de communication entre les deux réservoirs.

Cet orifice qui était protégé par de solides adhérences est à peu près du diamètre d'une sonde de trousse. On procède immédiatement à son oblitération. Pour cela une sonde métallique est introduite dans la vessie et vient faire saillie dans la fistule de façon à bien montrer les bords de la perte de substance. On fait une suture en bourse au catgut sur les bords de la perforation, puis une rangée de points de Lambert adossant la séreuse.

La vessie est alors abandonnée dans l'abdomen ; à la fin on y introduira une sonde de Pezzer.

Beaucoup plus difficile est l'oblitération de l'intestin. Ce dernier est perforé en trois points : une grande perte de substance mesurant 5 à 6 centimètres et deux petites du diamètre d'une pièce de 0 fr. 50 à 1 franc sont situées sur son bord libre. Ces trois perforations sont réunies en une seule qui mesure 7 à 8 centimètres. Il en résulte que l'intestin n'est plus représenté à ce niveau que par une bande de muqueuse mesurant à peine deux travers de doigt dans sa partie la plus rétrécie. Deux partis sont en présence : la résection intestinale suivie d'entérorrhaphie circulaire, ou latérale. La première est plus longue, plus difficile à exécuter dans la profondeur du bassin, mais peut-être plus correcte. La deuxième est plus rapide ; mais, vu la longueur et la largeur de la perte de substance, exposerait à un rétrécissement ou à une coudure de l'intestin. Néanmoins après avoir évalué par le rapprochement des bords de la plaie le calibre probable de l'intestin après la suture, c'est à ce dernier parti que nous nous rangeons.

A cet effet l'S iliaque est libérée des dernières adhérences qui l'unissent à l'utérus, ce qui lui donne plus de longueur et rend moins difficile la suture. On introduit aussi dans l'intestin un gros drain destiné à faciliter la suture, mais bientôt on le retire car il ne facilite rien. La suture est pratiquée presque en totalité dans le sens perpendiculaire à l'axe de l'intestin. Un premier rang de sutures à la soie fine réunit la muqueuse, et, par endroits, toute l'épaisseur de l'intestin.

Un deuxième plan de points séparés à la soie fine adosse les séreuses et musculeuses. Avant la suture j'avais avivé les bords de la perte de substance.

L'intestin suturé, je constate en refoulant les tuniques avec l'index que son calibre admet juste l'extrémité de l'index, mais il n'y a pas de coudure et l'S iliaque décrit une courbe bien régulière. La surface de l'intestin est bien lisse, mais dépourvue de séreuse.

Nous reportant alors vers la région inguinale, nous apercevons un organe distendu, bosselé, qui adhère à la paroi et, d'autre part, à l'utérus. Cet organe pris d'abord pour l'uretère distendu est la veine iliaque facilement reconnue à ce moment comme était la trompe flexueuse et dilatée Elle est d'abord séparée de l'utérus, puis arrachée, pour ainsi dire de la paroi, où elle adhère par un tissu fibreux tellement dense que je suis obligé de déployer de la force, presque de la brutalité pour l'en séparer. Cette trompe contient un liquide séro-purulent et visqueux ayant la plus grande ressemblance avec le pus qui s'écoulait de la plaie, ce qui m'a fait supposer qu'il s'agissait d'une fistule tubaire. Avec l'extrémité des ciseaux mousses fermés, j'effondre par pression la paroi inguinale au droit de la fistule et je l'élargis au point de pouvoir drainer très largement par cet endroit. C'est alors que, découvrant la plaie inguinale jusqu'à ce moment recouverte, je m'aperçois qu'elle est inondée d'un pus visqueux. C'est évidemment le contenu de la trompe qui s'est vidé par là pendant les manœuvres de décortication.

Je termine l'opération en drainant largement :

1° Par la plaie inguinale j'introduis un gros drain perforé du diamètre du pouce avec trois mèches de gaze iodoformée qui vont séparer la suture intestinale du reste de l'abdomen ;

2° Un drainage sus-pubien plongeant dans le Douglas, et sortant par la partie inférieure de l'incision médiane.

Le reste de la paroi est réuni à la soie, et en un seul plan, car l'opération dure depuis une heure et demie. Enfin, je termine en curettant la plaie inguinale, je libère rapidement les bords entropionnés, je draine au point déclive de la grande lèvre et je suture les deux tiers internes de la plaie inguinale. Le quart externe donne passage au drainage abdominal.

Conclusions. — L'origine des accidents était due à une salpingite ouverte d'une part à la région inguinale, d'autre part dans la vessie et dans l'S iliaque :

1° Il y avait communication directe de l'S iliaque avec le sommet de la vessie par un orifice laissant passer les gaz, mais pas assez gros pour laisser passer les matières normalement dures dans cette région de l'intestin ;

2° L'S iliaque communiquait aussi directement avec la fistule inguinale, mais par l'intermédiaire de clapiers qui ne laissaient que difficilement filtrer même les gaz ;

3° La trompe gauche dilatée, point de départ des accidents, était ouverte à la paroi et c'est elle qui inondait la fistule cutanée de ce mucus purulent qu'elle sécrétait en abondance.

Suites opératoires. — Le soir, température 37°,8. Pouls 96. Facies bon. A vomi vert. Beaucoup de sérosité sanguinolente dans le pansement. Le drain de la grande lèvre ayant été arraché par mégarde, on ne le remplace pas. Aspiration de 60 grammes de liquide sanguinolent par le drain.

Le lendemain, 3 septembre. Température matin, 38°. Pouls, 148. Facies bon. Ventre rétracté, indolore, sauf à droite de la suture au niveau de l'anse sigmoïde où il existe une légère sensibilité.

Soir, température 39°,6. Pouls petit, difficile à compter : 160. Cependant facies bon; quoique coloré, pas de vomissements. A dormi; a faim. Ventre en bateau, indolore. Aspiration de 50 grammes de liquide sanguinolent par le drain du Douglas. La ligne de suture inguinale est très douloureuse; la peau y est vernissée et rosée; par un point de suture, du pus s'écoule ; on fait sauter toutes ces sutures. Écoulement du pus, attouchement à l'eau oxygénée; poudre d'iodoforme. Si on avait remplacé le drain, peut-être aurait-on pu conserver les sutures.

4 septembre. Mort à 2 heures du matin; après agitation.

AUTOPSIE. — Les points de suture sont défaits. Du pus est trouvé entre l'épiploon et la paroi au niveau de quelques points de suture.

La suture vésicale a tenu ; de même, celle du rectum. Mais dans le bassin il y a une anse grêle affaissée et couverte de pus; il y a également du pus au niveau de l'utérus et de la sérosité sanguinolente dans le Douglas. Le reste de l'abdomen est sain.

La vessie et l'S iliaque sont conservées dans l'alcool au laboratoire de Laennec dans le service de mon excellent maître, le professeur agrégé Reclus, alors remplacé par mon maître et ami, M. Faure, que je tiens à remercier ici de sa bienveillance et de ses conseils éclairés.

OBS. 282. — Dr BAZY. (Observation *inédite* due à l'obligeance du Dr BAZY, chirurgien de l'hôpital Beaujon.) — Homme, 49 ans, envoyé par un médecin, comme atteint de tumeur de la vessie.

Examen. — Le facies jaunâtre ; l'amaigrissement constaté fait penser au Dr Bazy à un néoplasme. Néanmoins les troubles vésicaux étaient peu nets il n'y avait jamais eu d'hématuries, la miction était devenue un peu plus fréquente depuis quelques jours seulement, sans être douloureuse.

Le médecin qui avait envoyé le malade au Dr Bazy : ne l'avait vu qu'en passant, mais le confrère qui l'avait remplacé pendant une absence avait diagnostiqué une appendicite avec péritonite péri-appendiculaire.

L'examen local donne au Dr Bazy les signes suivants : Dans le petit bassin, assez loin de la prostate mais facilement accessible néanmoins par le toucher rectal et la palpation bimanuelle, une tumeur irrégulière assez dure, douloureuse à la pression, peu mobile, du volume d'une petite orange ; évidemment indépendante de la vessie, cette tumeur paraissait être en connexion avec elle. Comme il y avait des signes d'irritation vésicale, le Dr Bazy malgré l'absence de tout antécédent intestinal, pensa à une tumeur de l'intestin ayant contracté des adhérences avec la vessie et annonça à bref délai la communication très probable de l'intestin avec la vessie; le diagnostic supposé était

donc : néoplasme intestinal propagé à la vessie, avec prochaine fistule vésico-
intestinale.

. Ces prévisions se réalisèrent très rapidement. Au bout de quelques jours, la
fistule était constituée, se caractérisant par le passage de gaz et de matières
fécales dans la vessie. De simples lavages de vessie furent ordonnés.

Mais trois jours après la scène était changée : le Dr Bazy était appelé et cons-
tatait l'existence d'un vaste phlegmon diffus de toute la paroi abdominale antérieure, remontant latéralement du côté des flancs avec production de gaz et
par places de plaques gangréneuses de la peau. L'état général était à l'avenant :
langue sèche, rôtie, subdelirium, température très élevée.

- « Je portai le pronostic le plus grave, dit le Dr Bazy, et j'étais sur le point de
laisser les choses en état, étant donné le diagnostic que j'avais porté, quand me
ravisant et obéissant à une idée, qui doit toujours guider en pareille circons-
tance, celle de supprimer le mal que l'on peut enlever, je traitai le phlegmon
diffus comme si le malade eût pu et dû guérir, c'est-à-dire par de larges incisions,
ouvrant largement les endroits les plus collectés, faisant sortir tous les liquides
et les gaz accumulés ainsi que des matières fécales ; nous fîmes des injections
d'eau phéniquée faible et je partis sans espoir aucun. »

Quelques mois après rencontrant le médecin qui l'avait appelé, celui-ci lui
apprit que le malade vivait et se portait très bien ; « convaincu qu'il se trompait,
je dus lui faire préciser le nom, l'adresse et le cas. — Je demandai à le voir ;
quelque temps après, je vis entrer dans mon cabinet un homme bien portant
que je ne reconnaissais pas, qui dut se nommer et me montrer les cicatrices
de mes incisions ; les urines étaient absolument limpides.

Il avait donc guéri de son phlegmon diffus gangréneux ; il avait fermé sa
fistule intestino-vésicale, fermé sa vessie par où s'était faite évidemment l'infection de la cavité de Retzius et de toute la paroi abdominale. Donc le diagnostic
exact était celui-ci : appendicite avec abcès pelvien ouvert *dans la vessie ;* fistule vésico-intestinale consécutive, puis infection de la cavité de Retzius et
phlegmon diffus gangreneux de la paroi abdominale. Guérison spontanée de la
fistule. »

. Obs. 283. — Bazy. (Observation inédite, due à l'obligeance du 'Dr Bazy,
chirurgien de l'hôpital Beaujon.) — *Fistule vésico-intestinale ancienne. Calcul
phosphatique.* — *Examen,* 16 février 1899. — F... Depuis deux ans ménopause.

En 1870, douleurs terminales à la miction, pollakiurie. Cet état dura dix-
huit mois. Les phénomènes vésicaux ne disparurent cependant jamais complètement.

Depuis six ans, ils ont reparu avec une nouvelle intensité. Les douleurs sont
infiniment plus vives depuis deux mois, — la douleur terminale est excessive.
Hématurie en juillet 1898 ; les urines furent rouges pendant quelques jours ;
peu de caillots.

Nouvelle hématurie, il y a deux mois, très petite.

Pollakiurie tous les quarts d'heure ou toutes les demi-heures. Dans l'urine un dépôt blanc. Enfin, depuis six ans, pneumaturie et matières fécales par l'urètre, avec des pépins de raisin, des peaux de fruits.

A l'exploration, on trouve un calcul vésical. Fin inconnue.

OBS. 284. — Dr BAZY. (Observation inédite due à l'extrême obligeance du Dr BAZY qui a bien voulu me la communiquer.) — Malade envoyée par le Dr Chardin, de Saint-Dizier (Haute-Marne), mars 1898.

F..., 67 ans. Ictère il y a dix ans.

Il y a un an, fracture du col du fémur gauche. Reste couchée deux mois, elle commençait à marcher quand elle a été prise de douleurs très vives en urinant, et de besoins fréquents d'uriner. En décembre 1897, douleurs extrêmement violentes au moment de la miction, urines purulentes pendant quatre semaines. Examinée par son médecin qui la sonde, ne trouve pas de pierre dans la vessie, et institue tous les jours un lavage vésical avec une sonde à double courant.

En janvier, rémission notable ; le pus diminue, mais persistent des douleurs spontanées vers la vessie et le col, remontant dans la région lombaire, et descendant le long de la cuisse droite du côté de la fracture. Piqûre de morphine quotidienne permet de passer le mois de janvier. En février les douleurs reparaissent plus intenses, surtout au moment de la miction ; il existe du ténesme rectal et vésical. La malade à ce moment me dit qu'il lui sort par l'urètre des graines de lin et de petites feuilles de cerfeuil. J'attribue la présence de ces corps étrangers au ténesme rectal. Dans les premiers jours de mars, douleurs très vives à la miction et sang dans les urines. Craignant des fongosités de la vessie, cancéreuses ou tuberculeuses je fais analyser le dépôt de l'urine le 4 mars. Le 6 mars enfin la malade urine de vraies matières fécales et la sonde vésicale destinée au lavage ressort pleine de matières fécales assez liées. Nous avions donc une fistule vésico-rectale contournant le vagin. Depuis le 6 mars, la malade rend encore des matières fécaloïdes, puis le 12, elle rend par l'urètre deux concrétions aplaties en forme d'un petit coquillage de la dimension de l'ongle du pouce. Ces concrétions étaient des calculs urineux formés dans la vessie, qui ont sans doute été la cause de la communication anormale produite entre le rectum et la vessie.

Depuis le jour où la malade a rendu ces calculs elle souffre atrocement à chaque miction, presque toutes sont sanguinolentes et elle réclame à grands cris une prompte intervention. Quand elle est debout le besoin d'uriner se représente toutes les deux heures. Fin inconnue.

OBS. 285. — Dr JEANNE. (Observation inédite communiquée par mon ami le Dr JEANNE, chirurgien des hôpitaux de Rouen) (1). — Mme X..., 42 ans, névropathe, a eu des accidents du côté des annexes, il y a trois ans ; à l'heure actuelle, il y a encore au moment des règles de la douleur du côté gauche. De

(1) Cette observation a été communiquée au Dr Jeanne par un médecin exerçant aux environs de Rouen.

plus la malade a une cystite chronique que l'on traite actuellement par des lavages au permanganate de potasse, et de l'entéro-colite muco-membraneuse

Je suis appelé un matin auprès de Mme X..., qui, affolée, me raconte que sa vessie est trouée et qu'en urinant elle rend des matières fécales. A l'examen de l'urine émise, je suis obligé d'avouer en effet que l'odeur est fécaloïde, et l'examen microscopique confirme la présence des matières fécales.

Voulant m'assurer qu'il n'y avait aucune supercherie là-dessous, je fais faire sous mes yeux une entéroclyse avec un litre et demi d'eau colorée en rouge par quelques centigrammes de fuchsine, et une demi-heure après je sonde la malade. A mon grand étonnement l'urine est colorée en rouge Il n'y a pas de doute à avoir et je porte le diagnostic de fistule vésico-intestinale. Je console la malade et lui conseille d'attendre quelque temps. Petit à petit l'urine perd son odeur fécaloïde, on ne voit plus de matières noirâtres en suspension dans ce liquide et au bout de trois semaines une entéroclyse colorée ne donne aucun résultat. La guérison complète s'est maintenue depuis lors.

Obs. 286. — Sacquépée. *Bull. Société anat.*, juin 1899. — *Fistule vésico-intestinale par épithélioma de la vessie propagé à l'intestin grêle*, par M. Sacquépée, médecin aide-major au Val-de-Grâce. — La première partie de cette observation a été communiquée par moi à M. le Dr Sacquépée.

M. F..., 32 ans, répétiteur au lycée de la Réunion, entre le 29 mai dernier dans le service de M. Robert, au Val-de-Grâce. Sa mère est morte d'un cancer utérin.

Première et deuxième blennorrhagies, en 1889 et 1891 ; rétention d'urine en 1892, ayant duré vingt-quatre heures, et qui céda au cathétérisme ; syphilis en décembre 1892 ; troisième et quatrième blennorrhagies, en 1893 et 1895.

En avril 1897, en pleine blennorrhagie chronique, quelques gouttes de sang commencèrent à apparaître à la fin de la miction sans douleur. Depuis cette époque, les urines n'ont jamais cessé d'être sanguinolentes.

En novembre, des douleurs sont ressenties à l'émission des dernières gouttes d'urine, douleurs dans le canal avec irradiations dans le bas-ventre et les membres inférieurs. Les mictions, normales jusqu'alors, deviennent de plus en plus fréquentes la nuit (3 à 4 par nuit).

En avril 1898, nouvelle rétention ; durée, vingt-quatre heures ; le cathétérisme en vient à bout facilement.

En juillet, après une nuit de fatigues, le malade se sent pris de coliques ; son ventre est très ballonné. Il entre à l'hôpital de la Réunion, y reste vingt jours ; on traite énergiquement la syphilis (I K à l'intérieur, injections de benzoate de mercure). Lors de la sortie de l'hôpital, l'état général est amélioré ; mais les hématuries continuent à augmenter, elles sont très abondantes à la fin de la miction. La fréquence des mictions est restée la même. Un médecin consulté à cette époque n'ordonne que des tisanes ; cependant, les hématuries diminuent quelque temps. M. F... revient en France. En janvier 1899, il est soigné dans les hôpitaux de Marseille : lavements à la glycérine, suppositoires belladonés, benzoate de soude. Les hématuries augmentent de nouveau à la suite de pressions exercées sur la vessie. L'examen cystoscoptqne pratiqué à cette époque aurait fait découvrir une ulcération grande comme une pièce de 5 francs, siégeant un peu au-dessus du col, du côté droit.

En mars, état stationnaire ; hématuries abondantes et douleurs à la miction.

Le 28 mars, entré à l'hôpital Necker dans le service de M. Guyon. A cette date, le malade est amaigri ; il a, depuis quelques jours, de la diarrhée et rend, dit-il, des gaz par l'urètre depuis qu'il a la diarrhée.

Au toucher rectal, le doigt porté à droite sent une tumeur bosselée à son extrémité ; au delà de cette tumeur, on trouve une masse irrégulière surmontant la vessie, et s'étendant dans la fosse iliaque droite. En avant, cette masse fait saillie à droite à quatre travers de doigt au-dessus du pubis, s'étend un peu moins haut sur la ligne médiane, et n'est plus perçue à gauche.

Urines très sanglantes, avec dépôt très abondant ; rejet de gaz par l'urètre.

Comme traitement : lavages de la vessie à l'eau boriquée. Les jours suivants, la diarrhée s'amende. A la fin d'avril, l'urine est toujours sanglante et, de plus, elle renferme des débris solides. La cystoscopie est impossible, car on ne peut dilater la vessie. Le 5 mai, l'état général périclite de plus en plus ; l'appétit se perd. Les mictions se renouvellent toutes les demi-heures jour et nuit. Les urines sont toujours sanglantes et les mictions douloureuses.

Le 15, voyant qu'il n'y a pas d'amélioration, M. F... quitte Necker. Il entre au Val-de-Grâce le 29.

État le 29 mai : cachexie profonde ; appétit nul ; vomissements abondants et continuels ; alternatives de constipation et de diarrhée. Le toucher rectal donne les mêmes renseignements que ceux déjà signalés plus haut. La vessie supporte l'injection de 100 grammes de liquide ; quand on en injecte davantage, le malade sent que le liquide passe dans le rectum, et provoque une selle immédiate.

Mictions très rapprochées ; urines sanglantes, renfermant des débris de tissus.

L'intervention chirurgicale est formellement contre-indiquée par l'état de marasme du sujet.

Mort le 2 juin.

Autopsie. — A quatre travers de doigt au-dessus du pubis, à peu près sur la ligne médiane, les anses intestinales sont adhérentes au pôle supérieur de la vessie ; à ce niveau les deux organes sont englobés dans une masse grisâtre, un peu molle, du volume du poing.

Les anses sont détachées de la vessie sans difficulté. Le pôle supérieur de la vessie est occupé par une masse bourgeonnante, molle à la section, peu vasculaire, de la grosseur d'un œuf de poule faisant saillie dans la cavité vésicale et au dehors. Cette tumeur est sessile, confondue à sa base avec la paroi ; elle est parfaitement limitée et le reste de la paroi vésicale est parfaitement indemne de toute propagation néoplasique. En pleine tumeur, il existe une large fissure verticale divisant la masse en deux portions en son centre.

La masse néoplasique intéressait deux anses de l'intestin grêle, croisées en X. A ce niveau les deux anses présentent chacune une perforation béante, large de 6 millimètres, circulaire, creusée en pleine tumeur. L'une des perforations siège à 20 centim. de la valvule iléo-cæcale, l'autre à 2 m. 60. Le reste de l'intestin est parfaitement respecté.

Les ganglions du petit bassin, les ganglions mésentériques, inguinaux sont sains ; il n'y a eu aucune adénopathie secondaire.

Pas de tumeurs dans les autres organes.

Les reins sont gros, très congestionnés, présentant même de petits foyers hémorrhagiques, sans collection purulente. Les uretères et le bassin ne sont pas dilatés.

Examen histologique. — On a examiné la tumeur en pleine paroi vésicale, la portion interposée à l'intestin et à la vessie, les bords de l'ulcération intestinale. Dans tous les points, on s'est trouvé en présence d'un épithéliome lobulé ; les lobules épithéliaux sont très développés, sans aucune trace d'axe conjonctif central ; les cellules les plus profondes sont cylindriques, basses ; les couches sus-jacentes deviennent polyédriques par pression réciproque. Il n'y a pas de dégénérescence, pas de vascularisation anormale ; il n'existe en aucun point d'épithéliome cylindrique à cellules calciformes, pouvant faire admettre un point de départ intestinal. Le stroma est constitué, partie par du tissu musculaire, partie par du tissu conjonctif. Le rein est fortement congestionné. Les tubes collecteurs et les tubes droits sont uniformément remplis et distendus par des globules rouges du sang parfaitement reconnaissables ; l'épithélium des tubes contournés et, à un moindre degré, celui des tubes droits, est dégénéré et prend mal les matières colorantes ; le noyau est à peine visible.

Le tissu conjonctif est un peu épaissi, surtout au niveau des capsules glomérulaires. Il n'y a pas d'infiltration par les leucocytes, néanmoins de place en place on note des amas de cocci.

CONCLUSIONS

1° L'histoire de la fistule vésico-intestinale, complication rare d'affections multiples et variées, n'a pas été faite jusqu'à ce jour dans une étude d'ensemble détaillée. Ce travail-ci s'est proposé de combler aussi complètement que possible cette lacune en s'appuyant essentiellement et presque uniquement sur les observations recueillies, inédites, traduites, résumées ou reproduites, au nombre de 300 environ.

2° Les fistules vésico-intestinales résultent soit d'un traumatisme, soit d'une lésion ayant pris origine dans la vessie ou dans l'intestin, ou dans le voisinage de ces organes.

3° Les TRAUMATISMES sont *accidentels* ou *chirurgicaux*. Ces cas, assez fréquents jadis, sont aujourd'hui et seront de plus en plus rares désormais, grâce à l'antisepsie et aux interventions immédiates.

4° Les fistules NON TRAUMATIQUES se divisent en trois catégories suivant leur origine :

a) Les fistules ayant leur point de départ dans la vessie et ses voisines, la prostate et les vésicules séminales ;

b) Les fistules ayant leur point de départ dans l'intestin ;

c) Les fistules ayant leur point de départ dans les organes du voisinage (péritoine, utérus et ses annexes, bassin mou et osseux).

5° Quelle que soit leur origine, l'*inflammation*, le *cancer* et la *tuberculose* sont les trois grands facteurs étiologiques des communications anormales entre la vessie et l'intestin. Il faut ajouter l'*actinomycose* et la *syphilis*.

Tous les âges sont représentés. La fréquence est trois fois plus grande dans le sexe masculin (75 p. 100).

6° L'étude anatomique des lésions a, tout particulièrement dans ce sujet, l'importance très grande de montrer le *genre*, la *forme*, l'*éten-*

due, le *siège habituel* des lésions, pour nous permettre de discuter les indications thérapeutiques et d'établir les difficultés opératoires.

7° Cette étude montre que la fistule vésico-intestinale se fait suivant *trois modes différents* et qu'elle est :

> Ou   DIRECTE : α *fistule par accolement ;*
> Ou INDIRECTE : β *fistule par l'intermédiaire d'un trajet cana-*
> *liculé ;*
> γ *fistule par l'intermédiaire d'une cavité*
> *purulente.*

8° Les *lésions de péritonite ancienne* (adhérences, cavités purulentes, etc.) sont constantes. Elles rendront dans la plupart des cas l'abord de la lésion très difficultueux.

9° Dans les fistules de cause inflammatoire la vessie présente, suivant le degré et la localisation de l'infection, les lésions de la *cystite muqueuse*, de la *cystite interstitielle* et de la *péricystite.*

Cette cystite est beaucoup moins fréquente que ne le laissent supposer, à priori, le passage et le séjour intra-vésical des matières venues de l'intestin, surtout depuis que l'on connaît le rôle prépondérant joué par le bacterium coli dans tous les accidents locaux et généraux de l'infection urinaire.

L'infection urinaire ascendante paraît être relativement rare, puisque nous ne l'avons trouvée mentionnée que 37 fois ; 14 fois les lésions étaient bilatérales.

10° La PERFORATION VÉSICALE siège par ordre de fréquence sur la face postérieure (25 p. 100), le bas-fond (17 p. 100), le sommet (13 p. 100), les faces latérales (9 p. 100), ou la face antérieure (1 p. 100) de l'organe. — Elle est unique le plus souvent, quelquefois double, rarement multiple.

11° La PERFORATION INTESTINALE siège par ordre de fréquence sur le rectum, sur le côlon, et particulièrement l'S iliaque ; sur l'iléon, l'appendice et le cæcum.

Elle est presque toujours unique ; mais dans 13 cas sur 300 il existait plusieurs perforations intestinales siégeant à la fois sur l'iléon et sur une partie du gros intestin.

12° Les DIMENSIONS des orifices de la fistule sont variables ; en général elles sont restreintes surtout du côté de la vessie. Ceci est vrai surtout pour les fistules inflammatoires, c'est-à-dire précisément celles auxquelles une thérapeutique chirurgicale est applicable.

La FORME des orifices (bords nets, déchiquetés...) n'offre qu'un intérêt secondaire. Il faut noter seulement la disposition que présente parfois la muqueuse qui à ce niveau forme valvule jouant le rôle d'un clapet.

13° Le TABLEAU CLINIQUE des fistules vésico-intestinales est d'une extrême simplicité.

Dans une première période, à part les signes de l'affection causale, les symptômes de la fistule sont la conséquence *mécanique,* pour ainsi dire, de la communication établie anormalement· entre les réservoirs urinaire et intestinal. Il en résulte, en effet, d'une part *l'émission du gaz et de matières fécales, ou d'aliments par l'urètre ;* d'autre part, le *rejet d'urine par l'anus.*

Dans une deuxième période, aux signes précédents viennent s'ajouter ceux de *l'infection secondaire* et les symptômes généraux qui sont la conséquence de l'infection et des progrès de la maladie dont la fistule n'est qu'une complication.

14° Le DIAGNOSTIC est simple, en général. — Le passage de matières fécales par la vessie est pathognomonique ; celui de l'urine par l'anus et celui de gaz par l'urètre ne le sont pas.

Il faudra différencier la fistule vésico-intestinale de la *pneumaturie essentielle,* de la *fistule urétro-rectale* et de la fistule *urétéro-intestinale.* Ce diagnostic différentiel n'offrira en général aucune difficulté.

Le diagnostic devra s'efforcer d'établir, d'après les variations des symptômes, et l'examen direct, [au cystoscope notamment], la cause e le SIÈGE de la communication, le nombre et l'étendue des orifices fistuleux.

On ne pourra faire que des hypothèses sur le genre de la communication anormale, sur le point de savoir si la fistule est directe, par accolemeut — ou indirecte avec trajet ou cavité intermédiaire. — Chez la femme la fistule appartient presque toujours à cette dernière variété.

15° Le pronostic est grave. Il varie évidemment avec la cause. Les fistules inflammatoires sont à peu près les seules susceptibles d'une guérison soit spontanément, soit à la suite d'un traitement médical ou chirurgical, dans 1/6 de cas environ (50 guérisons sur 300 cas).

La *durée moyenne* de la survie est de trois ans. Cette appréciation n'a qu'une valeur relative, étant donnée la très grande diversité des causes de la fistule vésico-intestinale. Grâce aux méthodes chirurgicales actuelles le pronostic de cette affection, déjà moins sombre, s'éclaircira encore.

16° Il n'est plus exact de dire que la fistule vésico-intestinale est au-dessus des ressources de l'art.

Le traitement sera préventif, palliatif ou curatif. Il sera d'autre part *médical* ou *chirurgical*.

Tout traitement s'adressant à un des organes en cause, ou aux organes voisins, pour une affection quelconque, sera évidemment préventif. C'est là une raison pour croire que les fistules vésico-intestinales inflammatoires deviendront de plus en plus rares.

Le *traitement palliatif* s'adressera surtout aux cas inopérables, aux cancers étendus, à la tuberculóse à foyers multiples ou généralisée.

17° Le *traitement médical* sera *local* et *général*. Quelquefois employé seul, il devra, le plus souvent, préparer et accompagner le traitement chirurgical, lui succéder et lui survivre:

Local, il doit s'efforcer d'éviter, de prévenir ou de traiter l'infection des voies urinaires en assurant l'évacuation régulière de la vessie.

Général, il visera l'hygiène du malade, sa résistance physique et morale.

Chez les syphilitiques, la médication spécifique sera instituée avec d'autant plus de chances de succès qu'elle sera plus précoce.

18° Le *traitement chirurgical* sera tantôt *palliatif*, tantôt *curatif*.

Le *traitement palliatif* sera appliqué dans deux catégories de faits : d'abord dans les cas où il s'agit de supprimer une lésion de voisinage ou une complication qui entretiennent ou aggravent, par leur présence, la fistule ; tels sont le rétrécissement de l'urètre, les calculs secondaires, etc.— Ces moyens palliatifs ont pu devenir curatifs.

Dans une deuxième catégorie de faits nous plaçons les moyens chirurgicaux palliatifs qui ont pour but d'amener indirectement l'oblitération de la fistule en supprimant le contact et le passage des matières fécales dans la vessie. Ces moyens sont : la *colotomie* et l'*entéro-anastomose*.

L'anus contre nature doit remplir ici deux conditions, la première, essentielle, est d'être situé au-dessus du siège de la fistule. La deuxième est de ne laisser passer aucune parcelle fécale dans le bout inférieur. — Il sera donc nécessaire de créer un anus avec éperon prononcé, cæcal (Chalot) ou iliaque, l'anus lombaire devant être rejeté à cause des difficultés et des erreurs opératoires qu'il peut entraîner. Il n'y a pas d'exemple de guérison absolue et certaine par la création d'un anus dérivatif.

19° Le *traitement chirurgical curatif* consiste à supprimer la communication anormale entre la vessie et l'intestin et de rendre à ces deux organes leur indépendance.

L'analyse des moyens employés ou préconisés montre que plusieurs voies peuvent être suivies. Ce sont les voies :

> Vésicale,
> Vésico-vaginale,
> Périnéale,
> Rectale,
> Sacrée,
> Transvésicale,
> Péritonéale,

Si on fait la synthèse de ces moyens, on voit que les indications se présentent, en général, de la façon suivante :

20° Etant donné un malade porteur d'une fistule vésico-intestinale, il faut d'abord rechercher : la *nature* de la lésion, le *siège* de la fistule, ses *caractères*, et étudier la *santé générale du sujet*.

Après application de soins médicaux, *immédiats*, *réguliers*, *étroitement surveillés*, il faut, s'il n'y a pas d'amélioration suffisante et rapide, songer au traitement chirurgical.

P.   21

On doit alors distinguer les FISTULES RECTALES ou BASSES *accessibles par l'anus*, et les FISTULES HAUTES INTESTINALES PROPREMENT DITES *inaccessibles par l'anus*, siégeant par conséquent sur la partie supérieure du rectum ou au-dessus.

Aux fistules basses s'appliquent les interventions chirurgicales par l'anus ou le périnée chez l'homme, par l'anus ou le vagin chez la femme. — Ces interventions devront être tenaces et répétées.

Dans les fistules hautes, ou dans Ie cas de doute sur la cause et le siège, il faut avoir recours à la *cystostomie*, procédé d'exception, et surtout à la *laparotomie*, procédé de choix.

La laparotomie, suivant les cas, demeurera exploratrice ou deviendra curative.

Elle seule permet de vérifier la nature, la forme, les dispositions de la communication anormale ; de traiter à la fois la maladie causale et la fistule, et, suivant la gravité des lésions, de tenter une suture directe à ciel ouvert, ou, en cas d'impossibilité, de créer soit une entéro-anastonome, soit un anus contre nature.

En résumé, le traitement médical à toutes les périodes de la maladie, l'intervention chirurgicale par la voie périnéo-rectale dans les fistules accessibles par le rectum, par la laparotomie dans les fistules hautes, doivent permettre désormais de guérir quelquefois, d'améliorér souvent, de soulager toujours et dans une assez large mesure les malheureux porteurs de cette terrible infirmité.

NOM DE L'AUTEUR DE L'OBSERVATION	ANNÉE DE LA PUBLICATION	Nᵒˢ DES OBSERVATIONS	NOM DE L'AUTEUR DE L'OBSERVATION	ANNÉE DE LA PUBLICATION	Nᵒˢ DES OBSERVATIONS
A			Brewis	1894	237
			Briddon	1885	192
Adams	1855	62	Broca	1870	129
Agnew	1806	30	Brooke	1857	66
Ager	1876	156	Bryant	1870	136,137 138 et 139
Albarran	1891	232			
Albinus	1761	19 *bis*	G. S. Brown	1899	279
Allingham	1870	126	Bruchet	1877	158
Ammentorp	1899	263	Brückmann	1813	31
Asselinaeus	?	9	Bucking *in* Bartels	1878	161
Auché (Boursier)	1886	201	Burney (Mac)	1885	193-193 *bis*
B			**C**		
Bainbridge	1863	82,83 et 84	Camper *in* Bartels	1878	161
			Canton	1861	79
Ballance	1883	177	Caudmont	1870	130
Banks	1857	67	Chopart	1870	128 et 229
Bardeleben	1896	247	Chrobak	1889	217
Barth	1848	48	Cloquet et Richerand	1826	34
Bartels	1878	159. 160, 161	Cock	1852	54
Battistini (Dino)	1890	225	Coulson	1852	52,53 et 196
Barwell *in* Heath	1872	152	Courtin	1879	166
Baudens	1885	197	Croft	1885	182
Bazy	1899	282, 283 284	Cripps	1888	207,208 209
H. Beach	1896	250	Cruveilher		
Becher	1896	245	Curling	1852	51, 103
Behre	1825	33-33 *bis*	Czerny	1887	205,211
Bénivénius	1600	3	**D**		
Bennet May	1882	170			
Binninger	1673	11	David (N)	1670	10
Billroth	1879	165	Dawson	1863	93
Blanquinque	1870	121, 122 123,124	Demarquay	1860	72,73
Blizzard	1885	189	Dermott	1859	69
Boiffin	1891	233	Desnos	1899	276,277 278
Boinet	1860-1867	75, 107			
Bonet	1679	8, 9 et 10	Dick	1859	71
Bonn	1793	28	Dittel 5 observ	1881	169
Boshosievicz	1886	199	Duchaussoy *in* Dumé-		
Boyer	1826	35	nil	1884	182

NOM DE L'AUTEUR DE L'OBSERVATION	ANNÉE DE LA PUBLICATION	Nᵒˢ DES OBSERVATIONS
Duménil	1884	179-180-181
Dumont (Tuffier)....	1898	252,253 254,255
Duplay.............	1899	269,270, 271,272
Dupuytren....	1870	131,132
E		
Eble.............	1863	81
F		
Fayrer............	1870	125
Fischer	1894	242
Flander *in* Mayer....	1863	92
Flanner............	1878	163
Fothergill..........	1784	20
Fowler.............	1898	257
Frank.............	1786	21
Frank.............	1842 et 1870	44,133
G		
Genouville	1899	268 *bis*
Geuns (J. van)	1859	61
Gibb(D)...........	1861	78
Giessler...........	1856	63
Glen..............	1836	39
Goode	1863	90
Goodell	1882	172,173
Goodhart...	1885	185
Guéniot...........	1884	178
Guersant..........	1848	49
Guyon	1899	266,267, 268
Gwynne............	1889	218
H		
Habershon *in* Heath.	1872	151
Hafner *in* Bartels....	1878	161
J. Hakes..........	1869	120
Harrisson (5 cas).....	1890	222-223
J. Hansen.........	1879	167
Hawskins..........	1858	70 *bis*
Ch. Heath..........	1867 et 1872	112,148, 149,150
Heilborn..........	1868	117
Heim-Vögtlin.......	1879	164
Hermanides	1889	219
Herczel...........	1890	227

NOM DE L'AUTEUR DE L'OBSERVATION	ANNÉE DE LA PUBLICATION	Nᵒˢ DES OBSERVATIONS
Hervett *in* Bartels ...	1878	161
Heslop *in* Simpson...	1871	141
Heubner...........	1889 et 1895	217, 243
Heuston (Fᶜⁱˢ)......	1894	238
Hilden (Fabrice de)..	1646	4 et 5
Hill..............	1784	23
Holmès	1866	104,105
P. Hunger..	1878	162
Hunter...........	1885	187
Husson .	1892	234
Hingeston	1841	42
Howshipp..........		191
I		
Innes..............	1896	249
J		
James.............	1885	184
Jeanne.............	1899	285
Jennings.....	1874	154
Jervell............	1896	248
S. Jezierski........	1893	236
Johnson...........	1792 et 1837	26, 41
Johnstone	1792	25
Jones.............	1858	70
K		
H. A. Kelly et W. Mac Callum....	1898	256
I. Keen.	1898	258
Kingdon....	1842	46
Konig.............	1899	260
Krachowizer..... ...	1867	108
Küthe.............	1889	220
L		
Lanelongue (Bordeaux)	1890	226
Larrey *in* Chavannaz ...	?	165 *bis*
Launay	1894	241
Lospichler..	1712	15
M		
Maas..............	1884	182
Malcolm...........	1856	65
Marcy (O)..........	1899	259
Martin-Magron......	1860	74

NOM DE L'AUTEUR DE L'OBSERVATION	ANNÉE DE LA PUBLICATION	Nᵒˢ DES OBSERVATIONS	NOM DE L'AUTEUR DE L'OBSERVATION	ANNÉE DE LA PUBLICATION	Nᵒˢ DES OBSERVATIONS
Ed. Martin	1863	88	Putégnat	1876	157
Mason (Erskin)	1872	146			
Maùnder	1869	118-119	**Q**		
Mayer (L.)	1863	89			
Meckeren	1682	12	Quiquerez	1863	86
Mercier	1836	37-38			
Meyer	1892	235	**R**		
Mideldorf	1899	262			
Milford	1792	27	Rabouam	1820	32
Mitscherlich	1864	102	Reuling	1854	59
Moore	1853	55-56	Reusnerr	1717	16
Morasch	1722	17	Redard	1872	144
Morgagni	1761	19	Richardson	1873	153
Morgan	1863	91	Richerand et Cloquet	1826	34
Morison	1874	155	Rhodius	1657	7
Morning	1882	175	Rœsen	1886	198
Mosetig-Moorhof	1887	206	Rolph	1837	40
Munnich	1863	96	Root	1868	116
Muséum (Fort Pitt)	?	194-195	Routier	1899	264
» (Sᵗ Barth)	?	186	Roersch	1897	251
» (Sᵗ Barth Hospital)	?	190			
			S		
N			Sacquépée	1899	286
			Salmon	1831	36
Naudot	1864	98,99	Salzer	1854	59
Niehans	1888	213	Sandberg	1891	231
Noble (Ch. P.)	1889	221	Savariaud	1899	281
Nusbaum (clinique de)	1886	202	Saxinger	1867	109
Nunn	1867	106	Schenckius	1600	2
			Schœpfer	1882	174
			Schwartz	1899	265
O			Simon	1871	142-143
			Simpson	1871 et 1853	140-57-58
Oppenheim	1886	200	Skene	1888	210
			Semmering	1870	134
P			Soudell	1792	24
			Soulié	1860	74
Paget (Stephen)	1894	239	Stedman (E)	1888	215
Pamard	1890	228	Sturm	1854	60
Paolucci	1872	147			
Parish	1882	176	**T**		
Peacock	1852	53			
Pennell	1848	50	Tavignot	1842	45
Péron	1894	240	Terrier	1890	244
Perrin	1872	145	Tesson	1899	280
Petit (J. L.)	1870	135	Thunn	1889	216
Pichler	1881	168	Ticini	1786	22
Pitha	1856	64	Thompson	1870	127
Pousson	1896	246	Thornton	1890	224
Power (Arcy) in Albarran	1888	214	Thorp	1858	68
Praxagore	?	1	Tuffier	1899	273-274-275
Price (W.)	1863	85			

NOM DE L'AUTEUR DE L'OBSERVATION	ANNÉE DE LA PUBLICATION	Nᵒˢ DES OBSERVATIONS	NOM DE L'AUTEUR DE L'OBSERVATION	ANNÉE DE LA PUBLICATION	Nᵒˢ DES OBSERVATIONS
Tuffier et Dumont..	1898	252-253-254-255	Wallace.............	1888	212
			Warnecke	1842	43
Tulpius......... ...	1652	6	Warren.............	1867	110
Tüngel.............	1861	77	Watts R............	1867	114
			Wegscheider........	1863	94-95
U			Weinlechner........	1887	203-204
			Weitbrecht..........	1733	29
Ultzmann.....	1867	111	Wells	1861	80
Urbanek....	1867	115	Whinnie........	1863	87
			Williams...........	1881	188
			Willshire............	1860 et 1864	76-100, 101
V			Wilson	1852	52
			Wood.............	1867	114
Valenta	1882	171	Worthington........	1844	47
Velitchkin......	1890	230			
			Z		
W					
			Zeman	1899	261
Wagner	1685 et 1712	13-14	Zwinger.............	1751	18

Ouvrages et publications à consulter, indépendamment des observations recueillies (1).

Alem. — *Étude sur la pneumaturie.* Thèse de Paris, 1884.

Bartels. — *Die Traumen der Harnblase Arch. f. Klin. Chir.*, XXII, p. 519-715.

Becher. — *Uber die operation des Blasen mastdarmfistel.* Thèse de Berlin, 1896.

Bégin. — Art. Fistule du *Dicl. de méd. et de chir. pratiques*, t. VIII, p. 251, 1832.

Blanquinque. — *Étude sur les fistules vésico-intestinales.* Thèse de Paris, 1870.

Boiffin. — *Bull. de la Soc. de Chirurgie*, 1891.

Boursier (Bordeaux). — Leçon sur les fistules vésico-rectales. *Journ. de médecine de Bordeaux*, mai 1886, n° 40, p. 443.

Boyer. — *Traité des maladies chirurgicales*, t. IX, p. 56, et article Vessie du *Dictionnaire en 30 volumes.*

Chavannaz. — Fistules vésico-intestinales chez l'homme. *Arch. des mal. des org. gén.-urin.*, nos 11 et 12, 1897, 1 et 2, 1898.

Chomel — Art. Pneumatose, *Diot. de méd.*, 1840.

Chopart. — *Traité des maladies des voies urinaires.*

Civiale — *Traité des maladies des voies urinaires*, 1860, t. III. p. 93 et 94.

Davaine — *Des entorozoaires*, 1877 (chez Baillère).

Duménil. — Applic. de la colotomie au traitement des fistules vésico-intestinales. *Rev. de chirurgie*, 1884, p. 241-255.

Duplay. — *Leçon clinique*, janvier 1888. *Bulletin médical.*

Dupuytren. — Art. Vessie du *Dictionnaire en 30 volumes.*

Follin et Duplay. — *Traité de pathologie externe.*

Fuchs. — In *Wirchow Handbuch der speciellen Pathol, und therapie*, Bd VI, 2, p. 163.

Giesslerr. — Thèse Marburg, 1856, analysée dans *Monatschriflt f. Geburrsk. u. Frauenkrankeit*, 1863, Bd. XXI, p, 263.

Guiard. — Développement spontané des gaz dans la vessie. *Journ. des mal. des org. gén.-urin.*, 1883, p. 242.

Guyon. — *Leçons cliniques sur les maladies des voies urinaires*, 3e édition, t. I, p. 608-617, et t. II, p. 429.

Harrisson Cripps. — *The passage of air and fæces from the urethra.* London, 1888.

Heilborn. — Diss. inaug. Berlin, 1868.

Herczel. — Pesther mediz chirurg. Press, 1890, p. 24-51.

Herkelens (van). — Uber Colotomie. *Arch. f. Klin. chir.*, t. XXIII, p. 41.

Houel. — Thèse d'agrégation, 1857.

(1) Chaque observation publiée porte en tête son indication bibliographique.

Lardennois. — *De l'anastomose entéro-rectale.* Thèse de Paris, 1898.

Laugier. — Article Vessie du *Dictionnaire en 30 volumes.*

Le Dentu et **Voillemier.** — *Traité des maladies des voies urinaires.*

Loumeau. — La cystostomie appliquée à la cure de certaines fistules urétrales. *Rev. de chirurg.,* 1894, p. 945.

Micailoff. — *Actinomycose des voies urinaires.* Thèse de Lyon, 1899.

Monod. — *Dictionnaire de Dechambre,* art. Fistules urinaires.

Petit (J.-L.). — *Traité des mal. chirurgicales,* t. II, p. 80 et 82.

Piorry. — Art. Pneumatose in *Dict. des sc. médic.,* t. XLIII, p. 356.

Pousson. — De la cystostomie préliminaire appliquée au trait. de certaines fistules vésico-intestinales. *Archiv. provinciales de chirurgie,* déc. 1894, n° 12, p. 741-758.

Roche. — Art. Mal. venteuses du *Dict. de méd. et de chir. pratiques.*

Rochet et **Durand.** — *Arch. prov. de chir.,* 1896.

Rochet. — *Chir. de l'urètre, de la vessie et de la prostate.*

Sanson. — *Des moyens de parvenir à la vessie par le rectum.*

Simpson. — On vesico-uterine, vesico-intestinal, and utero-intestinal as. result of pelvic abcess. *The Works of sir Y. Simpson.* Edinburgh, 1871, t. I, p. 814.

Sœmmering. — *Traité des mal. de la vessie et de l'urètre.*

Thompson. — *Leçons clin. sur les maladies des voies urinaires,* 1874, p. 281.

Th. Tuffier et **J. Dumont.** — Des fistules intestino-vésicales chez la femme. *Revue de gynécologie,* juin 1898, n° 3.

Traité de chirurgie. DUPLAY et RECLUS. Article **Tuffier.**

Verebelyi. — *Centralblatt f. Physiol. und Pathol. der Harn und sexualorgan,* 1891, t. II. p. 36.

Vidal, de Cassis. — *Pathol.,* t. V, p. 35, 5° édition.

Wagner. — Ueber nicht traum. Perf. des Blase und ihre Folgezustände. *Arch. fur Klin. Chir.,* 1892, t. XLIV, p. 303, 368.

Wassilieff. — *De l'iléo-rectostomie.* Thèse de Paris.

Winckel. — *Pytha u. Billroth Handbuch der allgemein. u. speciel. Chirurg.* Bd. IV, p. 156 et suiv.

Witte. — *Uber Blasenwand abcesse Inaug.* Thèse Greifswald, 1896.

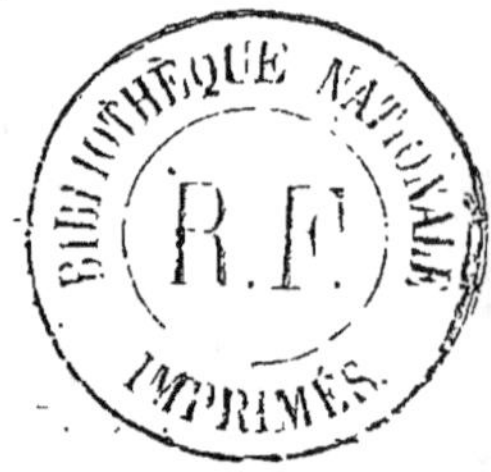

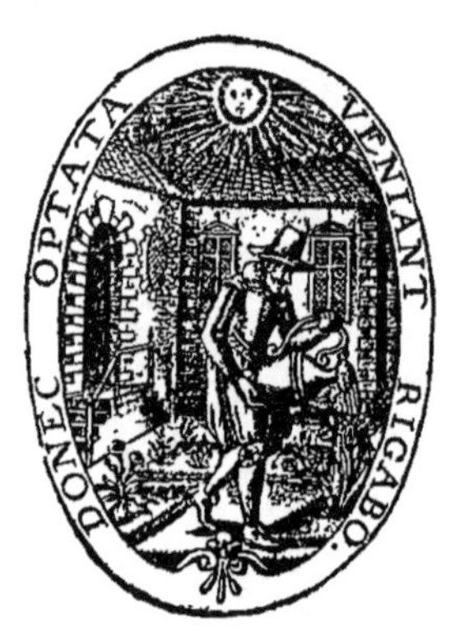

IMPRIMERIE A.-G. LEMALE, HAVRE